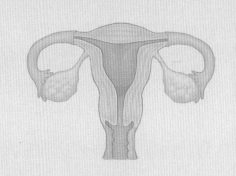

经阴道手术难点与对策

Difficulties and Strategies of Transvaginal Surgery

主　编　谢庆煌　柳晓春　郑玉华

编　者（以姓氏笔画为序）

王玉玲　邓凯贤　冯敏清　伍丽霞　刘爽　刘吉平

杨超　汪洪　张汝坚　张红华　陈永连　陈向东

陈莉婷　林少英　周聪　郑玉华　胡路琴　柳晓春

袁惠芝　郭晓玲　陶春梅　黄小敏　黄晓斌　谢庆煌

强荣　肇丽杰　黎润钻

编者单位　佛山市妇幼保健院

秘　书　陈永连

人民卫生出版社

图书在版编目（CIP）数据

经阴道手术难点与对策 / 谢庆煌，柳晓春，郑玉华
主编 . —北京：人民卫生出版社，2020
ISBN 978-7-117-29693-9

Ⅰ.①经… Ⅱ.①谢…②柳…③郑… Ⅲ.①妇科外
科手术 Ⅳ.①R713

中国版本图书馆 CIP 数据核字（2020）第 042167 号

| 人卫智网 | www.ipmph.com | 医学教育、学术、考试、健康，购书智慧智能综合服务平台 |
| 人卫官网 | www.pmph.com | 人卫官方资讯发布平台 |

经阴道手术难点与对策

主　　编：谢庆煌　柳晓春　郑玉华
出版发行：人民卫生出版社（中继线 010-59780011）
地　　址：北京市朝阳区潘家园南里 19 号
邮　　编：100021
E - mail：pmph @ pmph.com
购书热线：010-59787592　010-59787584　010-65264830
印　　刷：北京铭成印刷有限公司
经　　销：新华书店
开　　本：889×1194　1/16　印张：17
字　　数：503 千字
版　　次：2020 年 5 月第 1 版　2021 年 1 月第 1 版第 2 次印刷
标准书号：ISBN 978-7-117-29693-9
定　　价：159.00 元

打击盗版举报电话：010-59787491　E-mail：WQ @ pmph.com
质量问题联系电话：010-59787234　E-mail：zhiliang @ pmph.com

山不在高有佛
则名，江不在深有
珠则灵

惠赠佛山市妇幼保健院
何焕和
二〇〇二年二月十日

谢庆煌教授等又为我们推出了一部新书，让我们欣喜，让我们赞叹！

谢大夫是阴道手术的大家，闻名遐迩。几年前，我曾为其《经阴道子宫系列手术图谱》一书写过序言，我曾在访问他们医院时写过条幅："山不在高，有佛则名；江不在深，有珠则灵。"意在佛山珠江让人记下难忘。

果真，现而今，他们又亮起了璀璨之珠、感人之灵！

阴道手术，包括阴道本身的手术和经阴道施行的手术，它是与开腹手术、内镜手术并行不悖的妇产科主要手术方式，阴道手术更符合微创观念和自然腔道手术的途径，并有着更独具的优点。现今，又主张将不同的手术途径、手术方式结合起来，取长补短、协调配合。于是，我们可以说，阴道手术是妇产科医生必备的技术。我曾经写过一篇"重提阴道手术"的文章，我们应该呼之鼓之"振兴阴道手术"！

如果说，几年前谢大夫的书也是一种"重提"、一种"普及"，而今天的书则是一种"振兴"，一种"提高"。因为，它要针对难点，要深究对策。这在当下，更有其理论与实践意义。

这使我想起"初生牛犊不怕虎"的这句成语，仔细想来，此说有些不妥。初生牛犊不知老虎的凶猛和厉害，亦无防范能力，可想而知，它必被老虎吃掉。我们主张"明知山有虎，偏向虎山行。"那是有所知晓，有所准备的；才可防范，才可取胜——像武松手提梢棒奔赴景阳冈。

阴道手术有其优点，也有其缺陷：手术空间狭小，视野受限；照明不便，器械难顺；周围脏器组织重要，容易造成损伤；学习周期较长，出现并发问题处理困难。所幸，这些难点问题和相应对策，在本书中都有详细论述。于是，我们不妨说，这部书就是我们奔赴"阴道手术"这个"景阳冈"手提的"梢棒"。尽管道路艰险,可也充满信心,有所准备,顺利过关。

感谢三位主编的精诚合作、珍贵贡献,希望本书为阴道手术的开展打开一个新的局面。

中国工程院院士

二零二零年三月

当我通读完这部令人振奋的医学著作，心头感慨万千，这是一本关于经阴道手术的新经验的宝贵结晶，更是一位医者追梦的历程，孜孜不倦，奋斗不已……

经阴道子宫系列手术是佛山市妇幼保健院的品牌技术，多个术式在国内最先开展，手术例数居国内医院之首，在这闪亮品牌背后，凝结的是谢庆煌教授带领团队数十年坚持不渝的开拓创新、数十年始终如一的精耕细作。

谢庆煌教授团队的学术成果都凝结在所编著的《经阴道子宫系列手术图谱》中，已先后发行两版，成为国内妇产科界的畅销书，佛山市妇幼保健院也成为国内阴式手术培训基地。现再次推出《经阴道手术难点与对策》一书，里面不仅有对目前难点的细致洞察，也有术式的最新进展。细致勾画的解剖图跃然纸上，引人揣摩；术中难点的解决步骤，给人启迪；提供的病例典型详尽，引人思索。我确信，这对于想在经阴道术式上更上一层的妇科医生们来说，是本极好的参考书和教材，在这里我不赘述，借此机会我更想说的是，谢庆煌团队所打造的品牌背后的故事。

犹记当年，我协助谢庆煌教授为一个子宫腺肌病病人做手术，当时他感叹说，这样的疾病也通过开腹去做，病人真的很痛苦，如果能够经阴道做，减少创伤，该多好。

28 年前，这是一个异常大胆的设想。虽然业界公认，阴式手术具有组织创伤小、术后疼痛轻、术后并发症少、医疗费用低等诸多优点，但由于阴式手术本身操作的难度，使这样理想的手术方式在 20 世纪 60 年代、70 年代盛行一段时间后，陷入长期的沉寂，在当时并未得到广泛应用。

尽可能减少手术对病人身体的损伤，抱着这样朴素的执念，谢庆煌教授在阴式手术的领域，开辟出新的天地。

经阴道手术术野较窄，操作难度大，记得在一次手术后，谢庆煌教授根据手术中的难点，自己动手画图，设计手术器械，简化手术过程。因当时开展阴式手术的医院不多，手术器械的生产面临很大的困难，但谢教授没有退缩，迎难而上，最终找到了器械合作单位。有了这套专用的阴式手术器械，过去一台阴式手术要用两三个小时才完成，现在谢教授只需半小时左右。

从那时候起，谢庆煌教授便致力于经阴道系列手术的研究与探索，对传统术式作了重大改进，攻克了传统手术的关键步骤，再配合自行设计研制的"谢氏阴式手术系列器械"，使绝大多数子宫疾病的手术均可经阴道进行，首创"谢氏非脱垂子宫经阴道切除术"，成为我国经阴道系列手术技术的领头羊，得到了时任中华医学会妇产科学分会主任委员郎景和院士等专家的肯定和赞赏。

为了发扬阴式手术的优势，谢庆煌教授带领团队不断创新，不断努力，柳晓春教授就是佛山市妇幼保健院妇科阴式手术又一个杰出代表，成功开拓了"经阴道子宫肌瘤剔除术"，填补了该项技术的空白。目前，此术式被列为子宫肌瘤剔除的常规术式。在此基础上拓展出经阴道"次全子宫切除术、异位节育环取出术、卵巢肿瘤剥除术"等阴式系列手术。近年来，又研究探索了"阴式广泛子宫全切术联合腹腔镜下淋巴结切除术"，使妇科恶性肿瘤病人也能够做创伤小的阴式手术。

为了把这项惠民技术推广应用，佛山市妇幼保健院于1996年举办了第一届阴式手术学习班，两年后成功申报国家级继续医学教育项目，是佛山市首个国字号继续教育班。自此，佛山市妇幼保健院每年举办全国性学习班，为全国各级医院培训技术骨干4 000余人，近几年还吸引了"一带一路"相关国家的专家学者前来参加。佛山市妇幼保健院还长期接收全国(包括中国香港、中国澳门)医生进修学习，为国内许多地方培养了大批掌握经阴道手术的妇科医师，造福子宫疾病病人。

谢庆煌、柳晓春、郑玉华几位教授还经常到全国各地进行学术讲座、技术指导、手术演示。20多年，他们走遍了全国几十家医院，真正把优质的医疗资源下沉到基层。去年开始，又发起了"阴式手术全国巡回推广活动"，目前巡回活动已开展9期，参与学习的人员近2 200人次。

从无到有，从有到精，可以说经阴道系列手术在佛山市妇幼保健院的发展历程，就是一部浓缩的奋斗史，映射出保健院人在救死扶伤路上执着、敬业、探索、创新的精神。

……

郎景和院士说过，开腹手术、腹腔镜手术和阴式手术切除子宫三种方式中，阴式手术更符合微创原则。对于一名妇科医生来说，这本书值得认真研读，掌握了阴式手术，才能称之为合格的妇科医生。

佛山市妇幼保健院院长

二零二零年三月

7

前　言

　　微创是外科领域近30年来伟大的技术观念革新。与传统开放手术相比，大大减少了创伤和相关并发症，术后恢复快，缩短了在院时间，明显减轻了病人的痛苦。经阴道手术，避免了腹壁损伤，保持了其完美，更加符合微创化的理念和我国国情，在妇科微创手术中占有举足轻重的地位。对手术器械、设备等条件要求较低，更加深受妇科医生的青睐，更加适合在各级医院开展。

　　广泛全子宫切除联合盆腔淋巴切除是手术治疗子宫颈恶性肿瘤的基本术式。近几年来，国内外越来越多的妇科肿瘤医师主张采用腹腔镜下淋巴切除联合阴式广泛子宫切除手术，既发挥了腹腔镜下清扫淋巴时暴露好、出血少、操作容易、术野清晰、便于处理附件及漏斗韧带等优点。同时也发挥了阴式手术便于更加准确地切除阴道及宫旁组织的优点，更加符合无瘤原则，二者联合更能体现微创、出血少、术后病率低、美观、手术范围恰当的优点，更符合现代妇科微创发展的方向。

　　由我们所撰写的《经阴道子宫系列手术图谱》已先后发行两版，得到了国内同道们的热诚欢迎和众多专家的认可和肯定，为经阴道手术的推广和应用起到了积极的作用。现再次推出《经阴道手术难点与对策》一书，重点阐述疑难的经阴道子宫系列手术的适应证选择、操作难点和解决对策，如大子宫经阴道全切术，盆腹腔手术史的经阴道全子宫切除术，经阴道卵巢囊肿剥除术，打开阴道前/后穹窿次全子宫切除术，多发性子宫肌瘤经阴道剔除术，宫颈肌瘤经阴道剔除术，大肌瘤及剖宫产史的经阴道子宫肌瘤剔除术等。

　　此外，还增加了许多新的术式，如阴道封闭术，经阴道剖宫产瘢痕部位妊娠手术、经阴道子宫瘢痕憩室修补术、生物补片阴道成形术等。回顾总结近20多年阴式手术的经验和教训，以期与同道共勉。

　　我们衷心希望本书的出版能对经阴道系列手术的开展和推广有所帮助，希望更多的妇科医师掌握这一技术，携手合作，造福病患妇女，共同致力于妇科微创手术的提升，相信明天会更完美。

本书的编写得到了许多专家、领导、同事及朋友们的帮助和关心,谨此表示衷心的感谢。

由于时间紧迫、经验不足,水平和精力所限,本书中一定存在不足之处,本书出版之际,恳切希望广大读者在阅读过程中不吝赐教,欢迎发送邮件至邮箱 renweifuer@pmph.com,或扫描封底二维码,关注"人卫妇产科学",对我们的工作予以批评指正,以期再版修订时进一步完善,更好地为大家服务。

谢庆煌　柳晓春　郑玉华
二零二零年三月

目 录

01

第一章
经阴道手术的
临床解剖

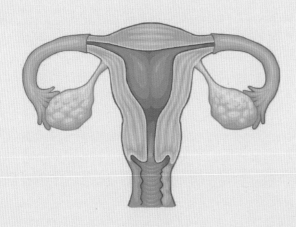

妇科医师无论进行开腹手术还是腹腔镜手术,盆腔脏器的方位都是以病人为平卧位,从腹壁进入腹腔时的状态进行描述的,均是经腹腔由上向下观察盆腔。大多数妇科医师已经习惯了盆腔脏器上与下,前与后的定位。开腹手术中,医师的视线与人体的长轴和骨盆的长轴垂直,而经阴道手术中,病人采取膀胱截石位,医师是从水平方向观察阴道和骨盆,医师的视线与人体长轴一致。因此,经阴道手术时由于视角的根本改变,手术医师对解剖结构的理解存在较大的差异,需要从另外一条途径了解女性盆腔解剖的结构。

一、阴道手术的解剖学定向描述

医学生在上临床解剖学课程时,所有解剖学的描述都指病人直立并面向前方的姿势,尽管病人的盆腔器官和结构的解剖学术语与开腹手术完全相同,但阴道手术过程中,病人采取膀胱截石位,医师面对的是病人的阴道口,解剖学的视觉是颠倒的。因此,手术医师需要更新解剖学观念,需将熟悉的解剖学图像转换成为镜面解剖图像。同时,解剖学的定向要重新认识。前面(anterior):为病人的下腹前壁或耻骨,也就是朝向手术室屋顶的方向;后面(posterior):为病人的直肠或骶尾骨,即指向手术室地面的方向;上面(superior)指向病人的骶岬或上腹部,病人的头侧;下面(inferior)指病人的会阴体或者手术医师胸部的方向;外侧(lateral)指骨盆两外侧方;内侧(medial)则为外侧相对靠骨盆中心轴侧(图 1-0-1)。阴道前壁即为支持尿道和膀胱的组织,阴道后壁即为覆盖在肛管和直肠表面的组织。

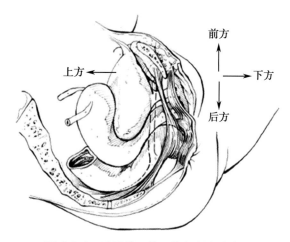

图 1-0-1 膀胱截石位下的解剖学定向

二、女性盆腔的检查手法及要点

病人取膀胱截石位。

视诊:观察阴阜、阴唇、阴道口、会阴体、肛门等的状况(图 1-0-2)。

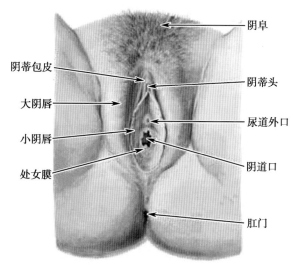

图 1-0-2 膀胱截石位的女性外阴

触诊:首先,通过触摸感觉会阴体部肌肉的质地以及表面覆盖的组织,既要感觉阴道口肌肉放松状态下的感觉,还要感觉阴道口肌肉收缩状态下的感觉。

其次,触摸病人的骨性部分,从耻骨弓到耻骨下支,最后到坐骨结节;触摸前腹壁的髂前上棘,然后沿腹股沟韧带触摸到坐骨结节。在腹股沟韧带中点下方触摸股动脉的搏动。触摸耻骨结节和耻骨嵴;触摸耻骨上支,首先离开耻骨体的起始部分,然后对称地向侧后方伸展。检查者的手指放

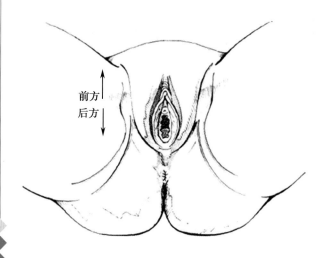

在直肠内,相同手的拇指位于大腿皱褶,触摸耻骨下支和闭孔内缘。闭孔内缘的前端接近耻骨体,后端接近坐骨结节(图1-0-3)。

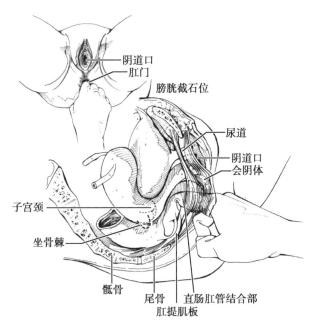

图1-0-3 触摸骨性部分示意图

再次,触摸耻骨弓,并沿阴道侧壁向后移动手指触摸坐骨棘。以未产妇的器官位置作为解剖的标准:正常情况下,当处于膀胱截石位时,阴道先水平走行3cm,然后向后呈45°滑向坐骨棘,通常情况下从耻骨弓到坐骨棘的距离约为7~10cm。在坐骨棘处,主韧带-子宫骶韧带复合体与耻骨宫颈筋膜和直肠阴道筋膜融合,作用是避免阴道前壁、顶端和高位阴道后壁脱垂。

通过触摸从耻骨弓到坐骨棘之间的阴道侧壁黏膜,可了解骨盆侧壁的情况。如果是未产妇,可感觉到从坐骨棘到耻骨弓之间的盆筋膜腱弓,即白线。手指在耻骨弓下面边滑动边触摸,耻骨弓外侧约4cm位置即为闭孔窝。

肛诊:首先触摸会阴体,会阴体厚度约3~4cm。手指向后移动,触摸尾骨和骶骨的下面部分;触摸坐骨棘以及骶棘韧带。骶棘韧带自坐骨棘发出后终止于第4~5骶椎。轻轻触摸骶棘韧带的上端和下端。同时让病人收缩肛门,紧缩检查者的手指,以此感觉肛提肌及肛门括约肌的力量。

三、经阴道手术的局部解剖

(一)阴道

阴道可以看作是内陷于体内、表面覆盖皮肤的管状结构,阴道上皮是非角化的复层鳞状上皮,上皮内没有腺体,所以阴道上皮不能称为"黏膜"(图1-0-4~图1-0-6)。

1. 阴道前壁 长7~9cm,与膀胱和尿道相邻。上2/3与膀胱之间为疏松的膀胱阴道隔,由静脉丛和结缔组织构成的下1/3与尿道之间为致密的尿道阴道隔,连接紧密,手术时剥离较为困难。

2. 阴道后壁 长10~12cm,阴道后壁后穹窿处,形成直肠子宫陷凹。阴道后壁中部借菲薄的直肠阴道隔与直肠壶腹相邻,其内有结缔组织和静脉丛。阴道后壁下1/4与肛管形成会阴体。

3. 阴道穹窿 前穹窿较浅;后穹窿较深,长约10~25mm。侧穹窿由前往后变深。

4. 阴道侧壁 分为盆腔段和会阴段,被位于阴道下1/3水平处环绕阴道的耻骨阴道肌分隔而成。盆腔段和主韧带子宫颈旁段相连。会阴段与会阴深横肌、阴道球海绵体肌和前庭大腺相连。

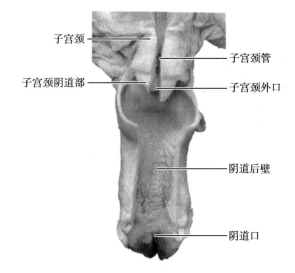

图1-0-4 阴道后壁局部解剖

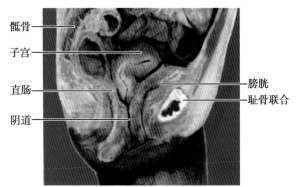

图1-0-5 阴道前后壁局部解剖

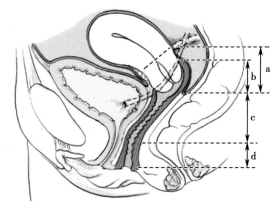

图 1-0-6　阴道周围解剖关系示意图

a. 阴道后壁长 10~12cm;b. 阴道后壁后穹窿处,形成直肠子宫陷凹;c. 阴道后壁中部借菲薄的直肠阴道隔与直肠壶腹相邻,其内有结缔组织和静脉丛;d. 阴道后壁下 1/4 与肛管形成会阴体

5. 阴道前壁(图 1-0-7)

(1)尿道下沟:阴道前壁尿道口下 1cm 左右有一浅沟,称为尿道下沟。相当于泌尿生殖隔的部位。是尿失禁手术的顶点标志。阴道前壁膨出行修补手术时,阴道壁切口的顶端也可选择在尿道下沟处。

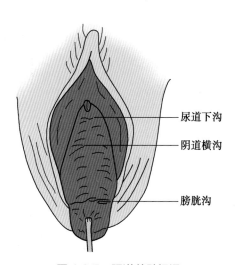

图 1-0-7　阴道前壁标记

(2)阴道横沟:在阴道前壁的下 1/2 处,相当于尿道内口处,有一浅行凹陷,称阴道横沟,为阴道筋膜和膀胱筋膜相融合部位。相当于尿道内口(膀胱颈)的部位,是尿失禁手术的底点标志。

(3)膀胱沟:子宫颈与阴道前壁的交界处有一横沟,称为膀胱横沟。是阴道段子宫颈与膀胱交界处的标志,即膀胱附着于子宫的最低点。是膀胱脱垂修补手术的重要标志点,经阴道子宫手术的切口,即以膀胱沟为标记。于膀胱沟上 0.5cm

左右切开阴道壁后,即向上分离膀胱宫颈间隙。阴道后壁与宫颈交界处也是打开直肠与宫颈间隙的入点标志。

(二) 阴道血供(图 1-0-8)

1. 子宫动脉　分出子宫颈阴道支和膀胱阴道支,营养阴道穹窿。

2. 阴道动脉　常为两支,为髂内动脉的分支,在跨越子宫动脉祥后方前,行走于输尿管的中后侧,其在阴道中段发出分支。

3. 直肠中动脉　血供阴道后壁下段。

4. 阴道静脉丛　汇入子宫静脉、阴道静脉和直肠中静脉。

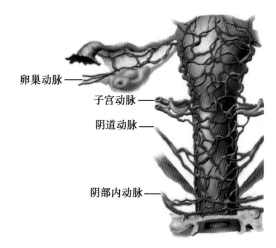

卵巢动脉
子宫动脉
阴道动脉
阴部内动脉

图 1-0-8　阴道血供

(三) 子宫及其周围韧带(图 1-0-9~ 图 1-0-11)

1. 子宫主韧带　位于子宫峡部下方的宫颈两侧和骨盆侧壁之间,为一对比较坚韧的平滑肌与纤维结缔组织束,是膀胱旁间隙的后界;可分为上半部的血管部和下半部的索状部;其中血管部内含有较粗的子宫深静脉和较细的子宫浅静脉及膀胱下动脉等。

2. 子宫骶韧带　由平滑肌和结缔组织构成,由子宫颈后侧方(相当于子宫颈内口开始),向后绕过直肠两侧,呈扇形展开止于第 2、3 骶椎前面的筋膜,下方延续为直肠阴道韧带。有学者从组织学将其分为三段:前 1/3 主要由平滑肌构成,其次为弹力纤维组织、血管、交感神经、副交感神经及淋巴管等构成,对宫颈起着较强的支持作用;中 1/3 由较丰富的致密结缔组织、粗大结缔组织、血管、神经和神经节构成,附有散在的平滑肌;后 1/3 呈扇形,附着于骶椎前筋膜,主要由粗大结缔组织构成。子宫骶韧带表面被覆腹膜,称为子宫骶皱襞,构成直肠子宫陷凹的两侧界;子宫骶韧带的内侧为直肠,外侧为输尿管,是重要的手术标志。

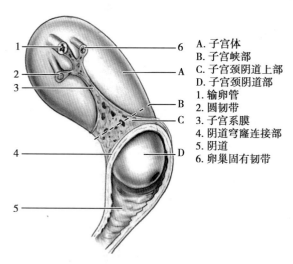

图 1-0-9　子宫侧视图

A. 子宫体
B. 子宫峡部
C. 子宫颈阴道上部
D. 子宫颈阴道部
1. 输卵管
2. 圆韧带
3. 子宫系膜
4. 阴道穹窿连接部
5. 阴道
6. 卵巢固有韧带

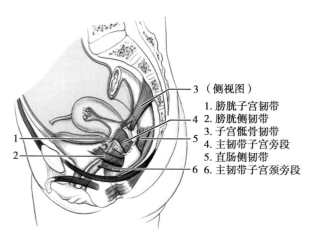

（侧视图）
1. 膀胱子宫韧带
2. 膀胱侧韧带
3. 子宫骶骨韧带
4. 主韧带子宫旁段
5. 直肠侧韧带
6. 主韧带子宫颈旁段

图 1-0-10　子宫韧带局部解剖

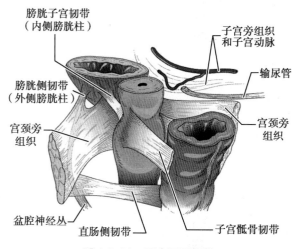

膀胱子宫韧带
（内侧膀胱柱）
膀胱侧韧带
（外侧膀胱柱）
宫颈旁组织
盆腔神经丛
子宫旁组织和子宫动脉
输尿管
宫颈旁组织
直肠侧韧带
子宫骶骨韧带

图 1-0-11　子宫周围韧带

（四）子宫切除的临床解剖

侧穹窿的阴道黏膜切开,游离骶主韧带后,输尿管就从子宫颈环脱离。后穹窿切开后,直肠阴道筋膜从子宫颈周围环分开。直肠阴道间隙(图1-0-12)不存在阴道上隔这样的结构,容易打开。但有可能粘连,剪开直肠,术前需肠道准备。

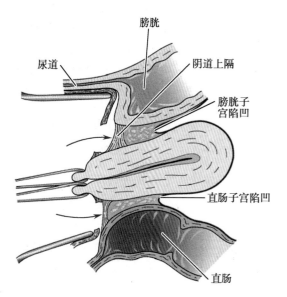

尿道
膀胱
阴道上隔
膀胱子宫陷凹
直肠子宫陷凹
直肠

图 1-0-12　子宫前后陷凹

阴道上隔(supravaginal wall)(图 1-0-13)从箭头 1 方向可进入膀胱子宫间隔。箭头 2、3 方向均可能损伤膀胱、子宫。进入膀胱的位置基本上位于膀胱三角正上方 2~3cm 的位置。手术修补警惕输尿管开口。

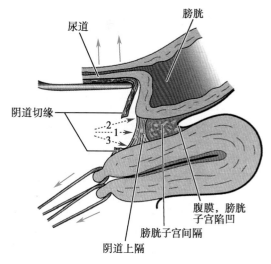

尿道
膀胱
阴道切缘
腹膜,膀胱子宫陷凹
膀胱子宫间隔
阴道上隔

图 1-0-13　阴道上隔

切开阴道上隔,使膀胱活动度增加,可将拉钩置于膀胱子宫间隔穹窿部。拉钩上提或向右推开时,可使右侧输尿管右移。

然而,只有膀胱子宫反折腹膜完整时,才能精确地向左向右推移输尿管,故不宜过早切开膀胱反折腹膜。

1. 向下牵拉宫颈时宫旁间隙的变化(图 1-0-14)

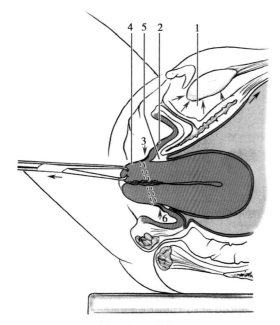

图 1-0-14 牵拉宫颈时宫旁组织的变化
1. 耻骨后间隙;2. 部分阴道皱襞;3. 膀胱沟;4. 阴道无皱襞部分;5. 膀胱子宫间隙;6. 直肠子宫陷凹

2. 阴式子宫切除术,第一次钳夹结扎骶主韧带时输尿管和子宫血管的解剖(图 1-0-15,图 1-0-16)。

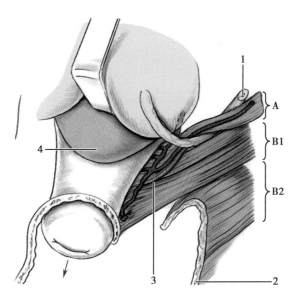

图 1-0-15 第一次钳夹骶主韧带输尿管和子宫血管的位置
A. 主韧带子宫旁段和子宫动脉;B1. 主韧带子宫颈旁段;B2. 骶韧带;1. 输尿管;2. 阴道;3. 首次结扎的位置;4. 膀胱子宫陷凹

首次结扎,在主韧带子宫颈旁段和子宫骶韧带的起始部,右侧距输尿管 25mm,左侧 30mm。故先左侧钳夹切除有利于推离右侧输尿管。

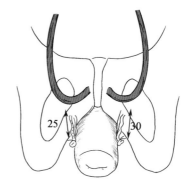

图 1-0-16 第一次钳夹子宫骶主韧带时子宫血管和输尿管的距离

3. 阴式子宫切除术,第二次钳夹结扎骶主韧带时输尿管和子宫血管的解剖(图 1-0-17,图 1-0-18)。切断韧带后,第二次结扎子宫血管时,距输尿管 30mm。切段子宫血管后,切断主韧带子宫旁段和子宫阔韧带时,距输尿管 45mm。

切除附件时,结扎卵巢漏斗韧带时,距输尿管 20mm,变异可大于 10mm。输尿管和子宫角的距离为 45mm(图 1-0-19)。

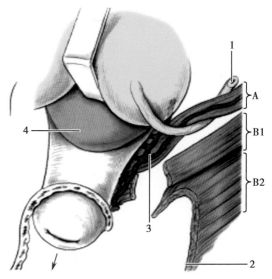

图 1-0-17 第二次钳夹骶主韧带输尿管和子宫血管的位置
A. 主韧带子宫旁段和子宫血管;B1. 主韧带子宫颈旁段;B2. 骶韧带;1. 输尿管;2. 阴道;3. 第 2 次结扎的位置;4. 膀胱子宫陷凹

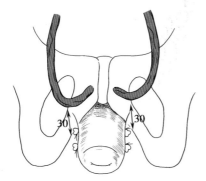

图 1-0-18 第二次钳夹骶主韧带时子宫
血管和输尿管的距离

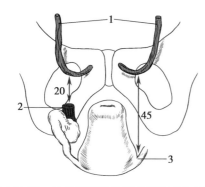

图 1-0-19 结扎卵巢悬韧带时距输尿管的距离
1. 输尿管;2. 卵巢悬韧带;3. 子宫角部

缝合阴道残端时注意,放松牵拉,输尿管距子宫血管结扎处 15mm。故再次牵拉血管结扎处非常重要,此时血管与输尿管关系很近,尤其是子宫动脉距阴道穹窿约 10mm,此处结扎松动非常危险。切断子宫骶韧带后,相关组织回缩到起始位置(图 1-0-20)。

主韧带和骶韧带切除后,输尿管将离开危险区域,向外上移(图 1-0-21)。

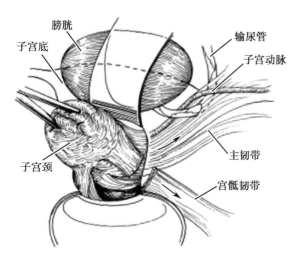

图 1-0-20 切断子宫骶韧带后相关组织的位置

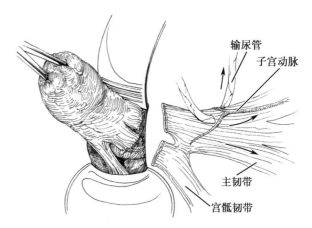

图 1-0-21 骶主韧带都切断后输尿管向外上移

骶棘韧带指坐骨棘到尾骨之间的韧带(图1-0-22,图 1-0-23)。

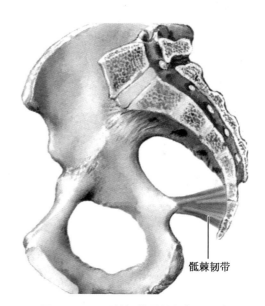

图 1-0-22 骶棘韧带附着点(前侧观)

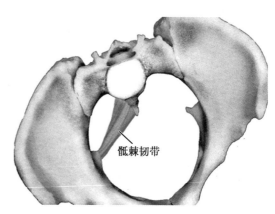

图 1-0-23 骶棘韧带附着点(后侧观)

4. 经阴道手术时子宫周围组织的变化 经阴道手术除手术的入路和视角与传统的经腹部手术不同外,都会遇到盆腔脏器周围的 Latzko 隐窝和间隔。两者之间的最根本差异在于经腹部手术或腹腔镜手术时,子宫均是往上方提拉(或上举),附着于宫颈的膀胱、输尿管位置也同时提高;而在经阴道手术向下牵拉宫颈的张力对宫颈及与之相连的膀胱和输尿管的位置也有较大的影响(图 1-0-24)。

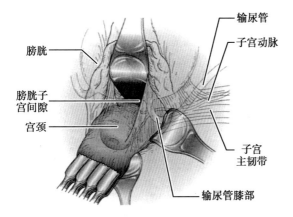

图 1-0-24 向下牵拉宫颈时膀胱输尿管的位置

5. 向下牵拉宫颈时膀胱的变化 牵拉宫颈时可使膀胱底降低,膀胱子宫间隔结缔组织受压面相对增宽,从而形成一条横行的假韧带,成为"宫颈上隔"或"阴道上隔"。经阴道子宫手术时,必须剪断或突破阴道上隔这层纤维结缔组织才能进入膀胱子宫间隙。阴道上隔的厚度有限,大约 1cm 左右,但当阴道切口靠近宫颈时,阴道上隔则会增宽。

剪断突破阴道上隔后,进入疏松的膀胱子宫间隙,阴道拉钩置入间隙,向上拉开膀胱,即可扪及光滑的膀胱子宫反折腹膜,如果局部没有粘连,还可见到膀胱子宫反折腹膜附着在子宫前壁峡部处的呈线状突起的界限。打开膀胱子宫间隙,是经阴道手术成功的关键。

6. 向下牵拉宫颈时输尿管的变化 无论开腹、腹腔镜还是经阴道手术,在子宫切除术中,输尿管损伤均是常见并发症之一。而经阴道手术需要转换常规的关于盆腔组织和输尿管终末端的解剖概念。不同之处在于,经腹部手术中,输尿管位于子宫动脉下降部分的下方,且被向上牵拉。这样,输尿管自盆腔入口开始一直向下走行达到最低点,终末段则水平向内行走。

经腹广泛子宫切除术上提子宫时子宫血管

及宫旁组织向上,但膀胱底下移,输尿管位于隧道内,子宫动脉位于其上方,输尿管在主韧带的下方及外侧通过(图 1-0-25)。

在经阴道手术中,宫颈向下拉,膀胱被拉钩向上拉开,输尿管位于被牵拉向下的子宫动脉的上方;子宫动脉周围的结缔组织纤维和输尿管终末段附近的附着在膀胱上的膀胱宫颈韧带使得输尿管在此形成环状弯曲,被称为"输尿管膝部"。输尿管膝部最低点距输尿管末端 2~3cm,输尿管膝部低于输尿管末端仅 1~2cm。输尿管解剖为:输尿管沿着骨盆背外侧下降,在子宫动脉下方形成环状弯曲,然后向上行走,进入其前方的膀胱,输尿管环状弯曲的上方是起源于骨盆侧壁的子宫动脉。阴式广泛子宫切除术向下牵拉子宫时,输尿管与膀胱底相对上移,子宫血管位于输尿管膝部的后方,输尿管位于主韧带上(图 1-0-26)。

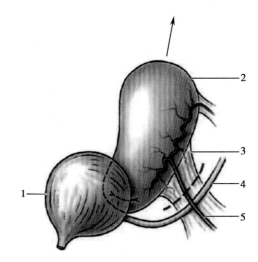

图 1-0-25 腹部手术时上提子宫血管及输尿管的变化
1. 膀胱;2. 子宫;3. 宫旁组织;4. 输尿管;5. 子宫动脉

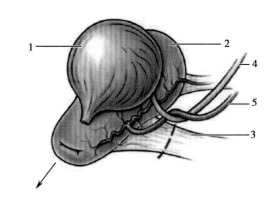

图 1-0-26 阴式广泛子宫切除术下拉子宫时子宫血管及输尿管的变化
1. 膀胱;2. 子宫;3. 宫旁组织;4. 输尿管;5. 子宫动脉

单纯的子宫切除术中保护输尿管末端应该注意:切开阴道上隔,分离子宫膀胱间隙,重要的是,向两侧分离推开膀胱宫颈韧带时,可使两侧的输尿管离开宫旁,减少输尿管损伤的风险。

7. 单纯子宫切除和广泛子宫切除时子宫动脉及输尿管局部解剖的动态影响(图1-0-27)。牵拉对经阴道单纯子宫切除和广泛性子宫切除在解剖上的影响不同。单纯子宫切除术时,先切开阴道穹窿,再牵拉宫颈,子宫血管和输尿管都下移,但是子宫峡部和子宫血管下移得更多,子宫峡部到输尿管的距离拉长到3~4cm。

经阴道广泛子宫切除时,先形成阴道袖套,再牵引袖套,输尿管下移得更多,先看到的是输尿管。

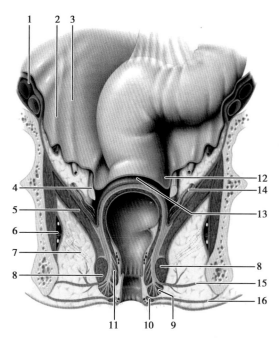

图 1-0-28 骨盆间隙及会阴后间隙
1.髂外动、静脉;2.卵巢血管;3.输尿管;4.子宫骶韧带;5.肛提肌;6.阴部管内阴部内血管;7.直肠下动、静脉;8.肛门外括约肌(深部);9.肛门外括约肌(浅部);10.肛门外括约肌(皮下部);11.肛门内括约肌;12.直肠旁陷凹;13.直肠筋膜;14.直肠侧韧带内的直肠中动、静脉(直肠旁间隙);15.坐骨直肠陷凹窝纤维束;16.会阴浅筋膜

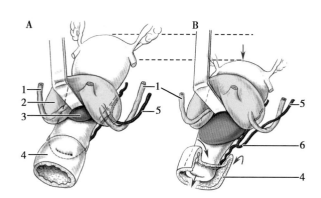

图 1-0-27 不同术式牵拉子宫时子宫血管和输尿管的变化
A.向后推膀胱过程中;B.向后推膀胱和牵拉子宫过程中;1.输尿管;2.膀胱;3.膀胱子宫陷凹;4.阴道;5.子宫动脉;6.子宫动脉裇

8. 盆腔间隔、间隙、筋膜和韧带 盆腔器官由韧带、筋膜等固定在正常的位置上,盆壁筋膜与覆盖盆腔的腹膜之间,形成潜在的筋膜间隙,打开这些筋膜间隙有利于手术分离脏器(图1-0-28)。

(1)间隔或者间隙:总共有6个间隙(中线部位2个,侧方4个)、两个脏器间隔(图1-0-29)。

1)耻骨后间隙(Retzius间隙):位于耻骨联合后方,膀胱的前方。其内存在膀胱静脉丛,收集膀胱和尿道的静脉血。事实上该间隙几乎是无血管区。是各种尿道悬吊术的必经间隙,比较容易打开。

2)两个膀胱侧窝:其上方的开口(腹部手术中可见到)位于内侧的脐动脉和外侧的髂血管干之间。膀胱侧窝大而深,其底部由肛提肌及其腱膜组成,其内有闭孔血管神经穿过。无论经腹部、腹腔镜还是经阴道广泛子宫切除术都必须打开的间

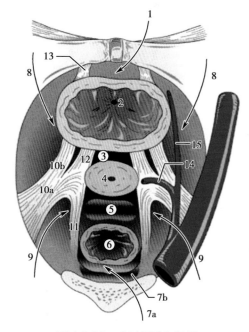

图 1-0-29 盆腔间隙和韧带
1.耻骨后间隙;2.膀胱;3.膀胱子宫间隙;4.宫颈;5.直肠子宫陷凹;6.直肠;7a.直肠后间隙;7b.直肠侧间隙;8.膀胱侧窝;9.直肠侧窝;10a.宫颈旁韧带;10b.膀胱侧韧带;11.子宫骶韧带;12.膀胱子宫韧带;13.耻骨尿道韧带;14.子宫动脉;15.脐动脉

隙。经腹部打开此间隙比较容易,经阴道手术需要在阴道口侧壁 2 点及 10 点处锐性剪开,再钝性或锐性分离至侧窝。

3)两个直肠侧窝:左右各一,广泛子宫切除术时游离主韧带与直肠必须打开的间隙。腹部开口窄小,位于骶髂凹内,在侧方的盆壁、血管与中间的直肠之间。背侧是骶骨,底部是由骶尾肌附着于盆壁构成。在经阴道手术中可进入位于肛提肌平面之上的阴道外其宽阔的后部,内侧是位于直肠上下部交接处的直肠侧韧带。经阴道手术时在骶主韧带之间打开(图 1-0-30)。

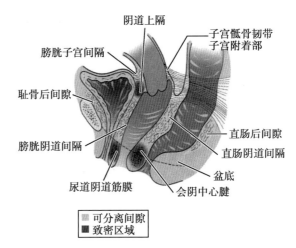

图 1-0-31 子宫周围间隙

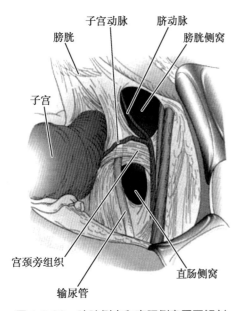

图 1-0-30 膀胱侧窝和直肠侧窝周围解剖

分离膀胱侧窝和直肠侧窝,打开输尿管隧道,是所有途径广泛性子宫切除术的关键。只有完成"两窝一隧道的分离",才能按要求切除子宫主韧带,骶韧带(宫旁组织)。

不管是哪种手术路径,我们都会遇到两种类型的盆腔组织:疏松组织区域、致密组织区域(筋膜和韧带)。经疏松区域可以深入手术野的深部——间隙;而在脏器解剖游离或切除手术时,致密区需要切开或被用于盆底修补手术(图 1-0-31)。

4)直肠后间隙:位于直肠筋膜和直肠后筋膜之间;分离该间隙直至肛尾韧带不会有任何危险。其背侧是位于直肠后筋膜与骶骨之间的骶骨前间隙,该间隙内因有骶静脉,断裂后可缩回至骶骨内,难以止血,而使操作存在危险。

5)膀胱阴道间隔(或间隙)和膀胱子宫间隔(或间隙):位于前盆腔腹膜陷凹中部下方,膀胱底后

方,是膀胱与宫颈及阴道之间的间隙,两侧为膀胱宫颈韧带,下方是致密的尿道阴道间隔。此间隙是广泛子宫切除术游离膀胱时必须打开的间隙,疏松,分离层次相对比较容易打开。

6)直肠阴道间隔或间隙:位于阴道上 2/3 与直肠之间。双侧子宫骶韧带在宫颈后方交汇使经腹部手术时由此处进入直肠阴道间隙受限。广泛子宫切除术游离直肠必须打开的间隙,经阴道手术时比较容易打开。在会阴中心腱上方,阴道和肛管致密粘连使经阴道手术时由此进入该间隙受限。

正常情况下各脏器之间均由网状结缔组织填充,使得各脏器之间相互连接,又有一定的活动度。这些由网状组织填充的间隙很疏松,可以轻易用剪刀或手指锐性或者钝性打开。熟练掌握这些网状结缔组织区域的入路,是盆腔手术的关键步骤之一。几种需要掌握的入路技巧如下:

经阴道手术中,沿着宫颈旁进入这些陷凹需要明确它们的解剖位置,找对位置后可以迅速进入腹侧的膀胱侧窝和背侧的直肠侧窝。

这种入路的正确位置是在阴道的深部,位置正确,分离时出血会较少,如果位置不正确,分离时出血会较多。只要入路和方向正确,无论钝性还是锐性都可以比较容易进入分离。

经腹部手术和经阴道手术解剖学上的差异在于膀胱侧窝的腹部开口宽大而阴道开口窄小,相反,直肠侧窝的腹部开口窄小而阴道开口宽大。

(2)筋膜:是覆盖肌肉和器官的纤维结缔组织片,包绕在脏器和肌肉外面,并使肌肉附着固定于相应的组织上。直肠、子宫、阴道、尿道和膀胱等脏器上的筋膜和盆膈筋膜又叫做盆筋膜。它们厚

度各不相同,在盆腔生殖器官脱垂的发生及治疗中起着重要的作用。

盆腔腹膜外间隙:盆膈及其筋膜位于底部,盆腹膜位于顶部。经腹部手术时能够充分暴露盆腔腹膜外间隙入口,而经阴道手术时必须切断骨盆内筋膜壁附着部。

(3)韧带:脏器韧带是盆腔结缔组织增厚或增强形成的,是盆腔筋膜的延续,盆腔韧带是与脏器筋膜相延续的致密结缔组织。盆腔韧带可能发生改变,术中过分牵拉可能使之分离。所有这些韧带与盆腔筋膜之间都存在纤维组织的交错,它们之间的界限不能精确界定。如宫颈周围的连接组织:宫颈周围筋膜和阴道周围筋膜是子宫骶韧带和两侧宫颈旁组织的直接延续,与盆筋膜纤维组织有交错。这是切除宫颈后不造成脏器脱垂的原因,以及保持阴道穹窿悬浮状态的筋膜并未受到损伤的原因。

盆腔脏器侧韧带有3类,即直肠周围韧带、生殖器官周围韧带、膀胱周围韧带。

生殖器官周围韧带最复杂,包括纵行排列的三个部分:子宫旁组织及其伴行的子宫动脉、下方的宫颈旁组织(致密的子宫主韧带、Mackenrodt韧带)及相对薄弱的阴道旁组织。生殖器官的韧带是由盆腔脏器血管和含有淋巴结的脂肪组织组成,其中还有盆腔自主神经纤维。

膀胱韧带的纤维附着在子宫旁组织,中段在子宫与盆侧壁之间、输尿管外侧向前行走,形成外侧膀胱柱。

直肠韧带附着在位置更深的骶髂凹,与直肠中动脉和直肠神经一起形成"直肠翼"。这条矢状走行的韧带由子宫骶韧带和膀胱子宫韧带组成。子宫骶韧带含有结缔组织和下腹下神经丛纤维,

只有少量血管。膀胱子宫韧带连接宫颈、子宫峡部侧面与输尿管区域,形成内侧膀胱柱。

9. 各间隙的交通 以上不同组织的架构形成了各间隙的入口和相互间的交通。

宫颈旁组织将膀胱侧窝和直肠侧窝分隔开来,呈倾斜状排列,经腹部手术时可见膀胱侧窝开口大而直肠侧窝开口小,经阴道手术则正好相反。两者之间的分隔在盆底并不完全,在宫颈旁组织和盆膈之间相互交通;两侧的膀胱侧窝和耻骨后间隙交通,膀胱侧窝通过宫颈旁组织下方与直肠侧窝交通,直肠侧窝与直肠后间隙交通。

子宫骶韧带仅部分分隔直肠侧窝、直肠后间隙和骶骨前间隙。

10. 盆膈 从下面观,主要看到的是盆膈的内侧肛提肌和耻骨附着处。耻骨阴道肌和耻骨直肠肌环绕尿生殖裂隙。切开阴道壁可直接到达脏器筋膜,这些脏器筋膜前方附着在坐骨耻骨支。在腹外侧面,需要切开盆筋膜才能进入耻骨后间隙膀胱侧窝。

在背外侧面,肛提肌附着点较低,因为直立时,女性肛提肌几乎是垂直的。阴道下1/3与盆膈相对,而上2/3与直肠窝相对。直肠侧窝内侧为直肠,头侧为宫颈旁组织,外侧为盆侧壁(坐骨尾骨肌和骶棘韧带),所以,暴露骶棘韧带最佳的手术途径是通过直肠侧窝。

(郭晓玲 柳晓春 邓凯贤)

【参考文献】

1. S.Robert Kovac,CarlW.Zimmerman. 经阴道手术和盆底重建手术外科学 . 岳天孚,等译 . 天津:天津科技翻译出版公司,2010.
2. Michel Cosson.Denis Querleu.Daniel Dargent. 经阴道手术学 . 熊光武,等译 . 福建:福建科学技术出版社,2008.

02

第二章
经阴道手术的
必备条件

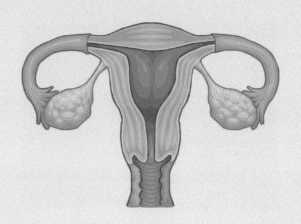

第一节 技 术 条 件

一、扎实的妇科手术基础

完成经阴道手术需要具备特有的手术技巧。但外科手术操作是基础,对手术技术的训练是不可缺少的。只有经过了严格的外科手术技术的训练,才能顺利开展经阴道手术。

1. 遵循基本原则 外科手术需遵守无菌、无瘤、微创等基本原则,阴式手术也不例外。而且阴道的解剖结构决定了经阴道手术不是绝对的无菌手术,因此更加需要无菌观念,遵守无菌原则,才能尽可能地避免或减少手术后感染、肿瘤播散或机体组织的不必要损伤,体现出阴式手术快速恢复、疗效肯定、微创的治疗效果。

2. 熟知盆腔组织结构 要成功完成经阴道手术,必须熟知盆腔组织结构,盆腔器官之间的关系,盆腔组织血管、神经、淋巴走行及相互间的关系,常见的变异解剖结构等。此外,手术者还要有盆腔器官的三维立体的思维,这对在狭小的手术视野内操作是非常重要的。

3. 外科开腹手术训练 是开展阴式手术的前提和基础,只有具备了规范的、系统的开腹手术的训练,才能熟练掌握手术的各项基本功(如切割、缝合、打结、止血),熟练使用各种手术器械(包括电器械),为开展阴式手术奠定基础。

4. 阴式手术术前须严格把握手术指征,正确处理术前、术后及术中各种情况,以达到最好的手术效果。无论手术如何复杂,都是通过各种基本操作完成的,基本操作的熟练程度直接影响各项操作的完成和手术的效果。术中须做到切开准确、分离细致、显露轻巧、止血迅速,操作时尽量避免组织损伤、出血或污染。例如,止血首先要看清出血点和出血性质,选用压迫、钳夹血管等方法控制出血,随后用结扎、缝合等止血。结扎血管不应同时结扎大块其他组织,未看清出血点时勿盲目钳夹,以免造成严重的血管或其他重要器官损伤。

二、娴熟的经阴道手术技巧

经阴道手术的手术技巧是以外科手术技术为基础的。但是经阴道手术也有自己的专业技巧,以保证在狭小的术野里完成以往开腹手术才能完成的手术操作。

1. 阴式手术的切口选择 环形切开阴道黏膜,应把握切开位置的高低:切得过高,容易损伤膀胱或直肠;切得过低到宫颈筋膜内,又难以分离到间隙。阴道前壁黏膜切口在膀胱横沟上方0.2~0.5cm,距宫颈外口约2.0cm处为宜;后壁切口距宫颈外口约2.5cm处为宜。同时需把握切开的深浅:应切开阴道黏膜全层直达宫颈筋膜,然后用弯组织剪紧贴宫颈筋膜向上撑开推进,分开子宫前或后腹膜反折。

2. 阴式手术中特有的手术器械的使用 阴式手术中特有的手术器械包括阴道前后壁单拉钩;止血钳、组织剪、持针器等均较一般腹部手术器械要长,阴道压板、宫颈压板、肌瘤剥离器、卵巢固有韧带钩形钳、单爪宫体(肌瘤)抓钳、双爪抓钳等。这些器械有助于暴露视野、便于操作,使一些困难的深部操作变得简单易行,从而达到缩短手术时间、减少术中出血的目的。

3. 阴式手术特有的止血及组织缝合技术

(1)处理子宫动、静脉。钳夹子宫动静脉时,只要将血管与周围组织一并钳夹即可,切断时留下的残端要稍长一些(保留3~5mm)以防止滑脱。缝扎的方法最好是,第一次做"8"字缝扎,第二次做"口"形缝扎。

(2)处理卵巢固有韧带、输卵管和圆韧带。应用谢氏钩形钳,可以很容易地将卵巢固有韧带、输卵管和圆韧带一并钩出,在直视下先将其结扎,再钳夹、切断,可防止组织滑脱和出血。子宫超过10孕周时,常需先缩小子宫体积后再使用"谢氏钩形钳"。

(3)缝合盆底腹膜及阴道壁黏膜。采用腹膜和阴道黏膜一次性连续缝合法,从一侧角部开始。第一针:阴道后壁黏膜-穿过骶主韧带残端-后壁腹膜-前壁腹膜-前壁阴道黏膜-打结,第二针起只需将前后腹膜和前后阴道壁四层缝在一起,缝至切口中点处,再从另一侧角开始缝合,于对侧缝线汇合至切口中点处。这种缝合法可使腹膜和阴道壁之间不留死腔,预防血肿形成。

三、医师的配合及团队建设

总结笔者医院二十余年阴式手术的经验，开展阴式手术的前提要培养一支团队，互相促进，互相学习，互相提高。

经阴道手术的成功与否，很大程度上取决于整个手术组成员之间是否协调合作和共同努力。术者必须具备熟练的阴式手术技巧，同时助手也必须有成熟的阴道手术经验，配合默契，恰当地、个体化地掌握手术适应证及良好的手术技巧，加上利用现代手术器械，才能高质量地完成该术式。

阴式手术一般由四位手术医生完成，患者取膀胱截石位，术者及一助采取坐位，坐于患者前方；另外二位医生采取站位，分别立于患者两侧。因为经阴道手术的术野比较狭小，因此手术者和助手们的配合就显得非常重要。术者在切开或缝合时，一助在协助术者手术操作的同时，还须指引站位的助手借助阴道拉钩，最大限度地暴露术野，给术者较大的空间进行切开、缝合等操作。

手术团队的建设不是通过开展几台手术就可以形成默契或总结出经验的，应是有计划的、规范的手术训练，如必须在掌握了拉钩的技术后，才能做一助；同样，一助必须配合术者开展了足够的病例数后才能作为术者独立手术。因此，上级医生有责任及义务将经阴道手术的手术技能传授给下级医生，让更多的医生掌握这种技术。

四、经阴道处理各种阴式手术并发症的能力

经阴道手术视野小、暴露差、操作困难、技术要求高，尤其当子宫大、活动度差、盆腔有粘连时，容易导致手术失败和并发症的增加，这些因素制约了经阴道手术的普及。经阴道子宫手术的各种并发症可达20%，经腹部子宫切除术的并发症更是达到50%。经阴道手术的并发症主要为术中并发症，术后近期并发症（手术结束～术后10天内）。术中并发症主要见于周围脏器损伤及术中出血情况，术后近期并发症主要见于组织残端出血、盆腔感染等。经阴道子宫手术的并发症发生率各文献报道不一。其中膀胱损伤率0.5%~1.5%，直肠损伤率0.03%~0.4%，输尿管损伤率0.02%~0.4%。而笔者医院的术中并发症发生率分别为：膀胱损伤率0.24%，直肠损伤率0.12%，输尿管损伤率0.08%。

并发症的产生与手术直接相关，术者必须严格遵循手术原则，术中仔细操作，正确分离解剖层次，及时发现损伤并进行处理。我们必须时刻贯彻微创观念，尽量用最小的创伤获得最好的治疗效果。

1. 常见的阴式手术并发症

（1）手术中周围脏器损伤：多见于膀胱、尿道、直肠、输尿管等。

（2）术中、术后出血：术中大出血主要见于手术困难的病例，如子宫较大、肌瘤较多、阴道紧、子宫粘连严重、麻醉不满意、术者手术技巧不熟练等。术后出血在阴式全子宫切除和次全子宫切除术主要是韧带残端漏扎或者滑脱；而阴式肌瘤剔除术则主要为子宫壁切口渗血、肌瘤腔边缘断裂血管出血、宫颈筋膜创面出血、膀胱宫颈韧带断端血管出血、阴道黏膜切口两侧若切得过深，可损伤子宫血管导致大量出血。

（3）术后盆腔感染：表现为术后出现高热，两次体温>38℃以上，可有腹痛、腹胀，阴道流出脓性分泌物等症状，查体时下腹部一侧或两侧有压痛、反跳痛，血象和CRP升高，超声检查提示阴道残端有包块。

2. 手术并发症的预防和治疗能力

（1）病史的询问：术前需详细询问病史，有无盆腔手术、盆腔急慢性炎症、盆腔结核病史，有无子宫内膜异位症病史等。

（2）妇科检查：术前需进行仔细的妇科检查，尽量排除子宫周围严重粘连的病例。有手术史或子宫内膜异位症导致宫旁致密粘连的患者，宜行开腹手术或腹腔镜辅助阴式手术为宜。

（3）熟悉盆腔解剖结构。阴式子宫切除术的步骤与经腹手术的步骤相反，是从下往上分离与子宫相邻的器官及切断与子宫相连的韧带和组织。在阴道手术实施过程中，必须熟悉盆腔解剖结构，掌握盆腔邻近器官的正常解剖及变异，才能避免不必要的损伤。

（4）术前排除阴道炎症，做好充分的阴道准备，术中严格无菌操作。

（5）重点手术操作步骤的把握：

1）宫颈阴道前、后壁黏膜切口的选择，决定着是否可以避免损伤膀胱或直肠。分离膀胱子宫间隙过浅时容易损伤膀胱。切口过深或过高时，可能直接切开进入膀胱。因此切口一般是定位在膀胱横沟上0.5cm，深度达阴道黏膜全层即可。

如有膀胱损伤时，须检查破口与输尿管的关系，应充分游离裂口周围的组织，用 3-0 可吸收线间断全层缝合破裂口。自导尿管注入亚甲蓝液，观察缝合部位有无漏液。术后放置尿管 7~10 天，并预防感染。

如有直肠损伤时，裂口不大者，可完成手术后再进行修补。先将裂口周围组织充分游离，用 3-0 可吸收线间断缝合直肠黏膜层，再间断缝合直肠肌层和筋膜层。术后应用抗生素预防感染，禁食 3 天，然后流质饮食，直到排气和排便。

2) 钳夹子宫动脉时的处理要点。阴式子宫切除术中，钳夹子宫动脉时，膀胱已经自宫颈游离，并向上外侧推开，操作时助手尽量向下牵引宫颈，使子宫动脉和输尿管的间距增宽，可以减少损伤输尿管的机会。当然，如果此部位粘连致密，仍有

损伤的可能性。

发现输尿管损伤后，应及时改为腹腔镜或开腹手术，根据损伤部位，由泌尿外科医师协助行输尿管端-端吻合或移植术，并放置输尿管导管，以双"J"管为好，上端插到肾盂，下端至膀胱内。术后 2~3 个月取出输尿管导管，预防感染治疗。

3) 术中分离阴道黏膜时，注入含 1∶2 000 的肾上腺素生理盐水溶液(200ml 生理盐水中加入肾上腺素 0.1mg)，以减少手术渗血的发生。子宫肌瘤剔除术的患者切开阴道黏膜后，可用 7 号丝线于宫颈两侧缝扎子宫动脉上行支，以减少术中出血；切开肌瘤包膜前，常规宫壁注射缩宫素加强子宫收缩，减少出血；缝合肌瘤残腔时不留死腔。

(6)阴式手术器械的帮助(详见本章第二节)。

(张红华　冯敏清)

第二节　设 备 条 件

一、常用的经阴道手术器械

1. 阴道拉钩　要求是长度和宽度适宜的直角拉钩，前壁拉钩稍短(90mm×38mm)，后壁拉钩稍长(110mm×38mm)。另外还有装有冷光源的阴道拉钩，其在拉钩的膝部安装有冷光源的小灯泡，通过导光索，可将冷光源发生器发出的冷光导入小灯泡，当拉钩进入阴道深部时，能保证有良好的照明。

2. 组织剪、组织钳、血管钳、持针器等　有各种长度的品种(18~25cm)以便在不同深度操作时使用。

3. 阴道压板　两叶成角约 120°，长度不一样，两端均设计弧形小缺口。主要用于牵开阴道侧壁，显露手术野(图 2-2-1)。

4. 宫颈压板　柄部和功能部位成角约 120°，功能部稍呈弧形，内凹。主要用于牵开宫颈，处理子宫血管时显露深部手术野(图 2-2-2)。

5. 固有韧带钩形钳　钳尖圆钝，呈球形，有一卡口，可卡入 10 号丝线，末端功能部分呈"?"形。处理卵巢固有韧带时，钩取输卵管固有韧带、圆韧带，并可将 10 号丝线带入，先行结扎后，再钳夹切断，可防止组织滑脱(图 2-2-3)。

6. 肌瘤剥离器　两端为功能部分，具有不同的弯度和长度的片状结构，边缘薄而钝，并不锋利。用于剥离不同大小和深度的肌瘤。

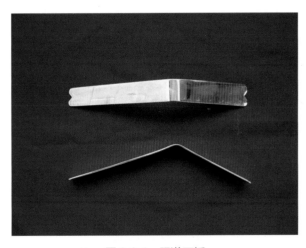

图 2-2-1　阴道压板

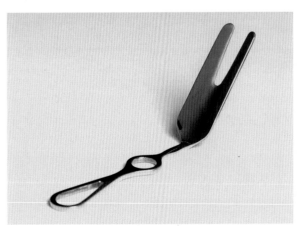

图 2-2-2　宫颈压板

15

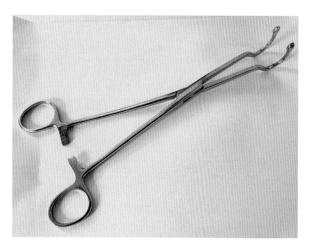

图 2-2-3　固有韧带钩形钳

7. 单爪抓钳　功能部位呈一定弧度,尖端细而锐利。用于抓住宫体或肌瘤,逐渐向外翻出(或剥离),特点是损伤小,抓得牢,不易滑脱(图 2-2-4)。

8. 双爪抓钳　钳末端功能部位呈双爪形,尖端细而锐利。用于钳夹抓住宫颈或肌瘤,特点是损伤小,抓得牢,不易滑脱(图 2-2-5)。

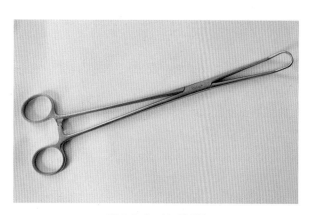

图 2-2-4　单爪抓钳

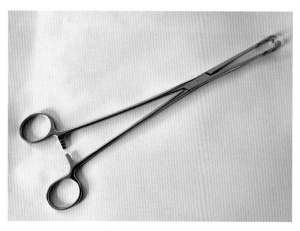

图 2-2-5　双爪抓钳

二、经阴道手术的照明及手术床的要求

经阴道手术的照明可使用带冷光源的阴道拉钩或各种戴头手术灯,要求光线平行射入阴道腔内。术中患者取膀胱截石位,两大腿要充分展开、固定,取头低臀高倾斜 15°,使臀部超出手术台边缘 3~5cm,这样便于放置阴道后壁拉钩。将两侧小阴唇缝固于外侧皮肤,以便外露。并用纱布或手术巾遮盖肛门,减少污染术区的机会。

三、经阴道广泛子宫切除术的特殊器械

1. 膀胱侧间隙拉钩　置入膀胱侧间隙,显露膀胱宫颈韧带(图 2-2-6)。

2. 膀胱宫颈间隙拉钩　用于显露宫颈间隙,以便显露两侧的膀胱宫颈韧带(图 2-2-7)。

3. 膀胱宫颈韧带拉钩　将膀胱宫颈韧带拉钩置入膀胱宫颈韧带下端两侧,向下牵拉以利于充分舒展、显露膀胱宫颈韧带,以便寻找、分离出输尿管(图 2-2-8)。

4. 宫颈压板　将宫颈压向对侧,充分舒展、显露主韧带及输尿管,以便切除足够的宫旁组织和韧带(图 2-2-2)。

5. 宫颈牵拉重锤　将宫颈牵拉重锤悬挂于阴道袖套的线束上,利用重力协助牵拉(图 2-2-9)。

6. 可发光的输尿管导管　在术前经膀胱镜将该导管插入输尿管,术中可见导管闪闪发光,指示输尿管的位置,可引导术者很便利地经阴道寻找、分离出输尿管,有效避免副损伤(图 2-2-10)。

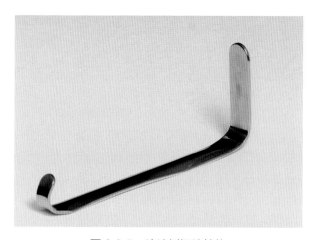

图 2-2-6　膀胱侧间隙拉钩

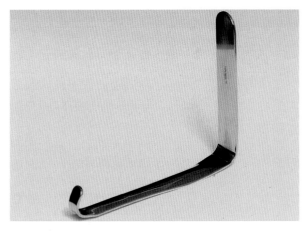

图 2-2-7　膀胱宫颈间隙拉钩

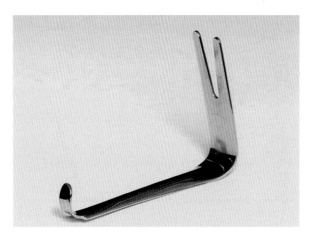

图 2-2-8　膀胱宫颈韧带拉钩

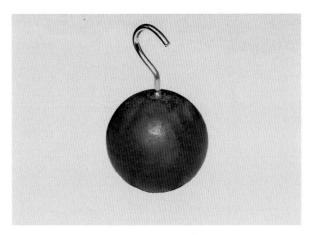

图 2-2-9　宫颈牵拉重锤

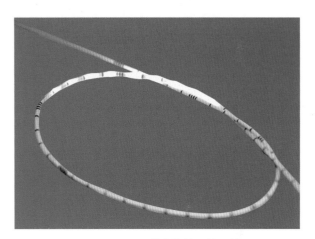

图 2-2-10　可发光的输尿管导管

（黄小敏　冯敏清）

03

第三章
经阴道手术术前准备及术后护理

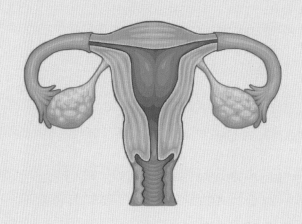

第一节　术　前　准　备

一、明确经阴道手术的指征

传统的经阴道子宫系列手术的适应证为:子宫体积小于12孕周;经产妇;无盆腹腔手术史;子宫周围无明显粘连;不合并附件病变或伴不同程度的子宫脱垂等。但近年来随着手术方法的改进、操作技术的提高和一些适宜的专科器械的应用,使很多复杂困难的经阴道手术变得简单易行,经阴道子宫手术的适应证在不断地放宽。

1. 经阴道子宫系列手术对子宫大小的限定已突破了12孕周的界限,可以达到16孕周或以上。子宫体积大于16周时经阴道手术的难度增加,是否选择经阴道手术必须根据患者盆腔的情况、阴道的松紧程度、有无内科合并症,尤其是术者阴式手术技巧的熟练程度来决定。

2. 盆腔手术史并不是经阴道子宫手术的绝对禁忌证,如果有手术指征仍可选择经阴道途径进行手术。是否选择经阴道手术主要取决于盆腔目前的状态、子宫的活动度、是否有广泛致密的粘连,而非前次手术类型。

3. 无阴道分娩史者也可选择经阴道手术。近年来,随着麻醉技术的进步,手术技术的改进和适宜专科器械的应用,即使无阴道分娩史,进行经阴道手术也不会感到非常困难。但如果子宫大于16孕周或手术医生的技巧不熟练,阴道松紧程度则是经阴道手术成功与否的重要影响因素之一。在选择术式时必须谨慎考虑。

4. 经阴道子宫手术同时探查和处理附件是完全可行的,对于卵巢良性肿瘤,只要周围无严重粘连,对于有一定阴道手术经验的医生来说,可以在阴道子宫手术后进行探查和处理,也可以在不切除子宫的情况下,直接经阴道进行探查和处理,而且卵巢良性肿瘤直径越大,一般直径在5cm以上会更有利于经阴道操作。

二、经阴道手术的禁忌证

研究表明,经腹子宫手术对病人损伤较大。与经腹手术相比,阴式手术具有手术时间短、创伤少、术后恢复快、住院时间短、术后并发症少等优点。但不是所有女性均适用这种术式,经阴道手

术也有适应证和禁忌证。我们要考虑的因素包括病人的解剖条件及全身情况。

(一)病人解剖条件的评估

我们选择术式之前首先要考虑病人的解剖条件是否适合选择阴式手术。这些条件包括:①子宫的体积;②子宫外疾病;③阴道的空间。

1. **子宫体积**　20世纪的妇产科医生一直把子宫体积过大作为阴式手术的禁忌证,但从没有人对"子宫过大"做出明确的定义。多数研究认为子宫重量超过280g或子宫体积超过14~16孕周是阴式子宫手术的禁忌,因此我们需要一种更精确的、客观方面在手术前对子宫的重量进行评估的方法。体内子宫的重量可以通过阴道超声检查来测量,也可以用尺寸和重量的代数式来确定子宫的大小,以厘米为单位,将子宫的长度、宽度和前后径相乘,所得结果再乘以0.52,通过这种计算在手术前评估子宫重量更精确。随着手术技巧的提高,对于超过280g的子宫,擅长经阴道手术子宫全切的医生通过"子宫肌层去核法"缩小子宫体积,从而打破了280g的禁忌,现在已有妇科医生经阴道切除超过2 000g的子宫。在临床上如果子宫体积不超过20孕周,则子宫体积不是决定手术途径的关键因素。所以,大子宫只是阴式手术的相对禁忌,医生可根据自身的能力决定对大子宫患者是否使用经阴道手术。

2. **子宫外疾病**　影响我们选择经阴道手术的子宫外疾病包括:盆腔粘连、子宫内膜异位症、附件疾病、既往盆腔手术史、剖宫产史等。因为经阴道手术的手术空间小,行粘连松解难度高,所有潜在的盆腔粘连疾病一度成为经阴道手术的禁忌证。近年腹腔镜的应用又进一步打破了这一禁忌,我们可以选择腹腔镜辅助下经阴道手术,在腹腔镜下分离盆腔粘连,为阴式手术扫平道路。

3. **阴道的空间**　决定能否进行经阴道手术的重要因素是阴道空间的大小。对于阴道空间小,特别是在阴道顶端狭窄时,经阴道手术难度大,即使对于阴道手术经验丰富的医生,这种情况也是禁忌。耻骨弓角度小于90°,坐骨结节间径小于8.0cm,这两者均异常提示阴道过窄,被认为是经阴道手术的禁忌,但仅有一项异常则不是

经阴道手术的禁忌,我们可以通过会阴侧切或直切来增大阴道空间。阴道空间狭小可通过体格检查发现,常存在以下情况:①非脱垂子宫下降困难或不活动;②阴道不足两横指宽,特别在阴道顶端,宫颈直径小于3cm。研究发现宫颈直径小于3cm,提示阴道顶端狭窄,手术过程处理腹膜内结构空间会严重受限,影响探查、止血及处理附件。脱垂子宫一般宫颈、宫体均可轻松下降至坐骨棘以下,故适用经阴道手术。非脱垂子宫是否下降及活动度的评价最好在手术室进行,当患者麻醉后,用宫颈钳钳夹并下拉子宫颈,如果子宫颈下降不能超过坐骨棘水平,则可以确定子宫下降不满意或子宫活动度不好,经阴道手术则比较困难。未产妇的阴道空间受限,但未产妇不是经阴道手术的禁忌,事实上文献也没有证实未产妇经阴道手术非常困难,也有对未产妇进行经阴道子宫全切除的报道。临床上,阴道空间受限是经阴道手术重要禁忌,但有学者曾对617例患者的调查发现,只有1%的患者阴道空间狭窄,不适合进行经阴道手术。

(二) 病人全身情况的评估

我们在决定进行经阴道手术特别是困难的经阴道手术之前,要对病人的全身情况作出评估,明确患者能否耐受手术。

1. **年龄评估** Milaukee医学中心曾对500名80岁以上老年外科病人进行调查,发现1/3病人存在营养不良;10%病人有贫血;50%病人有高血压、心脏肥大或动脉硬化;80%病人有心电图异常;25%以上病人有急、慢性肺病。急诊手术病人的死亡率比预期值高4~5倍。学者Shapino预测大于65岁患者发生肺部并发症的风险是65岁以下患者的3倍。因此,年龄评估很重要。对于大于65岁患者应特别关注,仔细评估她们的心、肺和肾功能的储备,一旦发现异常,应在手术之前纠正。

2. **肺的评估** 据报道下腹部手术患者的肺部并发症发生率为5%~56%。Stein曾报道70%的慢性支气管炎和肺气肿病人术后发生肺不张和肺炎,而只有3%术前肺功能正常的病人发生上述并发症。年龄是发生各种并发症的重要因素,尤其呼吸系统并发症,它在50岁以后迅速增加。另外吸烟也可引起气道阻力显著增加,Shapino预测吸烟者发生肺部并发症的风险是非吸烟者的4倍。所以,对于50岁以上、吸烟或有呼吸系统病

史的病人应进一步检查。这些检查包括肺活量的测定、胸片等。发现明显异常,则予纠正后再手术,若轻度异常则需根据异常情况选择合适的麻醉方式。

3. **心血管评估** 术前如有经心电图证实的严重缺血、心脏传导阻滞或先天性心脏病等严重心脏病患者,术后可能遇到更多的心脏问题,对妇科医生及麻醉科医生都是一个挑战。所以我们术前要仔细询问病史以发现可疑心血管疾病病人,并要完善心电图、胸片、电解质、肾功能的检查。若发现严重心律失常,要纠正后才能安排手术,若发现不稳定型心肌梗死则应把手术推迟至发病后6个月。心功能Ⅲ级和Ⅳ级的心脏瓣膜病变病人在日常生活中出现严重活动受限症状,手术风险极大,应给予洋地黄、利尿剂或扩张血管药,手术也应推迟,直到心衰改善和临床症状稳定为止。对于一直服用抗凝药的心脏瓣膜病病人,建议术前停用华法林,使凝血酶原时间恢复至15秒左右,然后再手术。高血压病人如果只有高血压,没有心、肾并发症,手术风险不大,各种降压药都可以用。发生深静脉血栓的三大因素为高凝状态、血流缓慢和血管壁受损,术前要评价增加血栓疾病风险的因素。高危因素包括恶性疾病、放疗史、肥胖、严重的静脉曲张、急慢性盆腔感染、下肢水肿和术前使用口服避孕药、血栓栓塞病史和血液高凝家族史等。对于高危病人,围手术期要进行物理预防(下肢气压治疗、踝泵运动、脚踏车等)和药物预防(低分子肝素、阿司匹林等)。

4. **内环境评估** 血容量不足、贫血的后果严重,它通常是导致术后并发症的关键因素,如果病人体内无足够的血容量,心脏储备就无法维持正常循环,可能导致血管舒缩功能减退和急性肾小管坏死。故术前要检查血红蛋白水平、血细胞比容、白细胞计数及分类和尿液分析,如果血红蛋白低于80g/L,建议先输血纠正贫血后再安排手术。血糖控制不佳可能增加术后感染、血栓形成等风险,故术前要检测控制血糖,空腹血糖控制在10mmol/L以下才安排手术。手术刺激会增加甲状腺功能亢进病人甲状腺危象的发生率,故术前行甲状腺功能检测,纠正甲亢后再安排手术。

合理做好术前评估,选择合适的病例进行经阴道手术,特别是困难的经阴道手术,并于术前调节病人全身情况到最适状态,可以提高手术的成

功率,最大限度地减少术后并发症。

三、术前充分沟通

临近手术,病人均有不同程度的焦虑,随着手术日期的临近,病人的心理负担加剧,心情紧张、焦虑、恐惧。术前一天焦虑程度最高。解除或减轻术前病人的焦虑情绪,做好术前心理护理对手术过程中取得病人的配合和术后的康复是十分必要的。术前主刀及主管医生应详细向病人及其家属介绍病情、手术方式及各种应对手术并发症的策略,提高病人对所患疾病和手术方式的认知度。主管护师应对病人热情护理,帮助病人熟悉并尽快融入到住院环境中,告知其注意事项和疾病相关知识,多与病人交流其感兴趣的话题,以转移其手术的注意力。在获得患者充分信赖的前提下,使病人在术前讲出心中的困惑及想法,帮助病人克服术前的焦虑与担忧。

四、手术病人术前准备

(一)心理护理

术前了解病人及家属心理活动,从而采取针对性的护理措施,使病人处于接受手术的最佳心理状态,争取病人术前、术中、术后的主动配合,以保证手术顺利进行。

1. 以热情和蔼的态度关心病人,采用给予宣传手册及集体上课等方式提供术前常规教育。如向病人及家属介绍术前、术后护理常规,介绍环境、手术当日的护理活动及术后情况。

2. 酌情介绍手术治疗的目的、手术程序、可能发生的不适等,以恰当的语言给病人做具体的解释。

3. 介绍可能留置引流管、氧气管、导尿管的目的及意义。

4. 介绍麻醉方式、麻醉后反应及注意事项,告知伤口疼痛是必然的、暂时的。

5. 给病人介绍同类手术康复者,通过"现身"说法,减轻病人忧虑。

6. 鼓励病人表达自己的想法及期望了解的信息,了解病人焦虑恐惧的原因,指导其运用合适的放松机制减轻焦虑。

(二)营养补充

手术是一种创伤性治疗,手术后的愈合需要足够的营养,对营养不良的病人应给予合理的营养支持,可改善机体代谢,增加病人对手术的耐受

力,降低手术危险性,促进术后早日康复。

故应告知病人相关的饮食知识,如所需的热量、蛋白质、维生素等在手术过程中的重要意义及营养缺乏导致的危害性。指导其进食高蛋白、高热量、高维生素、低脂肪、易消化的食物,在食物的烹调方面尽量适合患者的口味,以增加病人食欲,尤其是体质虚弱者,可在三餐之间增加牛奶、豆浆、鸡蛋和新鲜水果等。

(三)皮肤准备

目的是减少病人皮肤上的细菌至最少程度,避免术后感染。

1. 术前1天完成沐浴、更衣、剪指甲等个人卫生清洁,然后行手术区域皮肤准备。

2. 皮肤准备的范围 脐部以下至大腿上1/3,双侧至腋中线,包括外阴部,剃去阴毛。注意事项:不要刮伤皮肤,因为皮肤割伤时提供细菌进入的入口,并在破损组织内滋生;备皮一般在术前1天,如手术因故推迟,应重新备皮。

(四)术前指导

指导病人作适当手术后变化的锻炼,以减少手术后并发症的产生。

1. 多数病人不习惯在床上大小便,手术前应练习。

2. 指导病人学会正确的深呼吸、咳嗽、咳痰、翻身及肢体运动的方法并训练。如咳嗽、咳痰,即在排痰前,应先轻轻咳几次,使痰松动,再深吸一口气后,用力咳嗽,一般均可使痰顺利排出。

3. 有吸烟习惯的病人,术前2周应停止吸烟。

4. 有长期口服阿司匹林的患者,术前应停药一周。

(五)阴道准备

阴道内有大量菌群,正常情况下阴道、宫颈、内源性菌落与宿主的局部和全身免疫机制一起,组成了预防感染的重要屏障。一旦经阴道手术,使得盆腔发生感染的机会极大增加。故充分的阴道准备非常重要。

1. 术前常规阴道清洁度检查及宫颈分泌物病原学培养,排除阴道炎症。

2. 无阴道出血者,术前3天,每天2次予Ⅲ型安尔碘消毒液阴道擦洗,重点清洁与消毒宫颈管口及阴道穹窿处。有阴道流血者,予Ⅲ型安尔碘消毒液擦洗外阴,每日2次。

3. 为宫颈癌病人进行擦洗时应注意动作轻柔,避免损伤引起出血增多。

（六）胃肠道准备

阴式系列手术对于胃肠道准备要求较高，充分的准备可防止术中呕吐而引起窒息或吸入性肺炎；减少肠胀气、利于术野的暴露；预防手术时粪便的污染，避免感染。

1. 饮食准备 向患者讲解术前胃肠道准备的目的和方法，让患者了解胃肠道准备的质量与手术之间的关系，以取得患者的密切配合。指导病人术前晚半流饮食，术前 6~8 小时，最好在术前 12 小时开始禁食、禁饮。恶性肿瘤患者术前 3 天进食半流质，术前 1 天进食全流质，术前 3 天口服抗生素。

2. 肠道准备

（1）大量不保留灌肠：术前晚及术日晨予清洁灌肠，直至排出大便为清水样。

（2）口服高渗溶液清洁灌肠：

①常用溶液：复方聚乙二醇电解质散。②服用方法：复方聚乙二醇电解质散溶液 2 000ml（温开水 2 000ml+ 复方聚乙二醇电解质散 2 包）；在术前 1 天，于下午 15 时口服，要求 2 小时内喝完。

（3）大量不保留灌肠注意事项：①选择粗细合适、柔软的肛管，减少插管时的阻力和对黏膜的刺激。②在操作过程中动作应轻柔，避免反复插入肛门，防止损伤肠黏膜。③灌肠压力不能过高，不超过肛门至灌肠液面 60cm，速度不能过快过猛以免刺激肠黏膜，引起排便反射。④一次量勿超过 1 000ml，最好不超过 3 次，以防电解质流失。⑤在操作过程中出现脉速、面色苍白、出冷汗、剧烈腹痛等症状，应立即停止灌肠，通知医生，给予及时处理。⑥对于老人及体质虚弱等不能耐受大量不保留灌肠者可使用磷酸钠盐灌肠液，并在床边备坐便器，避免意外发生。

（七）手术体位安置

手术体位根据手术部位而定，安置时既要满足手术操作的需要，又不能妨碍生理功能。

1. 病人取膀胱截石位：病人取仰卧位，臀部位于手术床尾部摆折处，用橡皮单及中单置于手术床下部，必要时在臀下放一枕，以便手术操作。病人换上袜套，两腿分别在两侧搁脚架上，腘窝部垫以软垫，外用扎脚带固定。

2. 膀胱截石位时，如使双腿过度外展可损伤股神经及闭孔神经，手术结束尚未抬起手术台下垂部位之前，要确保病人的手指不被挤压。吊起的双腿要同时轻轻放下，防止髋关节脱臼。安置

手术体位最常发生的问题可能是血液积聚在下垂部位，当病人由手术的体位恢复到仰卧时，造成血液突然移位而使血压下降。因此，病人由手术的姿势恢复仰卧位时需慢慢进行，尤其是有心血管病的病人和老年人，需密切注意。

（八）术野消毒

病人在病房做好初步皮肤准备之后，在手术室还需进行最后的消毒。皮肤消毒的范围与备皮范围相同，其步骤如下：

1. 初步消毒 用安尔碘Ⅲ原液棉球由外至内消毒，顺序为：两侧大腿上 1/3 内侧—两侧腹股沟—肚脐以下腹部—阴阜—两侧大阴唇—两侧阴唇沟—两侧小阴唇—尿道口阴道口及肛门口。

2. 再次消毒 初步消毒安尔碘Ⅲ型液干后，用安尔碘Ⅲ型原液。棉球由内至外消毒，顺序为：尿道口阴道口及肛门口—两侧小阴唇—两侧阴唇沟—两侧大阴唇—肚脐以下腹部—两侧腹股沟 - 两侧大腿上 1/3 内侧。

3. 阴道消毒 给予安尔碘Ⅲ型消毒液擦洗阴道两次，重点清洁与消毒宫颈管口及阴道穹窿处。

五、手术室的准备

（一）基本器械及特殊手术器械的准备

1. 阴式手术的基本器械

（1）手术刀：长、短大刀柄。

用途：主要用于切割组织，刀柄尾也可用于钝性分离组织。

（2）手术剪：组织剪、线剪、薄剪。

用途：组织剪、薄剪主要用于分离、解剖、剪开组织。线剪主要用于剪线、拆线及剪引流管等物品。

（3）血管钳：小弯、中弯、大弯、小直、有齿血管钳（可可钳）。

用途：用于止血、钳夹、分离、解剖组织。

（4）持针器：长、短持针器。

用途：用于夹持缝针来缝合组织，也用于器械打结。

（5）巾钳。

用途：主要用于夹持固定手术巾。

（6）组织钳。

用途：夹持组织，不易滑脱，有时也用于血垫与组织的固定。

(7)持物钳(卵圆钳):无齿、有齿卵圆钳。

用途:用于夹持传递已消毒的物品或器械,也可用于夹持组织。

(8)阴道拉钩:长、短阴道拉钩。

用途:用于牵拉阴道壁暴露手术野。

(9)阴式消毒钳。

用途:夹持棉球消毒阴道。

(10)阴道窥器。

用途:撑开阴道壁,暴露阴道。

(11)金属导尿管。

用途:用于导尿,排空膀胱。

(12)宫颈钳。

用途:用于夹持宫颈组织。

(13)消毒碗、盆、杯、弯盘。

用途:用于盛装物品或组织。

2. 阴式手术的特殊器械

(1)阴道压板。

结构特点:两叶成角约120°,长度不一样,两端均设计弧形小缺口。

用途:用于牵开阴道侧壁,暴露手术野。

(2)宫颈压板。

结构特点:柄部和功能部位成角约120°,功能部稍成弧形,内凹。

用途:用于牵开宫颈,处理子宫血管时暴露深部术野。

(3)固有韧带钩形钳。

结构特点:钳尖圆钝,呈球形,有一卡口,可卡入10号丝线。

用途:处理卵巢固有韧带时,钩取输卵管固有韧带、圆韧带,并可将10号丝线带入,先行结扎后,再钳夹切断,可防止组织滑脱。

(4)肌瘤剥离器。

结构特点:两端为功能部分,具有不同的弯度和长度的片状结构,边缘薄而钝,并不锋利。

用途:用于剥离不同大小和深度的肌瘤。

(5)单爪宫体(肌瘤)抓钳。

结构特点:功能部位呈一定弧度,尖端细而锐利。

用途:用于抓住宫体或肌瘤,逐渐向外翻出(或剥离)特点是损伤小,抓得牢,不易滑脱。

(6)双爪抓钳。

结构特点:钳末端功能部位呈双爪形,尖端细而锐利。

用途:用于钳夹抓住宫颈或肌瘤,特点是其损伤小,抓得牢,不易滑脱。

(7)骶棘韧带缝合器(悬吊器械)。

结构特点:钳前端呈钩形,可活动自如,钩尖有一小洞,用来穿线用。

用途:用于骶棘韧带悬吊术时缝合用。

(8)经闭孔无张力悬吊(tensionless vaginal tapes, TVT)器械。

结构特点:经闭孔无张力悬吊器械由TVT吊带、螺旋形导针、无损伤具翼引导器3个部分组成。TVT吊带由聚丙烯制成,螺旋型导针由聚乙烯制成,具翼导引器由304不锈钢制成。一次性使用产品,环氧乙烷灭菌。

用途:用于女性压力性尿失禁手术(尿道中段悬吊)。

(9)阴式广泛子宫切除术拉钩。

结构特点:在原来的阴道拉钩上改版,两叶变得更为细长。

用途:用于阴道及盆腔手术时牵拉。

(10)重锤。

结构特点:一重铁球,球顶一钩。

用途:用于阴道广泛子宫切除术时的牵拉。

(11)扁桃体钳。

结构特点:前端较尖,动力臂长、轻便,多为弯钳。

用途:盆腔淋巴清扫中常用的器械。

(12)直角钳。

结构特点:钳端是90°的直角

用途:术中用来游离血管或组织。

(13)静脉拉钩。

结构特点:柄细长,两端有不同大小的钩。

用途:用于牵拉神经组织或血管。

3. 阴式手术的器械准备 见表3-1-1。

(二)经阴道系列手术护士的要求

经阴道系列手术是妇科手术史非常悠久的一种手术方式。经阴道手术顾名思义就是利用阴道这一自然腔道进行手术,其优点是创伤小、恢复快,缺点是体位特殊,手术野狭窄。随着医学的不断进步和发展,手术技能和范围不断改进和扩大,对经阴道手术护士的要求也越来越高。

1. 具备良好的职业道德

工作中严格要求自己,严格遵守操作规程,有责任心,同情心和进取心,具体如下:

(1)责任心:手术室护士在整个手术过程中必须做好病人的安全管理。

表 3-1-1　阴式手术器械准备一览表

基本器械	数量	特殊器械	数量
卵圆钳	1	固有韧带钩形钳	1
宫颈钳(普)	3	阴道压板	1
有齿血管钳	1	宫颈压板	1
组织钳	6	肌瘤剥离器	1
持针器	4	单爪宫体(肌瘤)抓钳	1
大弯钳	2	双爪抓钳	1
中弯钳	6	骶棘韧带缝合器	1
小弯钳	6	经闭孔无张力悬吊器械	1
小直钳	2	阴式清扫拉钩	2
线剪	1	重锤	1
组织剪	1	扁桃体钳	6
薄剪	1	直角钳	2
刀柄	1	静脉拉钩	1
阴道拉钩	2		
阴道窥器	1		
巾钳	4		
金属导尿管	1		
阴式消毒钳	1		
大盆	1		
小碗	1		
消毒杯	1		
小杯	2		
弯盘	1		
小碟	1		

(2)同情心:经阴道手术需摆膀胱截石位,隐私部位暴露无遗,此时护理人员应该注重病人的感受,注意保护病人的隐私,密切注意病人的情绪变化,主动与病人交谈,询问其需求分散其注意力。

(3)进取心:手术的成功,离不开护士的娴熟配合,手术室护士必须具有全面扎实的医学知识技能,熟练掌握无菌技术、抢救技术和仪器的使用,有较强的分析能力和应变能力。

2. 具有健康的体魄

(1)身体素质:手术室工作紧张、繁忙,长期站立,精力高度集中,工作时间长而不规律,胜任这种特殊环境的特殊工作,就必须具备良好的身体素质。

(2)心理素质:手术室工作环境特殊,手术中配合需要高度集中,容易导致躯体疾病外还容易造成心理疲劳,要求手术室护士要加强心理承受能力的锻炼,管理者要加强对护士的心理素质培训,增强其适应能力和耐受能力。

3. 具备全面、精湛的专业技能

(1)具备扎实手术室护士的专科技能,熟悉手术步骤、阴式手术器械的作用与功能,关注手术进展,与医生密切配合。

(2)掌握阴式手术体位摆放和病人的保暖工作,遵循体位摆放原则,结合手术方式、麻醉后肌肉松弛程度、患者情况综合评估,对手术体位进行调整,最大限度满足手术操作所需。

4. 具备良好的协调能力

手术室工作范围广,涉及科室多,常要协调多方面关系,要求手术室护士具有较高的处理人际关系的社交能力和语言表达能力,敬业爱岗,全心全意为病人利益着想。

5. 严格执行各项核心制度

(1)严格执行手术安全核查制度,执行口头医嘱的查对制度,防止差错事故的发生。

(2)严格执行电外科安全使用制度,建立电外科设备安全操作指引,并严格遵循说明进行操作。

(3)严格落实手术器械清点制度,建立预防手术异物遗留操作规范与物品数目不清的应急预案。

(4)严格执行病理标本安全管理制度,做好病理标本安全留置及送检管理。

手术室护士是手术医生的有力助手,在培养和选拔手术室护士时,应当考虑到其潜质,业务能力和专业素质,才能更好地为病人服务。

(陈向东　袁惠芝　林少英
黎润钻　陈莉婷)

第二节 术后护理

一、手术后交接的重点

病人术后回到病房,责任护士应与手术室护士和麻醉师进行详细的床旁交接班,了解手术情况,主要包括:麻醉方式及效果,手术方式,插管是否顺利,有无并发症,术中尿量、出血、输液及用药情况;测量脉搏、呼吸、血压,观察神志、各管道的固定和通畅情况,阴道有无流血,并记录。升高床档保护防止坠床。

二、生命体征的监测

通常情况下给予心电监护6~8小时,测血压、脉搏、呼吸及血氧饱和度,留置镇痛泵者应注意监测呼吸变化,异常情况时应随时观察并记录。高龄患者术后极易产生各种并发症,应密切观察生命体征变化。手术后3天内每日测体温4次,大、中型手术后有组织损伤、蛋白质分解吸收发热,均为低热,很少超过38℃,称吸收热,大约3天恢复。如术后出现持续高热或体温正常后又升高,提示有感染可能。

三、一般护理

1. 护理评估

(1)生命体征:测量血压、脉搏、呼吸和体温,坚持监测3天,如有发热者,应注意观察热型及时间,应用24小时自控镇痛技术者应注意呼吸频率和深度。接受化疗者应动态观察血象变化。

(2)神志:硬膜外麻醉者应了解有无异常的神志变化。

(3)皮肤:观察插管穿刺部位及动脉置入药盒处敷料是否干燥,有无渗血、血肿形成或淤斑,骶尾部骨突处有无红肿硬结等。

(4)疼痛:评估病人术后疼痛部位、性质、程度及应用止痛剂或术后镇痛的效果。

(5)尿液、引流液:观察记录量和性质,是否有贫血及水电解质紊乱。

(6)呕吐:观察记录呕吐物的量和性质,是否出现水电解质紊乱。

(7)阴道排液:由于术后伤口可能存在渗血、渗液,注重留置盆腔引流管,经阴道手术术后需要严密监测盆腔引流液的性质、量。

2. 社会心理评估 术后患者最为关心的手术是否成功,有无并发症,急切期待好的疗效出现。术后主刀医生、主管医生及护士需要关心患者术后情绪,术后床旁安抚使患者安心。

3. 常规护理项目

(1)病人体位与活动:根据麻醉方式选择卧位,硬膜外麻醉者术后6小时内平卧,头偏向一侧,全麻术后平卧位6~8小时。无特殊情况时,6~24小时可自主体位,以半卧位为佳,可适当做下肢伸展、足背运动。24小时后,鼓励下床活动,循序渐进。活动能力应根据患者个体情况,对于年老或体弱的患者,应适当推后活动进度,做好跌倒评估,落实防跌倒措施。

(2)营养与饮食:术后6小时内禁饮食,6小时后流质饮食,忌产气食物,如牛奶、豆浆、甜食。肠鸣音恢复或肛门排气后改半流质饮食,如汤类、果汁、鸡蛋羹、稀饭等,逐渐过渡到普食。

(3)提高患者舒适度:术后由于阴道内放置引流管、尿管及填塞碘仿纱块的影响,患者麻醉消失后感到下腹部不适和会阴部坠胀感。应提供安静舒适的环境,分散患者的注意力。评估患者疼痛程度,有镇痛泵者,注意检查管道是否通畅,评价镇痛效果是否满意,遵医嘱给予镇痛药物,并观察用药后的效果。注意各引流管的放置适宜,避免拖、拉,及时做好会阴部护理,拔尿管、引流管及取碘仿纱块时,动作应稳、准,并适当遮挡。

(4)管道观察及护理:

1)输液管护理:保持输液管通畅,留置针妥善固定,注意观察穿刺部位皮肤。高龄患者术后极易产生各种并发症,应密切观察病情变化,严密观察药物疗效和不良反应,控制补液滴速及补液量。

2)尿管护理:①保留尿管时间:与手术方式有关。行子宫切除术、子宫肌瘤剔除术,手术后保留24~48小时。行子宫根治术者,由于手术范围广,术中对输尿管和膀胱分离面大,导致支配膀胱的血管神经和神经受到部分损伤,需要一段时间恢复,一般保留尿管10~14天。②保持尿管通畅:妥善固定导尿管及引流袋,保证连接管有足够的长度,避免受压、折叠,经常检查尿管囊有无破

25

裂,防止尿管脱落。术中膀胱或输尿管损伤患者行输尿管膀胱移植术后常规放置尿管7~14天,当导尿管不通畅使尿液在膀胱内积聚或排尿时逼尿肌收缩均可致膀胱压力高,使膀胱内部分尿液通过输尿管支架反流至肾盂,影响肾功能及膀胱裂口愈合,并引起逆行感染,故抗反流的护理非常重要。③观察尿量和颜色并记录:手术后每小时尿量至少在50ml以上,如果每小时尿量少于30ml,同时伴有血压下降、脉搏细数、患者烦躁不安、口渴或诉肛门坠胀感等,应考虑有腹腔内出血的可能。④加强各项基础护理,预防感染防止泌尿系统感染:每天用安尔碘抗菌洗液擦洗外阴,每天2次。排便后清洁外阴,有阴道纱条填塞者,术后24小时内取出,并核对数目,对合并贫血及糖尿病的患者,应加强其口腔、皮肤、尿道及肛门卫生。合理安排抗生素的输入,勤更换内衣裤及床单。⑤膀胱功能训练:子宫根治术后患者在拔管前3天,训练膀胱功能。训练方法:拔管前进行膀胱功能训练,膀胱功能训练可分为三个阶段。第一阶段:根据病人膀胱充盈情况,决定是否开放尿管,尿管夹闭与开放时间不必十分严格,一般为3~4小时,主要视病人饮水量和静脉输液量而定。第二阶段:尿管夹闭,病人有膀胱充盈感时开放尿管,放尿时有意识的排尿,产生排尿感和排空感,保证病人每日摄水量在2 000~3 000ml,以保证有足够的尿量。第三阶段:在病人膀胱充盈时拔除尿管自行排尿,拔管后提醒患者有尿意即如厕,不要憋尿。嘱患者多饮水,目的是促进尿液产生,刺激排尿反射,从而进一步促进膀胱功能恢复,出现排尿困难时不要再饮水,避免膀胱过度充盈,通过听流水声、下腹热敷、腹部按压、温水冲洗、低频脉冲治疗、针灸理疗等方法刺激排尿,一般可自行排尿。并进行膀胱残余尿测定,正常膀胱残余尿应少于100ml,若膀胱残余尿多于100ml,应重新留置尿管。

3)盆腔引流管护理:部分范围广、创面大的手术如子宫根治术,渗血渗液较多常需放置盆腔引流管,一般术后24~48小时拔出。应观察管道是否通畅、防止脱落、折叠,观察盆腔引流液的量和颜色,如短时间内出现引流液增多、颜色鲜红,警惕有腹腔内出血的可能。给予加快输液速度,及时报告手术医师。

4)阴道流血观察:大多数病人术后14天内出现少量阴道流出血色暗红或淡红色分泌物,这是由于阴道残端伤口愈合缝线脱落排出所致,属正常现象,嘱病人不必紧张,一旦出现阴道大量流血或短时间内阴道引流液突然增多 >100ml,应及时通知医生,协助医生检查原因,及时处理。

(5)制订盆底肌功能训练计划:根据病人的不同情况制订盆底肌功能训练计划,并专人进行指导。方法:用力收缩肛门,每次收缩不少于3秒,连续10~15分钟,每日2~3次。也可在每次排尿时有意识反复中断排尿动作使尿道外括约肌收缩,同时养成良好的生活习惯,定时排尿,注意避免使腹压增高的生活方式。

四、术后不适护理

(一) 常见问题

1. 疼痛:与手术后盆腔炎性反应及水肿有关。
2. 自理能力缺陷:与手术后卧床休息有关。
3. 舒适改变:与手术后伤口疼痛、腹胀、留置管道有关。
4. 潜在并发症:伤口感染、泌尿系统感染、肺部感染、下肢深静脉血栓形成等。

(二) 护理目标

1. 病人疼痛缓解或消失。
2. 病人没有体液不足。
3. 病人焦虑有所减轻,能够树立战胜疾病的信心。
4. 出院时,病人恢复自理能力,各系统功能恢复正常状态。
5. 病人能适应术后生活方式。

五、术后常见并发症的护理

经阴道手术具有对腹腔干扰少、创伤小、恢复快、住院时间短、腹部无瘢痕等优点。但术后仍存在发生并发症的风险,如发现不及时或处理不当,则直接影响手术效果甚至危及患者生命。因此,加强病情观察,及时发现和正确处理并发症是防止病情恶变、促进康复的关键。

(一) 阴道残端出血或血肿

1. 原因　主要是韧带残端漏扎或者滑脱;经阴道子宫肌瘤剔除术则主要为子宫壁切口渗血,肌瘤腔边缘断裂血管出血,宫颈筋膜创面出血,阴道黏膜切口两侧若切得过深,可损伤子宫血管引起大量出血。

2. 观察与护理　密切观察阴道流血量与性状,准确记录,采用有刻度的器皿收集阴道流血以初步评估出血量;也可以采用称重法:把使用前后的卫生巾称重,用其差值除以1.05(血液比重)即为实际出血量。

(1)观察病人有否出现下腹坠胀感或下腹及腰骶部疼痛的症状。

(2)持续监测生命体征:15~30分钟观察记录血压、心率一次,如出血多或出现血压下降(90/60mmHg)、心率加快(大于100次/min),立即报告医生。

(3)大出血时立即去枕平卧位、保暖、中流量双鼻孔吸氧;使用18号静脉留置针开放双静脉通道,在积极输液、输血的同时,拆开阴道残端缝线,清除积血或血肿,查找出血点,缝扎止血。

(4)给予安慰、鼓励,提供心理支持;准确、及时执行医嘱,动态、实时记录。

(二)腹腔内出血

1. 原因

(1)隐性腹腔内出血是经阴道手术后最严重的并发症之一,其原因多为术中意外损伤血管或电凝止血不彻底引起,通常是在病人回到病房后的一段时间后出现。随着出血量增多,突然出现严重低血压、心动过速、呼吸急促、烦躁不安和腹肌紧张等症状,特别是出现腹部移动性浊音阳性时,应该考虑腹腔内出血。

(2)由于腹腔容量大,短期的隐性出血绝对不会造成腹肌紧张,当病人出现腹部隆起的时候,腹腔内出血可能已超过3 000ml,已严重威胁病人生命。因此,在术后24小时内必须动态观察病人的生命体征及腹围变化。

2. 观察与护理

(1)神志变化:出血休克早期常由清醒转向烦躁不安;休克中、晚期可出现表情淡漠、意识模糊、反应迟钝,最后出现昏迷。

(2)生命体征的变化:术后出血的病人,在血压还没有出现改变的时候,表现出来的往往是脉搏细速、心率增快,随着出血量增多,伴血压下降,收缩压降低明显,脉搏增快,呼吸浅速,脉压变小等。如出现血压<80/50mmHg,脉搏>100次/min,及时报告医生进一步处理并记录。

(3)出血休克早期:病人常自诉发冷,出现寒颤,四肢肢端皮肤湿冷,出冷汗,口唇苍白或青紫等,测毛细血管充盈时间延长。

(4)观察病人尿量:正常每小时尿量20~30ml,尿量减少或无尿标志肾血流量减少,血容量不足。

(5)观察引流液:阴式手术放置引流管主要引出盆、腹腔内的渗血、渗液及冲洗液,一般为淡红色或暗红色。若引流液每小时大于100ml,并为鲜红色,应考虑有内出血。

(6)腹部症状与体征:可有明显腹胀及移动性浊音,注意腹围的变化。

(7)辅助检查:动态监测血常规,血细胞比容在30%以下,出血量已超1 000ml。

(8)休克指数:休克指数=脉率÷收缩压(mmHg)。正常值在0.5左右;指数为1,表示血容量丧失20%~30%;指数1~2,表示血容量丧失30%~50%,需及时补充血容量。

3. 紧急处理

(1)保持镇静,正确评估病人病情。

(2)建立两路或以上的静脉通路,及早行深静脉穿刺,配血、快速输液、输血补充血容量,必要时加压输注。

(3)监测生命体征、中心静脉压,在补充血容量的同时,避免过量扩容,维持中心静脉压(CVP)在6~12cmH$_2$O,血压在80~120/50~70mmHg为宜。

(4)吸氧,绝对卧床休息采取休克体位,注意保暖。

(5)每小时记录尿量、引流量。

(6)迅速做好再次手术的准备

(7)安慰好家属及病人,准确、及时执行医嘱,动态、实时记录。

(三)膀胱或输尿管损伤

1. 原因　女性生殖器官与盆腔内其他器官如膀胱、输尿管、尿道、直肠、结肠阑尾等邻近,解剖关系密切,血管、淋巴、神经也相互联系,且经阴道手术术野较小,易损伤邻近器官。如术中膀胱子宫间隙两侧分离不充分、输尿管解剖部位变异、严重盆腔子宫内膜异位症、子宫后壁和骶韧带周围紧密粘连时,有可能误伤膀胱、输尿管。为预防膀胱、输尿管损伤导致严重并发症,关键在于及时识别,及时处理。

2. 观察护理

(1)术后常规留置尿管,注意尿液颜色、量及性质,警惕患者出现无尿、尿量少、尿色淡红的情况。如拔除尿管自行排尿少或无尿,检查膀胱区不胀,导尿时又没有尿液流出,则要及时报告医生,动态观察,及早发现异常情况并及时处理。

(2)引流液的观察:经阴道广泛全子宫切除加盆腔淋巴清扫手术,一般术后24小时内引流液相对较多(300~500ml),之后逐渐减少,如果术后第2天引流液仍然多或拔除引流管后阴道流液又明显增多,则要及时报告医生。

(3)重视患者的主诉,仔细观察。输尿管损伤一般在术中易被忽略.常在术后24~48小时会出现腹胀或排气延迟、腹痛或腰痛、腹胀或尿液性腹膜炎,呈进行性加重,对不明原因发热、少尿、腹腔积液、引流液量多且为粉红色或淡黄色以及白细胞高时,应考虑泌尿系统损伤。

(4)耻骨上区疼痛:膀胱穿孔后尿液渗入到腹腔或进入耻骨后间隙,早期大量尿液聚集在该处可毫无症状,但随着腹膜外尿液聚集,最终将出现耻骨上区疼痛。

3. 泌尿系统损伤紧急处理

(1)关心、安慰病人。

(2)准确记录引流液量,保留会阴垫以准确评估阴道流液量,

(3)按医嘱尽快完善相关的辅助检查,以尽快确诊,如B超、亚甲蓝试验、膀胱造影或膀胱镜、输尿管镜检查等。

(4)若术后72小时内明确诊断,可急诊行输尿管吻合或输尿管移植术;如术后72小时以后才明确诊断,因局部炎症水肿,应等2~3个月以后才手术。

(5)保持会阴及引流周围皮肤清洁,防泌尿道感染和刺激性皮炎。

(四)术后下肢深静脉血栓的预防

1. 原因 阴式手术时使用的膀胱截石位,使下肢血流受阻,腘窝受压,增加下肢血液回流的阻力。手术比较大、时间比较长者更为高危。中老年妇女因雌激素水平下降,血液黏滞性上升,还有患者存在高血压、高血脂、动脉硬化等高危因素,再加上术后活动少,下肢深静脉血栓形成的风险增加。

2. 预防与护理

(1)识别高危人群:年龄>65岁;肥胖;恶性肿瘤;术前存在静脉曲张、血栓栓塞史、糖尿病史、慢性肺疾患等均可致静脉淤血,使血液循环受损,下肢深静脉血栓形成风险增加。

(2)对高危病人,术前指导主动运动如小腿关节的伸屈运动、足部旋转运动,术后督促病人及时进行上述活动,给予双下肢气压治疗,鼓励病人进行力所能及的生活自理活动,病情允许时协助其早期离床活动,保持大便通畅。

(3)观察患者尿量、尿色、出汗程度、有无功能性体液不足,警惕术后体温持续低热(在37.5℃左右波动)或体温恢复至正常后再度回升的病人,出现下肢局部皮肤潮红、皮温升高,患肢肿胀、疼痛、腓肠肌压痛等症状。调节饮食及输液量及速度,避免血液浓缩。

(4)药物预防:给予低分子肝素等抗凝药物预防术后血栓,按医嘱规范使用抗凝剂,观察药物的作用及不良反应(出血)发生。

(5)术后深静脉血栓形成的紧急处理:①卧床休息,抬高患肢高于心脏水平30~40cm;下肢避免屈曲使腘窝受压,血液回流受阻,避免下肢静脉穿刺注射及挤压患肢。②遵医嘱正确应用抗凝剂,观察药物作用与不良反应。③监测生命体征变化,观察有无出现气促、胸闷等症状。

(五)盆腔感染

1. 原因 阴道内有大量菌群,正常情况下阴道、宫颈、内源性菌落与宿主的局部和全身免疫机制一起,组成了预防感染的重要屏障。但经阴道手术,使盆腔发生感染的机会极大增加。感染发生的诱因有术前阴道准备不充分,手术较困难,手术时间较长,术中出血较多、止血不充分,术后渗血较多,缝合时留有死腔,形成血肿等,使盆腔内血性液体聚积,易致细菌生长与繁殖。在月经前进行手术或术后近期有月经来潮,均是感染的诱因。

2. 观察与护理

(1)术前常规阴道清洁度检查及宫颈分泌物病原学培养,排除阴道炎症。术前2~3天用安尔碘抗菌洗液冲洗阴道,每日1~2次,保证术前阴道准备充分,对预防术后盆腔感染很重要。

(2)术前晚及术晨予0.1%肥皂水清洁灌肠各2次。防止肠道被粪便或积气充盈妨碍手术,亦可防止麻醉后肛门松弛排便在手术台上增加污染机会,降低术后并发感染的概率。

(3)保持盆腔引流通畅,保证引流的有效性,避免血液积聚于盆腔,减少感染的机并及时倾倒引流液。

(4)注意观察体温变化:大、中型手术后有组织损伤、蛋白质分解吸收发热,多为低热,很少超过38℃,称吸收热,大约3天恢复。当患者体温升高超过38℃,持续24小时以上,伴随腹部疼痛、腹胀、阴道流出脓性分泌物等感染征象时,及时报告医生,发现并清除盆腔血肿和脓肿。在B超引导

下经阴道穹窿切口进入血肿腔和脓肿进行引流，并放置双腔引流管行持续脓肿引流，取血液、脓液标本做药物敏感试验，根据试验结果选用敏感抗生素。

六、健康教育

1. 一般术后休息 3 个月，避免重体力劳动及增加腹压的动作逐渐增加活动量。

2. 术后禁止性生活和盆浴，医生检查确定伤口完全愈合后方可恢复性生活。

3. 复查：术后 1 个月、3 个月返院复查、不适及时就诊。

4. 对出院时因膀胱功能未恢复而不能拔除尿管的患者，应教会患者保留尿管的护理，如多饮水、保持外阴清洁，勿将尿袋高于膀胱口避免尿液倒流等，继续进行盆底、膀胱功能锤炼，遵医嘱按时到医院拔除尿管。

（伍丽霞 刘 爽）

04

第四章
经阴道手术的麻醉要求及方式选择

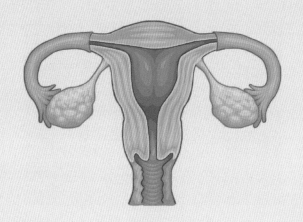

经阴道手术具有创伤小、手术时间短、腹腔干扰小、术后疼痛轻、恢复快、费用低廉等优势，故近年来得到迅速发展和普及。而阴式手术的麻醉也具备其相应特点和技术要求。

一、麻醉要求

1. **阻滞范围广**　经阴道手术涉及手术范围较广，上至子宫底，下至外阴，内连数条韧带。手术麻醉中需阻滞神经多，包括阴部神经、子宫神经丛和骨盆神经丛等。完善的阴式手术麻醉，理论上应该使阻滞平面达到 $T_8 \sim S_4$，共计 14 个节段。如此大的阻滞范围与局麻药最大用药量和药物扩散的局限形成矛盾，是摆在麻醉师面前的难题。

2. **对会阴肌肉松弛要求高**　阴式手术术野小，受骨盆限制，不易暴露。手术操作精巧，肌松不好甚至成为一些医院开展阴式手术的障碍。

3. **对围术期监护的要求高**　老年病人日渐增多，老年病人进行阴式子宫手术并不少见，她们经常合并一些慢性疾病，伴有心、肺、脑、肝、脾、肾等重要脏器的功能障碍，增加了手术风险。这就要求麻醉医师在围术期对病人进行更细致的监护。

二、麻醉方式及选择

根据多年的理论研究和临床探索总结以下三种麻醉方法：两点连续硬膜外麻醉，蛛网膜下腔-硬膜外联合阻滞（CSEA）和气管插管静脉-吸入复合全身麻醉。

（一）两点连续硬膜外麻醉

1. **方法**　硬外穿刺点分别选 $L_{1/2}$（向尾侧置管 3cm）和 $L_{4/5}$（向头侧置管 3cm），穿刺成功后下管注入试验剂量 2% 利多卡因 5ml，起效后间隔 5 分钟上管注入试验剂量 2% 利多卡因 5ml，出现平面后，下管注入 1% 罗哌卡因 10ml，调节平面不高于 T_8。手术开始时上管注入 1% 罗哌卡因 10ml。若手术时间较长，在距离注入首次试验剂量 60 分钟后，可以在上管和下管各注入罗哌卡因 5ml。

2. **适应证**　ASA Ⅰ～Ⅲ级病例，无明显年龄限制；脊柱无明显畸形；术前伴发病基本控制。

3. **术中监测项目**　麻醉平面、血压、心率、脉搏血氧饱和度、尿量、呼吸、心电图及中枢神经系统症状，如是否存在嗜睡、躁动、漂浮、头晕、意识不清、注意力不集中和运动评分等。

4. **优点**　穿刺点选择 $L_{1/2}$ 及 $L_{4/5}$，上管阻滞子宫上段肌肉及韧带牵拉，下管阻滞骶神经，松弛

会阴部肌肉，可以充分满足手术要求。两点硬膜外麻醉对心血管，呼吸系统的影响很小，提高了手术的安全性，同时可根据手术需要任意延长麻醉时间。硬外导管可留置用于术后镇痛。适用范围广，可用于高龄，有其他疾病但控制好，脊柱条件较好的病人。

5. **缺点**　增加了硬外麻醉并发症发生的机会，如穿刺损伤神经根、硬膜外血肿、硬膜外感染、术后腰痛、导管折断、局麻药毒性反应、全脊麻等。两点法阻滞平面较一点法宽，造成广泛的交感神经阻滞，大量血管扩张对循环的影响更大，较易出现血压下降、心率缓慢、恶心、呕吐，增大了术中循环管理的难度。

（二）蛛网膜下腔-硬膜外联合阻滞（CSEA）

1. **方法**　先开放静脉，快速滴注乳酸林格液 500ml。病人取侧卧位，轻度头高脚低位，于 $L_{3/4}$ 穿刺，穿刺成功蛛网膜下腔注入罗哌卡因复合液 3ml（含 1% 罗哌卡因 2ml+3% 麻黄素 0.5ml+50% 葡萄糖 0.5ml），随即硬膜外腔迅速置入硬外导管，固定导管，病人仰卧位，维持手术床轻度头高位不小于 10 分钟，保持腰麻平面在 T_8 以下。术中根据手术情况追加硬外用药。

2. **适应证**　选择 ASA Ⅰ～Ⅱ级病例。一般情况较好，无高血压、心脏病史，无严重的低血容量，无腰麻禁忌证及重要器官功能障碍。

3. **术中监测项目**　同两点连续硬膜外麻醉法。

4. **优点**　综合了腰麻及硬外麻的优点，局麻药通过脑脊液直接作用于脊神经根，起效快，效果确切，还可通过硬外置管提供长时间的手术麻醉及术后止痛。而且采用新式针具降低了术后头痛等并发症的发生率。

5. **缺点**　阻滞平面容易过高，甚至全脊麻，且发生过程快，机体不易代偿。穿刺操作要求较高，需操作熟练。

（三）气管插管静-吸复合全身麻醉

1. **方法**　病人入室后开放静脉，行静脉全麻诱导，静脉注入咪达唑仑注射液 0.1~0.4mg/kg，芬太尼 0.05mg+氟哌啶 2.5mg，注射用维库溴铵 0.07~0.15mg/kg 及丙泊酚 2mg/kg，同时面罩吸氧祛氮，气管插管。异氟醚吸入，控制吸入气浓度 1.2~1.5MAC，丙泊酚 4~5mg/（kg·h）微泵持续静脉输注维持麻醉。手术开始前追加芬太尼 0.05mg，术中每 45 分钟追加注射用维库溴铵（剂量为首剂

量 /2) 及芬太尼 0.05mg。术毕自主呼吸恢复,停止机械通气及异氟醚吸入,观察自主呼吸次数、幅度、潮气量、SpO_2 变化、呼气末二氧化碳波形,如呼吸 <20 次 /min、VT>6ml/kg、吸空气下 SpO_2>95%、$PetCO_2$ 波形规则、有正常的肺泡平台、咳嗽反射良好即可清理呼吸道后拔除气管导管。拔管后留置口咽通气道,面罩吸氧,送麻醉恢复室继续监测各项生命征,直至苏醒。

2. 适应证　有硬外麻及腰麻禁忌证的病例,ASA Ⅲ级、一般情况较差、不能耐受大面积血管扩张和 / 或伴有一些器官功能疾病的病人。椎管内麻醉效果不佳时。

3. 术中监测项目　麻醉平面,血压、心率、脉搏血氧饱和度、尿量、呼吸、心电图及吸入气浓度、呼气末二氧化碳浓度、气道压、每分通气量及潮气量、肌张力,必要时 CVP,动脉测压。

4. 优点　镇痛确切,肌松完善。全身麻醉适用于脊柱条件不好的病人。利于对病人呼吸循环的控制,提高手术安全性,特别对老年,有合并症者适合,同时避免了腰麻及硬外麻所引起的并发症。

5. 缺点　对药物、设备依赖性大,对麻醉师技术要求高,费用较贵。

综上所述,做好阴式手术麻醉要充分了解阴式手术的手术要求和麻醉特点,根据病人情况和本身技术条件选择适合的麻醉方法,合理安排用药,密切观测病人,以保障手术安全。

（刘吉平）

05

第五章
经阴道非脱垂
子宫全切除术的
难点与对策

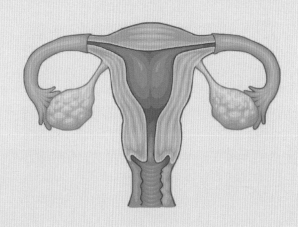

第一节　新式非脱垂子宫经阴道全切除术

【概述】

1813 年,在德国的 Gottingen,Langebeck 实行了世界上第一例经阴道子宫全切除术,直至 1819 年才发表,该病例是一位宫颈癌合并子宫脱垂的病人。当时是在没有麻醉,没有消毒技术的情况下进行的,该病人术后生存了 26 年,虽然手术成功了但当时未被认可。直至病人死亡后进行尸体解剖证实该病人前接受过经阴道子宫全切除术,此后该术式才被认可。

1822 年,Souter 在无麻醉的情况下,用高浓度的明矾止血,完成了经阴道子宫全切除术,术中出血量为 680ml,该病人 4 个月后死于肺炎。

1850 年,美国的 Evo 对一位菜花样的宫颈癌合并Ⅲ度子宫脱垂病人,在三氯甲烷麻醉下用生物制的结扎线结扎了子宫动脉,实施了经阴道子宫全切术,三个月后因癌症复发死亡。

1890 年,Sohauta 提出了经阴道子宫全切除术的第一适应证应为宫颈癌,当时报道了 65 例病人,其中只有 5 例死亡,这在当时手术技术和相关设备,抗菌药物十分落后的年代里是非常杰出的成就,当时经腹子宫全切除术的 70% 死于感染,而经阴道子宫全切除术的死亡率为 5%,在很多医疗机构中,对有必要子宫切除者,大多选择了经阴道手术。

20 世纪前后,出版了许多关于经阴道子宫手术的论著。1910 年,Henrotin 在 Kelly 的 *Gynecolog and Abdomnal Surgery* 一书中记载了四种阴式手术方法。其中对子宫肌瘤(包括良性肌瘤和恶性肌瘤)分为纵向切开和分块切开的术式。1911 年,Bandler 完成了巨著 *Vaginai Celiotomy*。书中指出:经阴道子宫手术的适应对象为良性子宫疾病病人,详细介绍了手术操作和手术器械—动脉瘤针和用于止血的结扎线—铬制肠线和丝线。1934 年,Heaney 报告了 565 例实施经阴道子宫全切术的病例。此后又将经阴道子宫全切术的术式进行了改良,还发明了各种手术器械,在美国树立了绝对的权威。

1946 年,Camplell 对经阴道和经腹子宫全切除术进行了比较,指出在 7 280 例经阴道子宫全切术的病例中死亡 24 例,死亡率为 0.32%,而经腹子宫切除术的 41 485 例中,死亡 1 029 例,死亡率为 2.4%,经腹手术的死亡率为经阴道手术的 7.5 倍。其原因为经腹手术在腹腔内操作,易发生腹膜炎、肠梗阻和血栓症等并发症。

经阴道子宫全切除的历史虽然久远,但由于近代消毒灭菌技术、麻醉、抗生素的发展、手术器械的变革等因素,至今为止,大多数医疗机构的子宫切除,仍以经腹腔手术为主。仅对子宫脱垂的病例才选择经阴道的术式。20 世纪 50 年代起,欧洲地区以及美国、日本等国家出版了大量的改良术式的论文。日本明石胜英的教研室 40 年间,实施了 1 万例经阴道手术,目前发展到腹膜外淋巴结清扫 + 经阴道广泛性子宫全切除术,日本各级医疗部门,经阴道子宫手术占全子宫切除病例总数的 50%~80%。

谢庆煌,柳晓春等在 20 世纪 90 年代起对经阴道子宫手术进行了研究和改良,创立了"新式非脱垂子宫经阴道切除术"。经阴道切除的比例达到 90% 以上。

【手术适应证和禁忌证】

是否选择经阴道子宫全切术的依据有三:①手术医生所受的训练程度:包括是否有经验丰富的得力助手,如果术者和助手都经过正规的训练,并均有丰富的经验,则适应证可适当放宽,反之适应证应严格控制。②子宫的大小和活动度:这是相对的指标,大子宫可以将其碎解,如采用分块取出、对半切开、肌瘤剔除、去除术等方法,将子宫体积缩小后,再继续将子宫切除。以往的报道和教科书大多认为子宫大于 12 周妊娠子宫者不宜作经阴道子宫全切术。但近年来随着手术操作经验的积累,一些专用器械的应用和手术步骤的改进,国内外大子宫经阴道全切术的报道越来越多,国外报道,经阴道全切除的子宫大如孕 24 周,重 1 290g;笔者经阴道全切除的子宫最大为孕 22 周,重量为 1 150g。只要子宫周围无粘连,术者有较丰富的阴道手术经验,阴道较松弛,子宫的大小已不成为能否经阴道作全切除术的决定因素。③阴道的松紧度:这也是相对指标,经产妇阴道的容量和弹性,完全可适应于经阴道子宫全切除术的操作,以往多数学者将未经阴道分娩者列为经阴道手术的禁忌证,但笔者的经验是:如果子宫的大小不超过12周妊娠,即使无阴道分娩史者也能顺利完成即阴道子宫全切除术。如果子宫大于12周妊娠大小,则可作会阴侧切扩大阴道,利于手术,其对病人的创伤远比开腹手术小。

对于既往有手术史者,能否进行经阴道子宫全切术,不能一概而论,主要应根据盆腔目前的情况而定,大多数的盆腔手术并不遗留盆腔广泛的粘连,仍可进行经阴道子宫手术,既往手术遗留盆腔广泛粘连者,当然不应选择经阴道手术。存在的问题是术前如何准确判断盆腔有无粘连,以及粘连的程度,有时单凭一般的妇科检查,难以确定,此时有条件者最好先作腹腔镜检查,了解盆腔粘连的情况,决定式式。可选择镜下分离粘连后再行经阴道子宫全切术,也可选择腹腔镜辅助经阴道子宫全切术,如条件允许包括镜下操作熟练程度和腹腔镜手术器械齐全,也可选择腹腔镜子宫全切术。综上所述,经阴道子宫全切术的适应证及禁忌证归纳为:

适应证:

1. 功能性子宫出血,药物治疗无效,无生育要求者;

2. 子宫肌瘤,子宫腺肌病,子宫小于或等于16孕周,有手术切除指征,如子宫大小大于16孕周,可选择腹腔镜与经阴道联合手术;

3. 宫颈病变:慢性宫颈炎经物理治疗疗效欠佳,反复发作或宫颈上皮内瘤样病变Ⅱ~Ⅲ级;

4. 宫颈浸润癌Ⅰa1期;

5. 子宫增生伴不典型增生,子宫内膜癌Ⅰ期。

禁忌证:

1. 严重的子宫内膜异位症,或慢性炎症至盆腔广泛粘连子宫活动度差;

2. 阴道及生殖系统炎症性疾病,未治愈;

3. 合并全身出血性疾病;

4. 重要脏器(心,肺,肝,肾)疾病,难以耐受麻醉及手术;

5. 生殖系统晚期恶性病变需广泛切除和探查。

【术前准备】

1. 术前检查白带,排除感染性疾病,如存在

感染性疾病,应治愈后才考虑手术,有条件者尽量做支原体衣原体培养,如培养阳性也应正规治疗后再进行手术。

2. 术前常规做阴道宫颈脱落细胞学和HPV检测或选做阴道镜下宫颈活检、分段诊刮和宫腔镜检查,排除宫颈、子宫内膜的恶性病变和癌前病变,防止术前未发现而在术后病理报告才发现子宫存在恶性病变或癌前病变。

3. 术前3天常规用稀释的黏膜消毒液(作者用0.5%的碘伏溶液)作阴道灌洗,操作时应特别注意清洁阴道深处,前后穹窿部的分泌物。

4. 术日前晚和术日晨作清洁灌肠,并剃除阴毛。

5. 手术野消毒前,在麻醉生效后再进行一次阴道检查,全面了解子宫大小,位置,活动度,及膀胱情况,让术者做到心中有数。

6. 会阴和阴道用黏膜消毒液严格消毒(作者用未经稀释的Ⅲ型碘伏原液),周围皮肤用Ⅰ型碘伏原液消毒。消毒范围腹部至脐水平,两腿至大腿上1/3,使用粘附性塑料薄膜可将皮肤和肛门与阴道手术野隔离,起到增强消毒效果的作用。

【手术步骤】

1. 取膀胱截石位(lithotomy positon),头低臀高倾斜15°,特别注意使臀部超出手术台边缘约3~5cm以上,这样便于放置阴道后壁拉钩。将两侧小阴唇缝固于外侧皮肤,以便暴露,并用纱布或手术巾遮盖肛门,减少污染手术的机会。

2. 手术开始前用金属导尿管导尿,排空膀胱。

3. 用单叶阴道前、后壁拉钩,牵开阴道前后壁,用自行设置的双抓钳夹持宫颈,如宫颈较小,可用一把双抓钳同时钳夹宫颈前后唇,如宫颈较肥大,则用双爪抓钳夹持前唇,另用一把普通宫颈钳夹持后唇,用阴道压板牵开阴道侧壁,充分暴露宫颈。

4. 于宫颈、阴道交界处的膀胱沟水平的阴道黏膜下3点、9点、6点、12点处注入含1∶2 000(0.1mg/200ml)肾上腺素生理盐水溶液100ml,如合并有高血压的病人则改用催产素100ml(生理盐水含催产素10U)(图5-1-1)。该操作俗称"打水垫",其作用有二,一是用水压帮助分离扩大阴道黏膜与膀胱直肠之间的组织间隙,可将膀胱下缘上推,减少切开阴道黏膜时,伤及膀胱的危险

性,二是肾上腺素有收缩局部小血管的作用,减少切开阴道黏膜时切口的渗血,"打水垫"时,最好用 9 号注射针头,进针不可太深,或太浅,以刺入黏膜下层为宜,如推注药液时,阻力不大,一边注药一边见到注射部位的黏膜鼓起,说明注射层次准确,如推注药液时感到阻力很大,则表示刺入的层次不准,应重新调整针头刺入的深度。

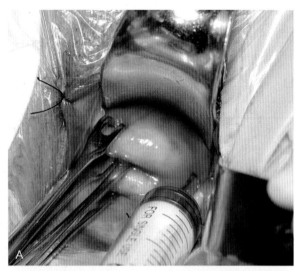

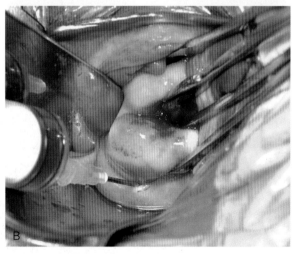

图 5-1-1　阴道黏膜下注射生理盐水
A:阴道黏膜 3 点钟方向注水;
B:阴道黏膜 6 点钟方向注水

5. 环形切开宫颈、阴道交界处黏膜　正确地确定切开阴道黏膜的部位很重要,初学者常常使切口靠近子宫颈(太低),此处组织致密,坚韧,难以分离进入膀胱宫颈间隙,但切口太高又太深则易伤及膀胱(图 5-1-2)。实体箭头表示正确切开阴道黏膜的部位,用点画的箭头表示位置太高或太低。

正确的切开部位,前壁应在膀胱沟水平(见图

5-1-2 实体箭头所指的位置)膀胱沟是覆盖于膀胱的松弛活动的黏膜与覆盖于宫颈平滑的黏膜的交界处,也就是膀胱最低部分的接近处,辨认膀胱沟的方法:在"打水垫"之前,先将宫颈向下牵拉,此时黏膜被拉紧,辨认不出膀胱沟的位置,然后将宫颈轻轻往上推,此时就能看到膀胱沟的位置,距离宫颈外口约 2.0cm。

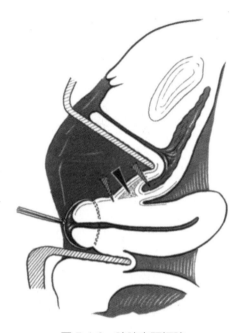

图 5-1-2　膀胱宫颈间隙

环切阴道黏膜最好用稍弯曲的电刀,尽量使刀头与宫颈垂直的方向切开(图 5-1-3)黏膜全层,宫颈两侧,3 点和 9 点处,切口稍向上扬约 5mm,(约宫颈外口 2cm)阴道后壁切开可较前壁切口高 0.5~1.0cm(即距宫颈外口约 2.5~3.0cm),这样的切口较宽大,利于下一步的操作,如前后左右的切口都距宫颈太近,则阴道的切口环太小,给以后的操作将带来很大的困难。

切开阴道黏膜的深度要适当,切开太浅(未切开全层黏膜)或太深(切破宫颈筋膜深入宫颈肌层)均给下一步分离膀胱或直肠间隙带来困难。正确的深度是刚刚切开阴道黏膜全层达疏松的黏膜下层(约 5mm)不要切破致密白色的宫颈筋膜层。

如子宫较大,为了便于操作,也可在前壁作倒"T"形切口(图 5-1-4),扩大术野,这样更有利于大子宫的取出,也便于操作。倒"T"形切口作在横形切口中点之前壁阴道黏膜,长 2~3cm,深度:仅切开黏膜层,然后用锐性加钝性的方法,将其下方

的膀胱推开,这样能有效地扩大切口。

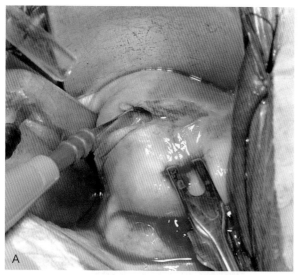

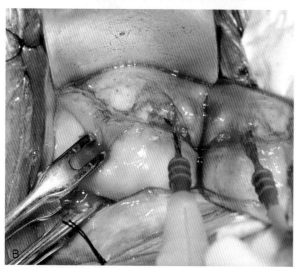

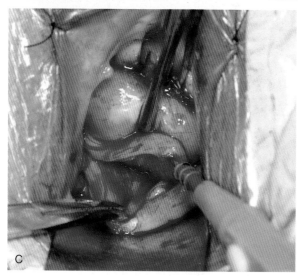

图 5-1-3　环切阴道黏膜

A. 自左至右切开阴道黏膜;B. 全层切开阴道前壁黏膜;
C. 全层切开阴道后壁黏膜

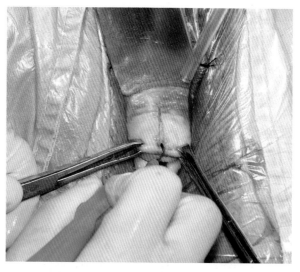

图 5-1-4　阴道前壁加作倒"T"形切口

6. 分离膀胱宫颈间隙和直肠宫颈间隙　分离这两个间隙是做这个手术的关键步骤,如果无粘连,这是 2 个非常疏松的间隙,只要掌握好正确的层次和方法极易分离。分离膀胱宫颈间隙:用组织钳提起前壁阴道黏膜切缘中点及其下方的膀胱壁,宫颈向后下方牵拉,用弯组织剪剪开阴道上隔(即位于膀胱与宫颈间的纤维结缔组织),剪刀尖朝向下紧贴宫颈前筋膜推进,在推进的同时,一边将剪刀撑开,此动作可重复 2~3 次,再用示指进入,扩大分离间隙(图 5-1-5),此时示指可摸及光滑可滑动的膀胱腹膜反折。

位于膀胱与宫颈前壁之间切口裂隙的两侧的纤维结缔组织就是所谓的膀胱柱(即膀胱宫颈韧带),内有小动脉,尽量不要伤及,如果感到进入膀胱宫颈间隙的入口太窄,可用手指将膀胱柱向两侧推开,也可剪断部分膀胱宫颈韧带,如见小动脉出血,则必须缝扎或电凝止血。

分离直肠宫颈间隙:用同样的方法分离该间隙,宫颈向上牵拉,组织钳将阴道后壁边缘中点提起,弯组织剪剪尖端向上,紧贴宫颈后壁推进,一边进入一边撑开,重复 2~3 次,然后用示指扩大间隙,即可触及可滑动的直肠腹膜反折(图 5-1-6)。阴道后壁切缘近两侧角部处往往有较活跃出血,可用电凝或缝合止血。

方法:在打开直肠腹膜反折后,将腹膜切缘与阴道缝合一起(图 5-1-7)。

7. 剪断结扎骶、主韧带和膀胱宫颈韧带　分别在膀胱宫颈间隙和直肠宫颈间隙置阴道前、后壁拉钩,并将宫颈向对侧牵拉,即可暴露骶主韧带

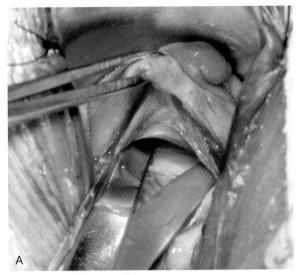

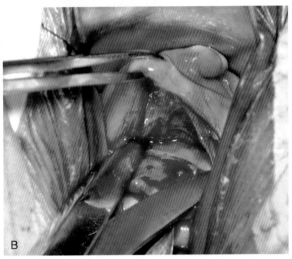

图 5-1-5　分离膀胱宫颈间隙

A. 弯组织剪紧贴宫颈前筋膜向前推进;B. 弯组织剪向前推进的同时撑开并向两侧扩大

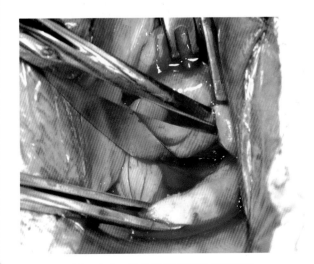

图 5-1-6　用弯剪分离直肠宫颈间隙

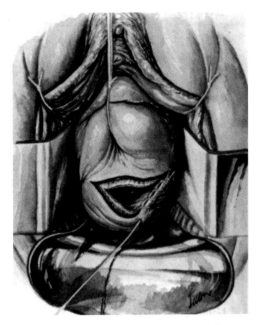

图 5-1-7　缝合阴道后壁切缘及腹膜止血

和膀胱宫颈韧带于宫颈的附着处,此处的处理各学者的方法略有不同,有的认为只需紧靠宫颈剪断骶韧带,主韧带和膀胱宫颈韧带即可,不需缝扎,有的则分别钳切缝扎这三条韧带。作者的方法是只用一把中弯血管钳紧靠宫颈与宫颈平行钳夹这三条韧带,切断后缝扎,操作见图 5-1-8。

这三条韧带中,包含着一些小动脉和静脉,如不缝扎会有不同程度的出血,如剪断后见到出血点再去止血,还不如事先钳夹,或凝固闭合血管后切断,更为安全可靠,但这三条韧带的宫颈端都紧靠在宫颈的一侧,在分离出膀胱、直肠宫颈间隙后,用一把中弯钳便可以很容易地同时钳夹处理这三条韧带,因此,没有必要分三次来处理。随着电外科的迅速发展,这些韧带,可以放心地使用双极电凝,凝固闭合血管后剪断,不需缝扎。有经验者处理子宫动静脉和卵巢固有韧带都可应用这些设备,这就是所谓不用一根线,就可切除子宫。

8. 打开前、后反折腹膜　处理以上韧带后,就更能容易地暴露子宫前、后反折腹膜,将宫颈向后牵拉,用前壁阴道拉钩拉开,暴露腹膜,用血管钳轻轻提起膀胱宫颈反折腹膜,剪开一小口后向两侧扩大(图 5-1-9)。宫颈向前牵拉,即可暴露直肠宫颈反折腹膜,剪开后向两侧扩大切口,切缘与阴道壁切缘一起缝线标记(图 5-1-10)。

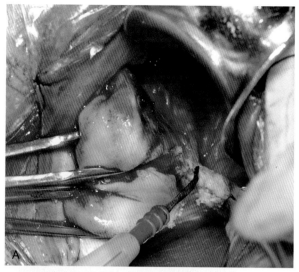

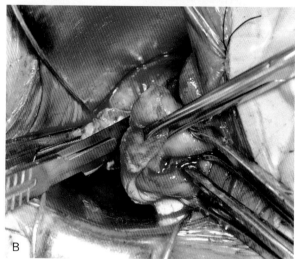

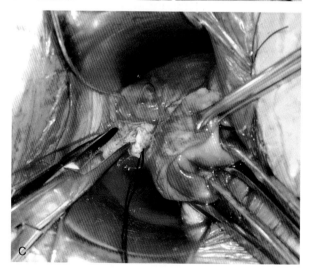

图 5-1-8 处理骶韧带及主韧带
A. 电刀切断骶主韧带；B. 手术刀片切断骶主韧带；
C. 缝合骶主韧带残端

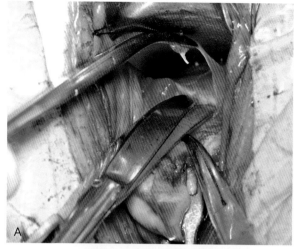

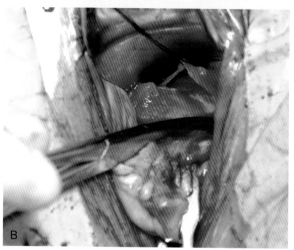

图 5-1-9 打开膀胱腹膜反折
A. 剪开膀胱腹膜反折；
B. 向两侧扩大膀胱腹膜反折切口

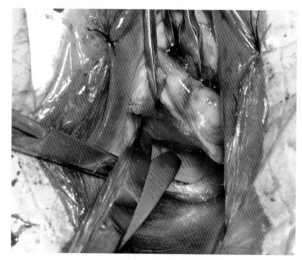

图 5-1-10 打开子宫直肠腹膜反折

打开子宫前后反折腹膜,在无粘连的病例一般不会有困难,但如遇到粘连,或有手术史(如子宫下段剖宫产)则有时造成困难,如果是局部的疏松粘连,可紧靠宫壁分离,往往可以成功进入腹腔,如果是致密的广泛粘连(如宫旁或后壁的子宫内膜异位结节)分离困难,推进艰难,则要及时改腹腔镜探查和辅助手术,绝对不要勉强操作,否则极易损伤周围脏器(输尿管,膀胱,直肠,盆腔血管等)造成不良后果。有子宫下段剖宫产史,绝大多数不遗留明显的盆腔粘连,分离膀胱,宫颈间隙和打开前后腹膜反折并不困难。仍可进行经阴道子宫全切术。但也有少数子宫活动度差,甚至与腹壁粘连者,这种情况不宜选择经阴道手术。

9. 处理子宫动、静脉　将钳夹宫颈前、后唇的双爪钳改为钳夹宫颈左右两侧,将宫颈牵向对侧,同时用阴道压板牵开阴道侧壁,用宫颈压板将宫颈推向对侧,这样就能充分暴露子宫血管,用大弯血管钳,紧靠子宫体下段在峡部水平钳夹子宫动静脉及其周围的阔韧带,切断后用 7 号丝线双重缝扎,也可使用血管闭合器,凝固闭合血管后,剪断,不需缝扎(图 5-1-11~图 5-1-14)。

钳夹子宫动静脉时,不要把血管从它们周围的阔韧带中分离出来单独处理,只要将血管与其周围的组织一并钳夹,切断时留下的残端要稍长一些(保留 3mm)以防滑脱。缝扎的方法,可作"口"字形缝扎,其优点是线易紧,但有时会将边缘的小血管漏扎,也可作为"8"字形缝扎,其优点是不会漏扎边缘的血管,缺点是线不易拉紧。最好的方法是,第一次作"8"字缝扎,第二次作"口"字形缝

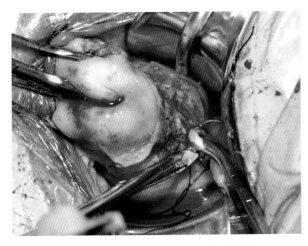

图 5-1-12　缝合左侧子宫动静脉残端

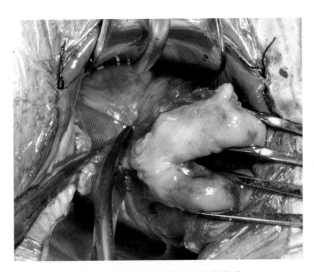

图 5-1-13　钳夹切断子宫动静脉

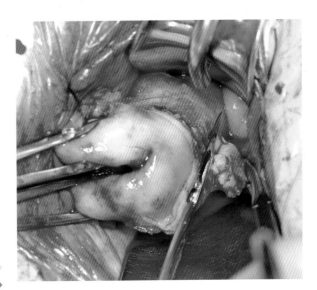

图 5-1-11　钳夹切断左侧子宫动静脉

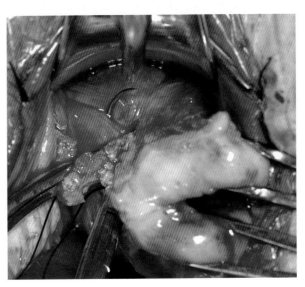

图 5-1-14　缝合右侧子宫动静脉残端

扎。打结时,注意一定要打外科结,不要打滑结,打好第一个结后,由助手用血管钳轻轻夹住线结稍上方(注意不要上扣锁,以防夹伤丝线),防止打第二个结时松动,打第二个结时要等除去血管钳后再拉紧线结,如果打得太快,在夹线的血管钳没有除去时用力拉紧线,则很容易被血管钳的边缘割断缝线。

10. 处理卵巢固有韧带,输卵管和圆韧带　传统的方法是将宫底从前穹窿或后穹窿翻出,再依次钳夹,切断和缝扎输卵管,卵巢固有韧带和圆韧带,如子宫小于妊娠8周,则较容易完成以上操作,但若子宫大于妊娠8周,则难以将宫底翻出,为此作者设计了"固有韧带钩形钳",应用该钩形钳,可以很容易地将卵巢固有韧带输卵管和圆韧带一并钩出,在直视下钳夹,切断和缝扎,固有韧带钩形钳钳尾部位设有一个小凹槽,可将10号丝线带入越过卵巢固有韧带,输卵管和圆韧带,先将其结扎,然后再钳夹和切断。这样可防止组织滑脱及出血(图5-1-15~图5-1-16)。方法为:处理好双侧子宫动静脉后,左手示指和中指从后穹窿切口进入,触及子宫后壁,在固有韧带钩形钩尾端的凹槽内卡入10号丝线,右手持该钳,从子宫后壁和左手示、中指之间进入,钳尖向内侧,当钳尖越过宫底时,将钳尖转向前方,向一侧宫角部钩取输卵管和卵巢固有韧带,此时左手示、中指退出,示指再顺宫体前壁进入,扪及钩形钳尖端,从子宫的一侧向下牵拉,将输卵管,卵巢固有韧带和圆韧带一并钩出,此时可扪及卵巢位于钳的外侧,钳的内侧为光滑的宫角部,助手将钳柄撑开,术者将事先卡入凹槽的10号丝线取出,在钳叶的外侧

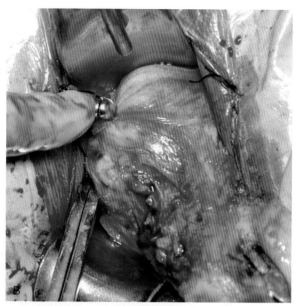

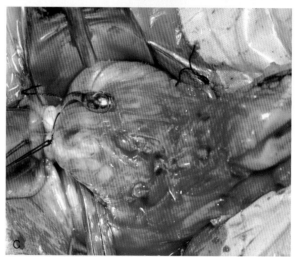

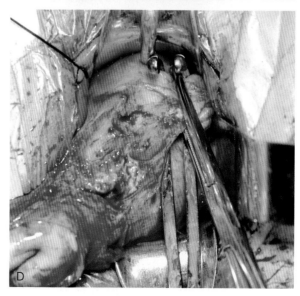

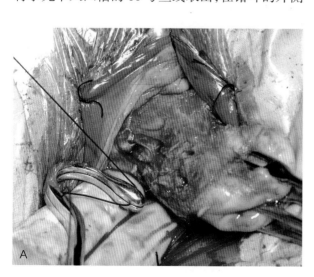

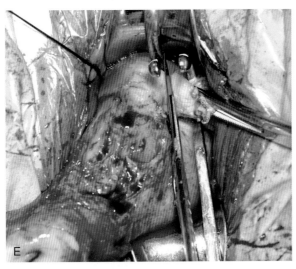

图 5-1-15 用"固有韧带钩形钳"处理子宫附件
A.固有韧带钩形钳穿好 10 号丝线；B.示指扣及钩形钳前端,取出钳前端丝线；C.结扎输卵管、卵巢固有韧带和圆韧带；D.张开钩形钳两叶,中间置入血管钳钳夹；E.手术刀片贴近子宫切断输卵管、卵巢固有韧带和圆韧带

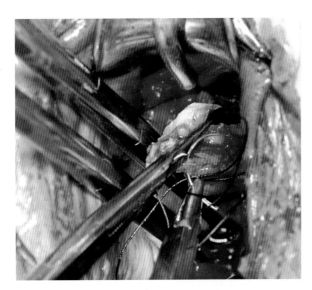

图 5-1-16 将子宫向内推,缝合附件残端

方先行结扎,再在两钳叶之间,用直克氏钳钳夹,切断,直视下加强缝扎断端,这样避免残端组织滑脱,缝线暂不剪除,留作牵引。近子宫端不用缝扎。同法处理对侧后,整个子宫已完全游离,如果子宫体积小于妊娠 8 周,可直接取出,如不能直接取出,则将子宫碎解,分块取出。

11. 碎解子宫缩小子宫体积 碎解子宫的方法有对半切开、肌瘤剔出、去核等多种方法,作者采用的方法是先将宫颈横断(图 5-1-17)。如图所示,用阴道前、后壁拉钩将阴道前后壁拉开,阴道压板保护好阴道侧壁,将宫颈尽量向下牵拉,用电

刀或冷刀在尽高处,将宫颈横行切断,此时留在盆腔内未取出的宫体呈一球形,用 2 把单爪或双爪钳抓住球形的宫体,在中间对半切开,一边切开一边向前滚动,直至切开一圈,切开的过程中如见到瘤体,则先将瘤体剔出(图 5-1-18)。子宫体积缩小后,可顺利取出子宫。

12. 探查附件,检查各残端有无出血 取出宫体后将双侧卵巢固有韧带保留的缝线向下牵拉,即可暴露双侧附件见图 5-1-19 及图 5-1-20。如双侧附件正常,通常予以保留,如发现卵巢有病变,需切除时,可用一把长弯血管钳,钳夹卵巢上的漏斗韧带,切断后便可顺利地做附件切除术,断端再作双重缝扎,见图 5-1-21。如探查附件发现卵巢小囊肿,也可在直视下切开卵巢皮质层,剥除囊壁。

仔细检查各残端有无出血,见较活跃的出血点应作缝合或电凝止血。

13. 缝合盆底腹膜及阴道壁黏膜 采用腹膜和阴道黏膜一次性 4 层连续缝合法,自一侧角部开始,第一针：阴道后壁黏膜—穿过骶主韧带残端—后壁腹膜—前壁腹膜—前壁阴道黏膜,打结,第二针起只需将前后腹膜和前后阴道壁 4 层缝在一起,缝至切口中点处,再从另一侧角开始缝合,于对侧缝线汇合于切口中点处。笔者常规放置胶管引流管一条,术后 12~24 小时拔除,这样可将术后盆腔残留血性液体引出体外,可减少术后病率和感染,也有利于观察有无术后内出血,这种缝合方法可使腹膜和阴道壁之间不留死腔,预防血肿形成,见图 5-1-22,图 5-1-23。

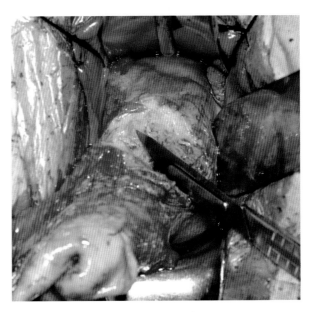

图 5-1-17 横断宫颈

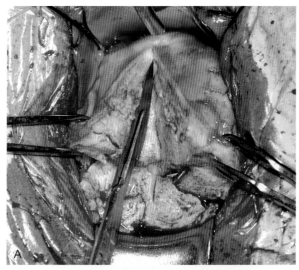

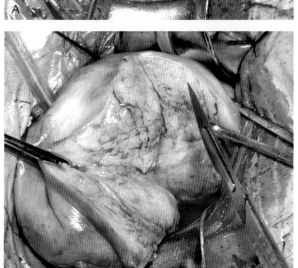

图 5-1-18　将子宫剖开,分块取出
A. 在子宫中央纵行剖开;B. 分块取出子宫

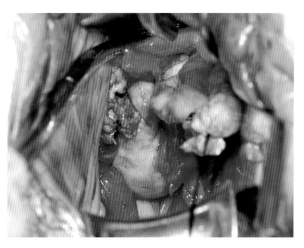

图 5-1-20　探查左侧附件

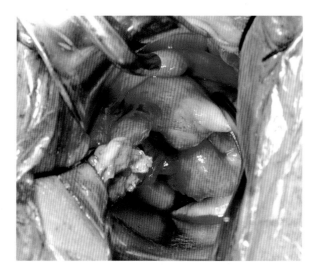

图 5-1-21　钳夹漏斗韧带切除附件

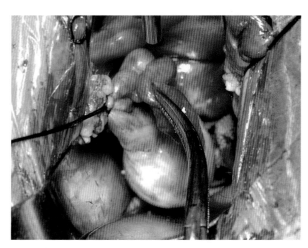

图 5-1-19　探查右侧附件

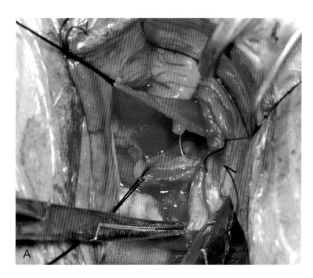

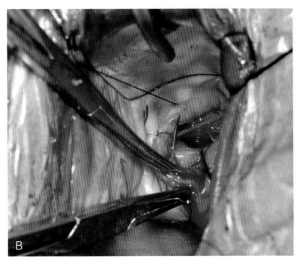

图 5-1-22　将前后壁腹膜和阴道黏膜全层缝合

A. 自左侧角部开始全层缝合阴道残端；

B. 自右侧角部开始全层缝合阴道残端

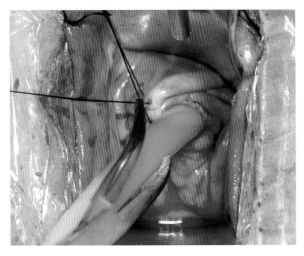

图 5-1-23　放置胶管引流

如果术前检查和术中发现，阴道壁松弛子宫颈位置低者，缝合第 1 针时，可将卵巢固有韧带的残端缝固有阴道角部，进针顺序为后壁阴道黏膜—后壁腹膜—卵巢固有韧带、圆韧带断端—前腹膜—阴道前壁黏膜，打结。这样可防止术后阴道顶脱垂。绝大多数无盆底松弛者，无需这样处理。手术结束后阴道填塞碘伏纱布，24 小时后取出。

【讨论】

随着"微创"概念被引入医学手术领域，对于全子宫切除而言，比腹腔下子宫切除更加"微创"的经阴道子宫切除术重新得到妇科医生和病人的青睐。从最直观的角度上来看，经阴道手术病人的腹壁是完整无损的，在美观上更优于腹腔镜。曾获 John Thompson 荣誉奖的美国盆腔重建外科学会主席，杰出的腹腔镜和阴道手术医生 S.Rokert Kovac 教授在 1990 年前曾经是腹腔镜辅助阴式子宫切除术的拥护者和践行者，但随着他阴道手术经验的积累，他的大多数阴式手术不再需要腹腔镜辅助，他认为真正需要腹腔镜辅助的子宫切除仅占不足 10%，他将阴式子宫切除术冠名"Trocar less"手术，此名称对于当今广泛宣传的钥匙孔手术(指腔镜手术)无疑又上了一个层次，笔者单位近 10 年来经阴道子宫手术的比例达 90% 以上。进一步证明了 S.Robert Kovac 的经验完全符合实际情况，因此在全子宫切除选择术式时应该首选经阴道途径，其次是考虑腹腔镜和开腹的途径。

于 1974 年成立的美国妇科阴道手术医师协会(Vaginal Surgeons Society)曾提出：妇科医生之所以区别于普外科医生，其重要标志是妇科医生拥有娴熟的阴道手术技巧，并能通过阴道完成一系列从简单到复杂的女性生殖器官切除和盆底的修复性手术。

本章介绍的新式非脱垂子宫经阴道切除术，应用笔者设计的"谢氏阴式手术系列器械"，并对传统的术式作了一些重大的改进，使一些复杂高难度的操作变得简单易行，让初学者更容易掌握，极大缩短了手术时间，减少了手术出血，更进一步体现了损伤小，出血少，手术时间短，术后恢复快，医疗费用低的优点。为解决广大患病妇女"看病难，看病贵"的问题，助一臂之力。

(谢庆煌)

第二节　大子宫经阴道全切术

大子宫的定义：结合美国妇产科学会指南，通常将 ≥ 12 孕周、重量 ≥ 280g 的子宫称为大子宫。

大子宫的主要病因是子宫肌瘤、子宫腺肌病。

评估是否为大子宫，术前常用子宫体积评估

法，≥12孕周定义为大子宫，≥20孕周定义为巨大子宫。文献认为，对于大小在280~1 000g周之间的大子宫，经阴道行子宫切除术，手术并发症并未增加，住院时间缩短，是安全可行的。对于≥20孕周的大子宫切除术，传统经腹子宫切除术（TAH）、经阴子宫切除术（TVH）和腹腔镜辅助下经阴道子宫切除术（LAVH）都有一定的困难，需要结合术者经验、术前妇科检查、影像学检查等综合评估。笔者医院经阴道切除的最大子宫重量达2 150g，对于更大的子宫，罕见经阴道切除术，5kg以上的大子宫，可伴有深静脉血栓等严重并发症。

【手术适应证与禁忌证】

基本上与普通阴式子宫切除术手术指征大致相同。在需切除子宫的病例中，应优先选择阴式手术，当存在阴式子宫切除术禁忌证的情况下，才选择行其他途径。

适应证：肌瘤导致月经过多、继发贫血者；子宫体积增大引起膀胱、直肠压迫症状者；子宫孕12~20周大小。

相对禁忌证：>20周的子宫；剖宫产病史者；无阴道分娩史者。

禁忌证：①重度子宫内膜异位症、盆腔广泛粘连致子宫活动度差；②阴道及生殖系统炎症性疾病；③合并真性阔韧带肌瘤者；④阴道挛缩、弹性差；⑤附件病变且粘连固定者；⑥子宫恶性肿瘤可能性大者；⑦合并全身出血性疾病；⑧重要脏器（心、肺、肝、肾）疾病，难以耐受麻醉及手术。

【手术风险评估】

经阴道非脱垂大子宫切除术的难度明显增加，需经充分的术前评估后，方可决定手术方式，术中及时应变，可减少并发症的发生。

1. 术前风险评估　是否选择经阴道子宫全切术的依据主要是以下三个方面：

（1）手术医生所受的训练程度。术者经验及技巧，还包括是否有经验丰富的得力助手，如果术者和助手都经过正规的训练，并均有丰富的经验，则适应证可适当放宽，反之适应证应控制较严。

（2）大子宫切除时，子宫形状和大小、子宫肌瘤的位置是影响手术难度的主要因素。子宫的大小和活动度是相对的指标，术前必须通过妇科检查、超声、核磁共振对子宫形状、大小、肌瘤位置和盆腔情况的准确评估，对手术途径的选择、术中困难的估计具有至关重要的作用。

我们通常以宫底高度去确定子宫的孕周大小，实际上，子宫的前后径、横径对手术的影响更大。通常来说，8~12周的子宫，重量约200~280g，对于12~16~20~24周的子宫，估计重量为300~450~600~750g，即每4周增加150g，但对于饱满的子宫来说，估算重量需另外加50~150g。

但术前估算子宫重量的意义并不大。子宫的活动度、宫体能否向下拉更具实际意义。前后径线明显增宽的子宫，其经阴道娩出的难度明显增加，切除一个饱满的12周子宫，比一个18周大小的不规则、多发子宫肌瘤的子宫难度更大。宫体横向增大，与宫颈纵轴接近90°的子宫，宫体无法下拉，手术难度明显增大，同时需警惕阔韧带肌瘤可能。检查子宫前后、左右方向的活动度，子宫与盆壁间必须存在一定的空间，否则处理子宫血管难度明显增大。无法抬动的子宫，注意后壁粘连的可能。宫颈能否下降也是评估手术难度的指标，可使用宫颈钳钳夹宫颈后，了解宫颈、宫体能否被下拉。最大、较大子宫肌瘤的位置及是否可触及也是影响手术的重要因素。

（3）阴道条件：阴道的宽度和弹性是相对指标，经产妇阴道的容量和弹性，完全可适应于经阴道子宫全切除术的操作，无阴道分娩史不是阴式手术的禁忌，但若阴道狭窄、弹性差，甚至挛缩者，不应强求。在测试宫颈能否下拉的过程中，过程穿窿的活动度；若阴道穿窿、黏膜呈向膀胱或直肠方向的绷紧的状态，则粘连可能性大，分离膀胱宫颈间隙、宫颈直肠间隙时，务必小心。后穿窿黏膜不规则、出现局部凹陷、结节，需警惕内异症、炎性粘连。

有利于完成经阴道大子宫切除术的条件包括：无禁忌证；子宫各方向的活动度均满意；宫颈、子宫可下拉；子宫周围存在足够的空间；阴道黏膜活动度好。

2. 术前辅助检查

（1）超声检查：超声检查是子宫肌瘤必不可少的辅助检查。二维超声检查计算子宫体体积的公式是：体积 $=0.523\ 6 \times$ 长 $\times$ 宽 $\times$ 前后径（mm^3），而子宫密度接近于水的密度1，即子宫体积（ml）=

子宫重量(g)。

三维超声估算子宫体积的准确性高于二维超声。此外还有术后称重法,但术后称重法由于术中宫体残留血液的流失,会造成子宫实际重量减轻。常用术前子宫体积评估法和术后称重法相结合以评价子宫大小。经阴道超声对子宫内膜病变的鉴别优于腹壁超声。

同时需行泌尿系超声,排除泌尿系积液等疾病。

(2)核磁共振成像(magnetic resonance imaging, MRI)检查:MRI检查可提高子宫肿瘤的定性、定位诊断准确性,且可判断子宫、瘤体与周围组织的关系,对阔韧带肌瘤的诊断敏感性更高。通过DWI信号和ADC值测量可以将子宫肉瘤和变性型子宫肌瘤进行鉴别,有助于子宫肌瘤、子宫腺肌瘤、子宫平滑肌肉瘤、不典型子宫肌瘤的鉴别诊断。

3. **术前药物预处理** 多数研究发现,术前注射2~3次GnRH-α,可缩小子宫肌瘤体积30%~50%,并能提高血红蛋白,甚至可减少子宫血流而减少术中出血,减少输血率。有前瞻性研究发现,注射2次后,于停药后30~60天手术,子宫肌瘤体积减小36.1%,血红蛋白明显提高30.5±21.9g/L。而注射3次与注射2次者,子宫肌瘤体积缩小有统计学差异。缩小子宫体积可使部分病例获得经阴道手术的机会。

4. **联合腹腔镜探查** LAVH的适应证:①盆腔粘连、盆腔子宫内膜异位症可能者;②阔韧带子宫肌瘤;③伴有附件切除者;④估计单纯经阴道子宫切除困难者。

一般是先行腹腔镜探查,在腹腔镜分离盆腔粘连、处理双侧宫角、阔韧带后,再经阴道处理子宫血管,取出子宫。对部分很难下拉宫体的病例,笔者医院先经阴道处理子宫血管后,再于腹腔镜下处理双侧宫角组织,完全阻断子宫所有血管后,在腹腔镜下剔除最大肌瘤、缩小子宫体积后,再经阴道取出宫体和肌瘤,减少出血、降低经阴道碎解子宫的难度。

也可行经脐多孔腹腔镜辅助的阴式子宫切除术,因无需经腹部切口取出标本,故脐部切口可为分散的3个小切口,进腹、关腹更简单,且不破坏脐部解剖,术后愈合更好,减少了脐疝发生的机会,可使用传统Trocar,无需昂贵耗材,更经济、更微创。

【手术难点与对策】

1. **缩小子宫体积** 缩小子宫体积的办法最早见于1886年,Pean等提出碎解术,此后对半切除、楔形切除、核除术等方法相继出现。各种方法的出现,是大子宫经阴道切除术可行性更高。碎解子宫前,无禁忌证者,可先宫体注射稀释的垂体后叶素。

遇宫颈肌瘤,可先剔除;尽量在阻断子宫血管、打开前后腹膜后,才横断宫颈、进行宫体的碎解。碎解过程,必须注意明确宫角的位置,避免漏掉宫角血管,导致术中大出血及非计划二次手术。在许可的条件下,尽量先处理宫角,否则,保留宫角完整性及适当的组织,减少出血。对半切除/分片切除比较适合对称性增大的子宫。核除术是保留子宫浆膜的完整性,切除子宫体的核心,从而缩小体积,并可减少周围脏器损伤、肿瘤细胞污染盆腔的可能。不管采取何种方式,注意避免周围脏器的损伤。

用阴道前、后壁拉钩将阴道前后壁拉开,阴道压板保护好阴道侧壁,将宫颈尽量向下牵拉,用电刀或冷刀在尽高处,将宫颈横行切断,此时留在盆腔内未取出的宫体呈一球形,用两把单爪或双爪钳抓住球形的宫体,在中间对半切开或分块切除,一边切开一边向前滚动,直至切开一圈,切开的过程中如见到瘤体,则先将瘤体剔出。子宫体积缩小后,处理宫角组织,直至完全取出子宫。

2. **阴道壁切口** 阴道前壁的切口位于膀胱沟上0.5~1.0cm,3点和9点处,切口稍向上扬约5mm(约宫颈外口2cm),阴道后壁切开可较前壁切口高0.5~1.0cm,(即距宫颈外口约2.5~3.0cm)这样的切口较宽大,使穹窿环形切口更大;阴道前壁行倒"T"形切口:取阴道前壁横形切口中点,长2~3cm,深度:仅切开黏膜层,然后用锐性加钝性的方法,将其下方的膀胱推开,这样能有效地扩大切口;有助于扩大术野和子宫的取出。

3. **寻找腹膜反折困难** 巨大子宫者、宫颈肌瘤、子宫下段肌瘤者,腹膜反折上移,需先剔除宫颈肌瘤、下段肌瘤,再寻找前、后腹膜反折。

4. **处理子宫血管困难** 子宫横径、前后径明显增大的子宫,宫颈周围空间狭小、下拉宫颈困难,此时,先处理子宫骶韧带、打开后腹膜,处理子宫血管时,注意不要漏掉子宫血管主干。子宫血管位置较高者,双极、血管闭合系统有利于凝闭血管,减少缝扎的难度,但术后务必检查断端。

5. 处理卵巢固有韧带、输卵管及圆韧带 巨大子宫者,卵巢固有韧带、输卵管及圆韧带间的距离明显增宽,一次钳夹容易出血组织滑脱、出血,应直视下分次钳夹、处理。碎解时尽量保留宫角的完整性。

6. 再次检查 取出宫体后,应再次检查各个断端,特别是卵巢固有韧带、输卵管、圆韧带;在反复的牵拉、摩擦后,子宫血管断端缝线有滑脱可能,应加固缝合。

7. 中转其他术式 多为术前评估不充分,出现以下情况:子宫体无法拉出、出血多、骶主韧带周围的致密粘连、肠管致密粘连、位置偏高的阔韧带肌瘤。及时中转其他术式,是明智的选择。在病人安全前提下,尽量先选择腹腔镜探查,可减少开腹手术机会、缩短术后恢复时间。

8. 加强术后监护 笔者医院常规留置盆腔引流管,可及时观察引流液颜色、量、温度,鲜红色、量多、接近体温的引流液,提示明显的活动性出血,需及时进腹止血,以腹腔镜探查为主。术后及时巡视、持续心电监护、定时复查血常规是必要措施。

【典型病例介绍】

病人范 ××,女,49 岁,因“继发性痛经 8$^+$ 年,月经量增多 5 个月”于 2017 年 2 月 5 日入院。孕 5 产 2,足月顺产 2 次,人工流产 3 次,已结扎,无血液病、高血压、糖尿病等病史。平素月经规律,周期 7/28 天。病人 8$^+$ 年前无明显诱因出现痛经,从月经第 1 天开始,持续 3 天,程度重,难以忍受,期间先后有口服中药、达那唑等治疗痛经,效果不佳,痛经渐进性加重,近 2 年来需口服芬必得止痛。5 个月前开始出现月经量增多,最多时为既往月经量 2 倍,伴大量血块,有头晕、乏力,无胸闷、气短,无恶心、呕吐,末次月经 2017 年 1 月 27 日,量多,下腹痛较难忍受,于笔者医院妇科门诊就诊,妇科检查子宫体明显增大,血常规提示 Hb 65g/L,拟“子宫腺肌病”收入院。入院查体:贫血貌,面色苍白、口唇、球结膜苍白,心肺听诊无异常,腹软,无压痛,专科检查:外阴发育正常,阴道通畅,内见少量血性分泌物,宫颈肥大,Ⅱ度柱状上皮异位,质中,无

接触性出血,宫体增大如孕 18 周大小,呈均匀性增大,质硬,无压痛,活动度一般。双附件区未扪及异常增厚及包块。入院后完善相关检查,血常规提示:Hb 54g/L,肝肾功能、凝血四项、宫颈 TCT 及 HPV 等检查未见异常。妇科 B 超提示:①子宫增大(长径 130mm、厚径 118mm、横径 110mm),符合子宫腺肌病声像;②双附件区未见明显异常。入院诊断:①子宫腺肌病;②失血性贫血(重度)。

入院给予止血和输血纠正贫血,行宫腔镜检查,已排查内膜病变,考虑病人为围绝经期,痛经严重,月经量多致贫血,且子宫增大明显,已严重影响了病人的生活质量,建议行手术治疗。病人及其家属考虑同意行全子宫切除术,考虑病人子宫增大均匀呈球形,且活动度欠佳,不排除合并盆腔粘连可能,采用腹腔镜辅助下经阴道全子宫切除术。于 2017 年 2 月 9 日在气管插管全麻下行腹腔镜辅助下经阴道全子宫切除术。术中先行腹腔镜探查:子宫呈球形增大如孕 18 周,表面光滑,子宫左侧壁及后壁与乙状结肠有粘连,双附件外观正常。分离粘连,暴露左侧附件,电凝并断离左侧输卵管峡部、卵巢固有韧带,继续向下断离圆韧带和部分阔韧带,同法断离右侧圆韧带和附件。手术转经阴道进行,导尿后于宫颈、阴道交界处黏膜下注入含 1∶2 000(0.1mg/200ml)肾上腺素生理盐水溶液 100ml,于宫颈膀胱沟处横行切开阴道黏膜,并环绕宫颈向两侧及宫颈后方延长切口,分离子宫膀胱间隙至子宫膀胱腹膜反折,和分离子宫直肠间隙至子宫直肠腹膜反折,向右侧牵拉宫颈,暴露左侧子宫主骶韧带,钳夹并切断,7 号丝线缝扎断端,同法处理对侧。剪开子宫膀胱腹膜反折和子宫直肠腹膜反折,紧靠子宫左侧,于宫颈峡部水平钳夹子宫动静脉,切断后 7 号丝线双重缝扎断端,同法处理对侧,继续断离双侧宫旁剩余组织,子宫体已切除呈游离状态,由于宫体较大,不能直接娩出阴道,先离断宫颈,再将子宫体剖开,以“削苹果”式将子宫体分块缩小取出,检查各韧带残端无出血,以 2-0 可吸收线连续缝合阴道前后黏膜及前后腹膜,放置盆腔引流管,阴道塞纱 24 小时取出,术后盆腔引流液 20ml,24 小时后拔除,术后病人恢复好,术后 5 天复查血 Hb 76g/L,痊愈出院。

(黄晓斌 周聪)

第三节 盆腹腔手术史的经阴道全子宫切除术

【概述】

盆腹腔手术史曾经是经阴道子宫切除术的禁忌,因为有下腹部手术史的病人可存在不同程度的盆腔内组织粘连,增加了经阴道子宫切除的难度,尤其是剖宫产术。目前大多数国家剖宫产率超过20%,并且呈上升趋势,我国平均剖宫产率为46.2%,居世界首位。这意味着未来的医生行子宫切除术时需要面对许多有一次或多次剖宫产史的病人。一方面,由于前次剖宫产导致膀胱后壁与子宫前壁存在不同程度的粘连,使得寻找膀胱子宫间隙并打开膀胱子宫反折腹膜风险增加,手术时间延长;另一方面,有剖宫产史的病人阴道条件大多与未产妇相似,阴道紧、术野狭小,增加了手术难度。但是,随着近年来经阴道非脱垂子宫切除术的广泛开展,手术技巧不断提高,手术适应证也随之拓宽,既往有盆腔手术史,尤其是有剖宫产史的瘢痕子宫,将不再是经阴道子宫切除术的绝对禁忌证。能否进行经阴道子宫切除术主要取决于目前盆腔状态,而非前次盆腹腔手术种类。但是,瘢痕子宫经阴道切除术对手术技巧要求高,手术者需要有娴熟的经阴道手术操作经验,对病人术前情况能够合理准确的评估。

【手术风险评估】

1. **泌尿系损伤的风险增加** 有下腹部手术史(尤其是剖宫产术史)的病人可存在不同程度的盆腔内组织粘连,子宫膀胱粘连或盆腔的任何病理改变如子宫内膜异位症粘连和炎性粘连,均增加了经阴道子宫手术的难度,增加了术中泌尿系损伤的概率。Cho 等报道,在经阴道全子宫切除术中发生膀胱损伤者27%有剖宫产史;而 Wang 等报道,有剖宫产史病人膀胱宫颈粘连致密,经阴道子宫手术时膀胱输尿管损伤率高达44%。虽然此报道与本院及国内的许多报道差别较大,但能说明有子宫前壁与膀胱粘连的病人,泌尿系损伤的发生率是较高的。文献报道的非脱垂子宫经阴道子宫切除术的输尿管伤率为0.02%~0.4%,北京协和医院报道的412例经阴道子宫切除术中,无一例泌尿系损伤发生,笔者单位手术

过程中输尿管损伤的发生率也仅0.02%。

经阴道子宫切除术中可能损伤膀胱和输尿管的有以下4个步骤:

(1)分离膀胱阴道间隙时,切口过深容易损伤膀胱;切口过浅时分离膀胱阴道间隙困难,出血多,术野不清易发生损伤。特别是若有剖宫产史,子宫膀胱粘连,术中暴露膀胱宫颈间隙时层次不清,在未能辨清膀胱反折腹膜确切部位前,若盲目提起并切开,易将膀胱误认作腹膜切开而造成损伤。

(2)阴道上隔分隔膀胱阴道间隙和膀胱宫颈间隙,分离此隔常需锐性分离,若层次掌握不好,则易损伤膀胱后壁(图1-0-13)。

(3)膀胱和侧盆壁关系密切,尤其在膀胱半充盈状态时更加密切,在经阴道逆行解剖时若膀胱两侧的组织推离不够,损伤膀胱的概率会增加。

(4)膀胱宫颈阴道韧带浅层内有输尿管宫颈段通过,经阴道手术时需将膀胱宫颈韧带推离开子宫,若推离不够,处理骶主韧带时易损伤输尿管(图1-0-24)。

2. **肠管损伤的风险** Boukerrou 报道741例 TVH 病人,有剖宫产史者膀胱及肠管损伤的发生率为18.3%,无剖宫产史者仅为3.58%。故手术中必须特别注意预防副损伤的发生。造成肠道损伤的原因常见的有:子宫内膜异位症引起直肠与子宫的紧密粘连或阴道后壁切口位置选择不正确。

若前次手术为子宫内膜异位症的手术或者子宫后壁的肌瘤剔除术,常常子宫后壁或宫底与盆底、直肠、盆侧壁或直肠、小肠网膜粘连。若仅为网膜、肠管与子宫粘连,术前双合诊子宫活动度尚可,常常在术中才发现;若为子宫内膜异位症或炎症引起的粘连,双合诊常可发现子宫活动差,子宫后壁结节增厚等征象。此时子宫直肠间隙粘连,子宫腹膜反折升高或界限不清,损伤肠管的风险增加。

3. **术中大出血风险增加** 前次盆腹腔手术史虽然不是经阴道手术的绝对禁忌证,但由于子宫周围可能发生粘连,使手术的难度增加。术中粘连部位层次不清及手术时间的延长,均使术中

大出血的风险增加。

困难经阴道子宫切除术术中出血超过400ml的占10.86%。大出血主要原因是盆腔粘连严重、既往存在剖宫产史等因素，导致手术难度增大，手术出血量相应增加。

4. 感染风险增加 许多报道有盆腹腔手术史的病人经阴道手术时时间相应延长，出血量相应增加，均增加了感染的风险。

国外文献报道，既往有盆腔手术史者，手术成功率在57%~97%之间，术中并发症发生率升高——膀胱及直肠等损伤的发生率为18.30%。

5. 子宫翻出困难 主要原因为子宫及附件周围有粘连，使子宫体不能从直肠子宫陷凹牵出，增加了手术的难度。

【手术难点与对策】

1. 术前采取的对策

(1)术前应全面了解病人病史、前次手术的类型及术中情况：

1)有剖宫产史的病人，应首先明确是计划性剖宫产，还是临产宫口开大后急诊剖宫产。一般情况下，前者粘连发生在子宫膀胱腹膜反折，而后者经试产使子宫下段拉长，所以剖宫产子宫切口相对较低，使子宫和膀胱后壁粘连的可能性更大。

2)对于子宫肌瘤剔除史病人，应询问肌瘤生长位置和前次手术剔除数目（最好可以查看前次手术记录），如果是后壁肌瘤剔除或剔除数目较多，则子宫和直肠、小肠粘连机会增加，如果肌瘤位于宫底，子宫与小肠和大网膜粘连机会增加，子宫与网膜和肠管粘连双合诊检查难以判定。

3)对于附件和阑尾手术史病人，一般只是大网膜或肠管与手术相应部位粘连。对经阴道手术影响不大。

4)对于有盆腔子宫内膜异位症病人，均应高度警惕盆腔粘连，尤其是附件、直肠与子宫后壁的粘连。Ⅰ~Ⅱ期病变粘连较脆弱，钝性剥离并不困难，Ⅲ~Ⅳ期非活动性病灶可能造成子宫直肠窝完全封闭。双合诊及三合诊发现明显盆腔子宫内膜异位症时，最好行腹腔镜辅助的经阴道手术。

(2)全面妇科检查：双合诊、三合诊充分了解子宫大小、活动度、宫旁和子宫前后壁情况、阴道宽松度、确定有无严重的盆腔粘连。若宫颈位置高、前穹窿变浅，宫口向后，有前壁粘连可能，若双合诊发现宫底位置明显升高、且固定于前腹壁，有前壁广泛粘连可能，这种情况手术难度最大。术前有经验的医师双合诊大多可以发现。观察后穹窿有无紫蓝色结节，后穹窿、宫颈后方有无触痛结节，子宫是否固定，三合诊了解粘连与肠道、肠黏膜情况。

(3)术前超声评估：于适度充盈膀胱、过度充盈膀胱、排空膀胱时分别检查，发现宫底位置升高、子宫前壁与腹前壁紧贴，子宫下段拉长，探头加压时子宫与腹壁之间没有相对移动。正常子宫在膀胱过度充盈时位于膀胱后方，与腹壁距离拉大。超声检查若发现合并卵巢子宫内膜异位囊肿的子宫腺肌病者，不宜选择经阴道手术。深部浸润型内异症需行泌尿系彩超、静脉肾盂造影（intravenous pyelography，IVP）了解肾功能、双侧输尿管走行等。

(4)宫颈牵拉试验：进一步确定子宫活动度。

(5)腹腔镜探查或辅助经阴道全子宫切除术：有两次或更多次数的盆腔手术史或盆腔情况不明确或疑有严重盆腔粘连、子宫体积≥20孕周时，可根据具体情况选择腹腔镜下协助手术。

(6)术者评估：术者有无熟练的经阴道手术技巧，有无修补膀胱、肠管损伤技术及外科支持。

2. 手术操作要点与对策

对于非脱垂瘢痕子宫或既往手术导致盆腔有粘连的经阴道手术来说，顺利打开前、后穹窿和腹膜反折进入腹腔，并分离膀胱、直肠或其他脏器与子宫的粘连是成功的关键。其要点与对策主要有以下几点：

(1)阴道黏膜切口的正确选择：过高易损伤膀胱、直肠，过低不易进入间隙。一般选择阴道前壁的膀胱宫颈沟上0.5cm处环切阴道壁，深达宫颈筋膜；当牵拉宫颈暴露阴道后壁，后穹窿阴道黏膜若有内缩现象提示子宫后壁与盆底腹膜或直肠有粘连，切开阴道后壁黏膜处可在宫颈阴道段致密黏膜与阴道后壁疏松黏膜交界上1~2cm处（图5-3-1，图5-3-2）。

(2)分离有粘连的子宫膀胱间隙的对策：

1)采用水压分离+钝性+锐性分离：有剖宫产史的瘢痕子宫，膀胱腹膜反折处易有粘连，且腹膜反折位置多半较高，可用1：2 000肾上腺素生理盐水溶液（200ml生理盐水中加入肾上腺素0.1mg），如合并有高血压的病人则将肾上腺素改用缩宫素，100ml生理盐水含缩宫素10U。分别注入膀胱宫颈子宫间隙（一般注入50~60ml），在膀胱

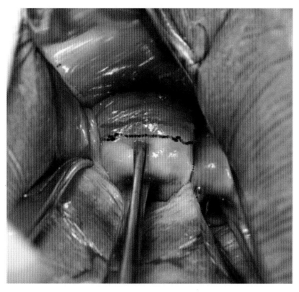

图 5-3-1　阴道前壁切开的位置
黑线处为膀胱沟,上约 0.5cm(红线处)
为阴道前壁切开的位置

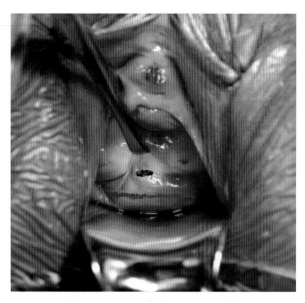

图 5-3-2　阴道后壁黏膜切开位置
黑线处为提拉宫颈时内缩的穹窿黏膜提示有粘连,
红线处为后壁黏膜切开处

子宫间隙形成良好的水垫,通过水压的作用使膀胱子宫的潜在间隙增宽,使疏松粘连的组织分离。

2)同时用弯剪刀紧贴宫颈筋膜向上撑开推进,再用手指钝性推离膀胱宫颈间隙。于膀胱腹膜反折处可以触及明显手术瘢痕,疏松粘连部位由于水压的作用再加手指钝性分离很容易推开。

3)锐性分离致密粘连的部位:粘连致密的部位,钝性分离难以奏效,用力过大,可直接导致膀胱损伤,此时可紧贴子宫壁用弯剪刀锐性分离即可。

4)分离膀胱子宫间隙过程中,注意观察膀胱肌层与宫颈的区别,膀胱肌肉颜色较红,质软有弹性;宫颈质地韧且颜色较浅。

5)术前膀胱内注入亚甲蓝液,分离子宫膀胱间隙时,术中发现膀胱肌层隐隐透过蓝色,及时改变分离方向,并荷包缝合修补膀胱壁,术后保留尿管 5~7 天。

(3)打开子宫膀胱腹膜反折:剖宫产后由于子宫前壁和膀胱粘连,子宫反折腹膜界限不清,且位置常常较高,容易造成膀胱的损伤。术中寻找子宫膀胱腹膜反折困难时采用的对策有(图 5-3-3~图 5-3-17):

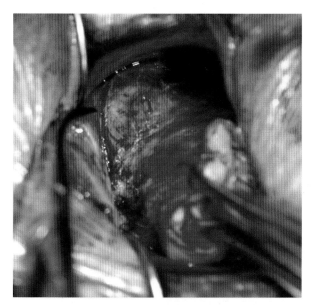

图 5-3-3　宫颈前壁与腹膜粘连,子宫膀胱
间隙不能常规打开

1)先处理子宫骶韧带、主韧带和 / 或子宫血管,待子宫位置下降后再找腹膜反折。

2)若子宫位置下降后仍不能打开子宫膀胱腹膜反折,子宫较小者可先打开子宫直肠腹膜反折,用手指或固有韧带钩形钳从子宫后面绕向前方,从正中或侧边顶起子宫膀胱腹膜反折,找准层次,用剪刀锐性分离;对子宫较大、粘连较宽且紧密者,打开子宫直肠腹膜反折后,切除宫颈,先剔除肌瘤或将子宫剖成两半,行碎解术,缩小子宫体积,逐渐将宫体、宫底向后翻,再从上往下直视下分离子宫前壁粘连。

3)术中下拉或者外翻子宫时要注意子宫与肠管、大网膜的粘连,切不可盲目碎解子宫或钳夹子宫周围组织,可将子宫向外轻轻牵拉暴露粘连处,在直视下行粘连松解术。

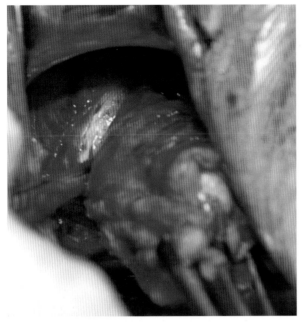

图 5-3-4　切除宫颈,缩小子宫体积向下牵拉

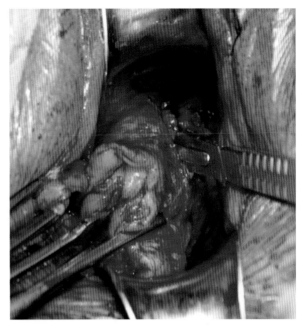

图 5-3-5　切除宫颈,缩小子宫体积向下牵拉宫体

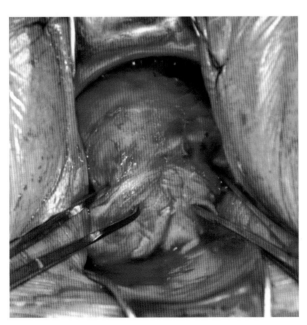

图 5-3-6　下拉宫体暴露子宫前壁,继续分离粘连

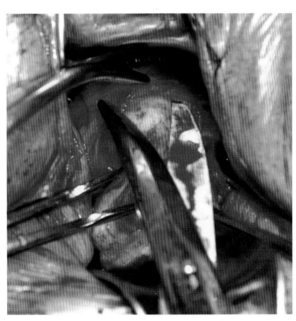

图 5-3-7　锐性分离子宫前壁粘连

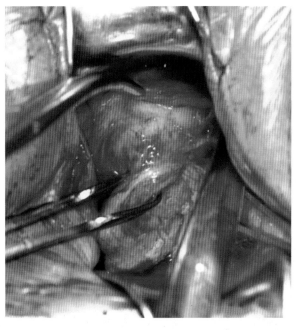

图 5-3-8　暴露前壁粘连范围及腹膜反折处

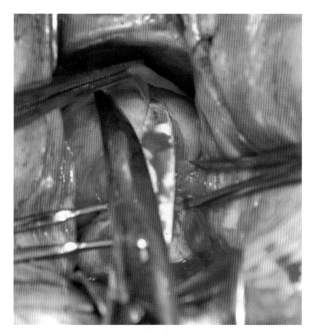

图 5-3-9　锐性剪开腹膜粘连处

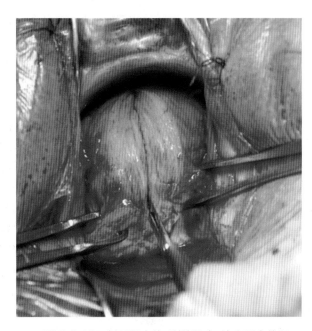

图 5-3-10　剖开子宫体,剔除肌瘤,缩小子宫体积

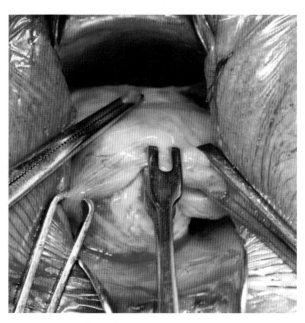

图 5-3-11　宫底处仍有粘连

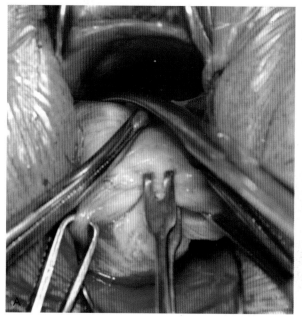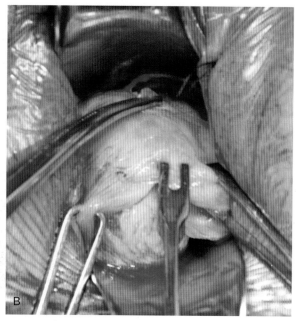

图 5-3-12 锐性分离宫底粘连

A. 组织剪剪断粘连带；B. 粘连带剪断后残端

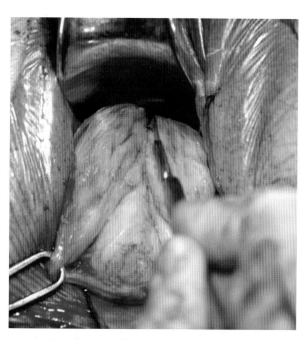

图 5-3-13 分块切除宫体，缩小子宫体积

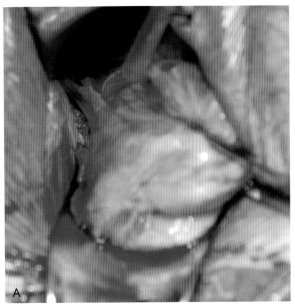
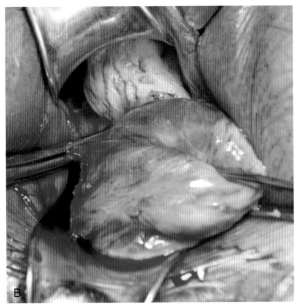

图 5-3-14 暴露宫底右角的粘连
A. 暴露宫底右角处粘连；B. 钳夹粘连带

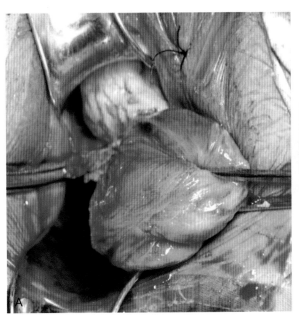
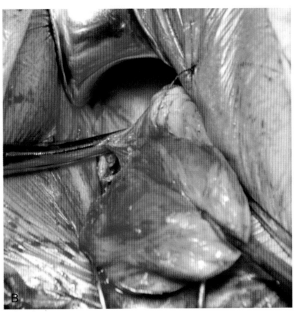

图 5-3-15 直视下分离粘连
A. 钳夹粘连带后切断；B. 钳夹粘连带

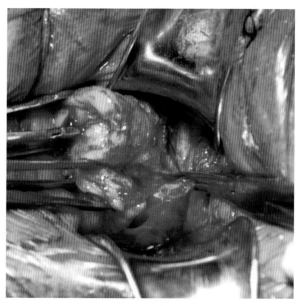

图 5-3-16 先处理子宫骶主韧带及子宫血管，将宫体分离

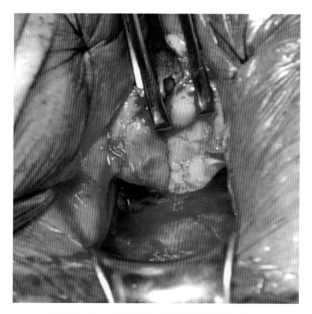

图 5-3-18 分离子宫直肠间隙发现有粘连

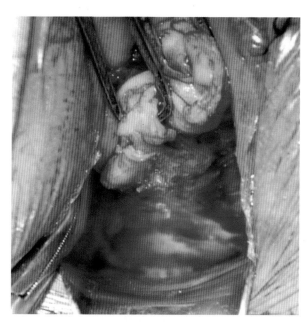

图 5-3-17 剪开后腹膜向下拉，再分离前后壁粘连处

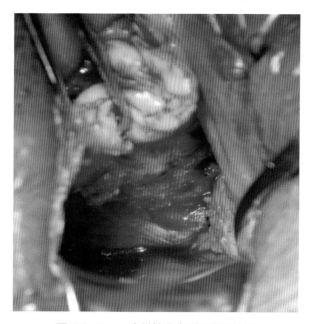

图 5-3-19 一直锐性分离到距宫颈外口约 6cm 处仍未打开后腹膜

（4）分离有粘连的子宫直肠间隙和子宫直肠腹膜反折的对策：子宫后壁粘连多见于子宫腺肌病、盆腔子宫内膜异位症，也可见于乙状结肠、直肠手术病史及盆腔感染史者等，可使手术的风险明显增加，主要是直肠损伤和输尿管损伤。术前要充分评估盆腔粘连情况，高度注意存在子宫内膜异位症的病人，有过子宫肌瘤剔除术史的病人，术中采取的对策有（图 5-3-18，图 5-3-19）：

1）阴道后壁切开的位置辨别方法同阴道前壁切开。

2）轻微疏松粘连紧贴子宫后壁浆膜层，向上锐性分离可获成功；也可用手指钝性分离，但致密粘连者，切忌强行钝性分离，可用弯剪刀紧贴宫颈宫体后壁向上锐性分离，游离直肠，切断主骶韧带、子宫血管，使子宫有所下降，再试探进入子宫直肠窝腹膜，必要时使用示指经肛门指引下分离粘连。

3）骶骨韧带内侧致密粘连可紧贴子宫肌壁锐性剪开，将子宫浆膜层与子宫分离，越过粘连处即可进入腹腔。

4）子宫后壁较高处粘连可先处理子宫骶韧带、主韧带和/或子宫血管，然后打开子宫膀胱腹膜反折，将子宫底向前翻，剔除肌瘤或将子宫剖成两半，碎解子宫直至宫底翻出，处理子宫圆韧带、卵巢固有韧带、输卵管后再从上往下直视下分离子宫后壁粘连处。

5）若子宫骶韧带周围或外侧片状致密粘连，输尿管粘连可能增加，则改开腹手术或腹腔镜手术为宜。

（5）肠管与宫底粘连的处理：疏松粘连可紧贴子宫浆膜锐性分离；如是致密粘连则可在处理子宫骶韧带、主韧带、子宫血管和/或单侧或双侧附件后剔除肌瘤，碎解子宫。子宫缩小后将粘连处拉下，直视下沿子宫肌壁锐性剪开，将子宫浆膜层留在肠管上，以免造成损伤，见图 5-3-20 及图 5-3-21。

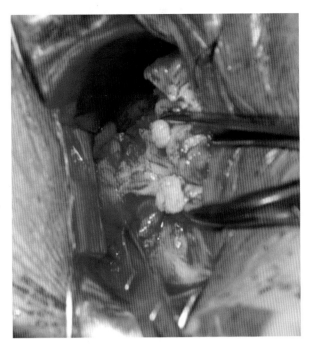

图 5-3-21　继续分离右后壁粘连

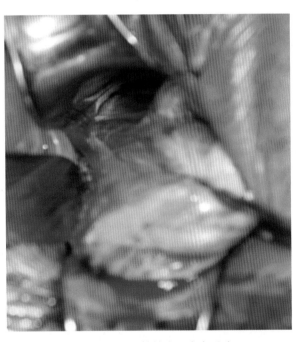

图 5-3-20　肠管粘连于宫底后壁

（6）附件粘连的处理：一侧附件粘连，先处理对侧附件，将子宫拉出阴道或将子宫碎解缩小后拉出阴道，直视下分离粘连或紧贴子宫钳夹切断附件。

（7）膀胱损伤时的处理：检查膀胱伤口与双侧输尿管开口的关系，若破裂口距输尿管开口近，则可经阴道从膀胱破口处向输尿管开口插入双J管，再使用 3-0 可吸收线连续缝合膀胱裂口黏膜层，注意双侧角部勿遗留小孔，再间断缝合膀胱浆肌层，膀胱内灌注亚甲蓝液体，检查有无漏孔。术后留置尿管 7~10 天，保持膀胱空虚，预防感染。

（8）直肠损伤的处理：裂口不大者，先切除子宫，再行修补。用 3-0 可吸收线间断缝合直肠黏膜层，再间断缝合直肠肌层和筋膜层，或求助肛肠外科医生协助修补，术后肠外营养，禁食 3 天后，全流质饮食 3 天后，半流饮食 3 天，延缓排便，软化大便。

（9）避免输尿管损伤的对策：输尿管距子宫颈旁约 2cm，经子宫动脉后下方，绕过子宫侧穹窿外侧向前穿膀胱宫颈韧带进入膀胱，故在处理子宫主韧带要紧贴子宫颈进行，在打开膀胱子宫间隙时应剪断膀胱宫颈韧带，将其和膀胱一起推离子宫，可使输尿管远离手术野，有效预防输尿管损伤。

（10）避免术中大出血的方法：尽量采用上述相对安全的方法分离粘连；若粘连致密经阴道手术困难时及时采取腹腔镜辅助手术或开腹手术；术毕前仔细检查个韧带残端及子宫血管断端以避免漏扎或结扎线头滑脱引起的出血。

【典型病例介绍】

陈××，女，46岁，因"进行性痛经伴经量增多 4 年，加重 6 个月"于 2018 年 1 月 15 日入院。病人平素月经规律，5~6/30 天，量中，偶有轻微痛经。4 年前开始出现经期 1~3 天疼痛，不能忍受，呈进行性加重，口服止痛药物后尚可忍受，伴有腰骶部坠痛，月经量增多至平素 2 倍，有血块，经期无明显延长，无畏寒、发热、恶心、呕吐、腹泻、尿频、尿急等不适。曾在外院就诊，盆腔 B 超提示"子宫腺肌病"，给予口服中成药治疗（具体不详），无明显改善。近 6 个月来痛经进一步加重,难以忍受,影响日常生活及工作,口服止痛药物不能缓解,末次月经 2018 年 1 月 6 日。现要求手术治疗,门诊拟"子宫腺肌病"收入院。平素体健,无高血压、糖尿病、血液病等病史,曾因 2 次"宫外孕"分别于当地医院行经腹输卵管切除术,7 年前因"急性阑尾炎"行开腹行阑尾切除术。孕 3 产 1,顺产 1 次,宫外孕 2 次。入院查体:生命体征平稳,心肺听诊未闻及明显异常。腹平软,无压痛及反跳痛,下腹部正中线处可见长约 10cm 的竖形手术瘢痕,右下腹见一长约 5cm 的斜形手术瘢痕,脊柱四肢无畸形,四肢肌力 Ⅴ 级,肌张力正常。妇科检查:外阴发育正常,阴道通畅,弹性好,阴道后穹窿无明显触痛性结节。宫颈光滑,质地中,无接触性出血。宫体前位,均匀性增大,如孕 10 周大,质硬,无压痛,活动度尚可。双侧附件未扪及明显增厚,无触痛。入院后完善相关检查,血常规提示:Hb 99g/L,凝血四项、肝肾功能、白带常规、阴道分泌物培养及宫颈 TCT 等检查未见明显异常。妇科 B 超:子宫增大,腺肌病并肌壁间子宫肌瘤未除:宫体长径 73mm、厚径 64mm、横径 64mm,前壁见一个低回声团,约 12mm×8mm,边界清楚。双附件区未见明显异常。

病人 46 岁,继发性痛经伴经量增多 4 年,加重 6 个月,现影响其正常工作和生活,要求全子宫切除,有手术指征。病人既往 3 次开腹手术,此次要求行经阴道全子宫切除术,术前妇科检查子宫活动度尚可,可考虑行经阴道手术,必要时腹腔镜辅助下经阴道手术。遂于 2018 年 1 月 17 日在腰硬联合麻醉下行阴式子宫全切术 + 盆腔粘连松解术,术中导尿于宫颈、阴道交界处黏膜下注入 1:2 000(0.1mg/200ml)的肾上腺素生理盐水溶液 100ml。于宫颈膀胱沟处横行切开阴道黏膜,深达筋膜层,并环绕宫颈向两侧及宫颈后方延长切口。提取阴道前壁黏膜,用弯剪钝性并锐性分离子宫膀胱间隙至子宫膀胱腹膜反折。将宫颈向上牵拉,同法分离子宫直肠间隙至子宫直肠腹膜反折。向右侧牵拉宫颈,暴露左侧子宫主骶韧带,钳夹并切断,7 号丝线双重缝扎断端,同法处理对侧。提起子宫膀胱腹膜反折,剪开并向两侧扩大,于腹膜中点缝一针丝线做标志。分离同法处理子宫直肠腹膜反折。术中发现直肠子宫陷凹存在广泛疏松粘连,分界尚清,用弯剪刀紧贴宫颈宫体后壁向上锐性分离粘连,分离后于腹膜中点缝一针丝线做标志。钳夹、切断、7 号双重丝线缝扎子宫血管;子宫向下牵拉困难,术野暴露不清,考虑宫底部存在粘连,遂行子宫碎块术,子宫肌层质地较硬,弹性差,取出子宫大部后钳夹切断双侧子宫圆韧带、卵巢固有韧带并双重缝扎,探查双侧输卵管缺如,双侧卵巢外观未见异常。宫底部浆膜表面与肠管广泛致密粘连,右侧宫角部可见右侧卵巢、肠管及宫角部组织成团粘连,分界不清。下拉剩余宫体至阴道口,直视下紧贴子宫浆膜层剪刀锐性分离肠管,然后紧贴右侧宫角锐性分离右侧卵巢及肠管组织,游离卵巢及肠管后取出全部子宫送病理检查。2-0 可吸收线从左 / 右侧连续缝合阴道残端至中间打结,留置盆腔引流管 1 条,阴道塞碘伏纱 2 块。因子宫体部浆膜表面与肠管广泛致密粘连,分离组织创面大,嘱病人术后禁食,待肠管功能恢复后,才考虑进食。

术后 24 小时拔出阴道塞纱及尿管,病人自解小便顺利。术后 48 小时病人肛门排气,开始恢复全流饮食,盆腔引流液 24 小时不多,予以拔除。病人术后 5 天痊愈出院。

(谢庆煌 周 聪)

第四节 子宫腺肌病经阴道全子宫切除术

子宫腺肌病(adenomyosis)是指子宫内膜侵入肌层的良性病变,在入侵的子宫内膜腺体及间质周围可见增生的肌纤维。子宫腺肌病和子宫内膜异位症在我国是全子宫切除术的手术适应证中位居第二位。尽管腹腔镜或经腹手术对子宫腺肌病病人施行全子宫切除术有一定的优势,但对子宫腺肌病病人有选择性的经阴道全子宫切除术仍是一个安全、微创和经济的途径,值得探讨。

【手术适应证】

1. 因子宫腺肌病或合并子宫腺肌病病人因其他疾病需要行全子宫切除者;

2. 阴道无狭窄;

3. 术前检查排除合并盆腔广泛粘连或合并卵巢内膜异位症囊肿及其他严重的子宫内膜异位症;

4. 子宫小于或等于孕 16 周,如子宫大于孕

16 周或术前估计病人可能合并盆腔粘连或子宫内膜异位症者,可选择腹腔镜与经阴道联合手术;

5. 合并子宫脱垂、尿失禁等盆底组织缺陷性疾病者宜选择经阴道途径完成;

6. 排除其他不适合行手术治疗的情况。

【手术风险的评估】

1. 术前风险评估　子宫腺肌病病人合并严重的盆腔粘连和子宫内膜异位症的可能性较大,子宫较硬、变形能力差,故术前对子宫和盆腔情况的准确评估对手术途径的选择和术中困难的估计具有至关重要的作用,可从以下几方面加强术前风险评估的准确性:

(1)妇科检查:子宫腺肌病病人妇科检查时应尤其注意窥视阴道黏膜是否可见紫蓝色结节突出,双合诊时注意子宫大小、活动度、是否后倾后屈、后穹窿或骶子宫韧带是否有触痛结节、宫体与盆壁关系等情况,以排除深部子宫内膜异位症(deep infiltrating endometriosis,DIE)及重度盆腔粘连。

(2)术前辅助检查

1)经阴道超声检查:是判断子宫腺肌病和卵巢巧克力囊肿的重要方法,对 DIE 诊断也有一定的价值。

2)核磁共振成像(magnetic resonance imaging,MRI)检查:对软组织有极高的分辨率,比超声检查更灵敏,是目前诊断子宫腺肌病和 DIE 最好的辅助检查方法。对需行全子宫切除术的子宫腺肌病病人术前行 MRI 检查可较好的识别病人是否合并子宫内膜异位症、判断子宫腺肌病病灶是局限于子宫前、后壁或者弥漫性生长,有助于决定手术治疗方案。

2. 术中风险评估　术中加强风险评估对避免子宫腺肌病病人经阴道全子宫切除术时的并发症和副损伤也具有重要作用。

(1)风险评估:对术前评估合并严重的盆腔粘连或内膜异位症可能性不大的病人,可直接行经阴道手术,但术中应仔细操作,如出现打开间隙困难、子宫体无法拉出等情况时应警惕盆腔粘连及 DIE 等,及时采取相应措施或转换手术方式。

(2)联合腹腔镜探查:对术前评估可能存在盆腔粘连、内膜异位症或子宫较大的子宫腺肌病病人,可先行腹腔镜探查,在腹腔镜下明确盆腔情况并做相应预处理后再经阴道行全子宫切除或行腹腔镜联合经阴道手术的全子宫切除术,将经阴道手术和腹腔镜手术相结合,可有效避免副损伤和并发症。

【手术难点与对策】

子宫腺肌病病人可能因为子宫位置较固定、后倾后屈、子宫质地坚硬变形能力差及合并一定程度的盆腔粘连或子宫内膜异位症等原因导致切除时较其他疾病的子宫切除术更加困难,常见的手术难点及解决步骤如下:

1. 分离膀胱宫颈间隙和直肠宫颈间隙　此步骤是经阴道全子宫切除术的关键步骤,在没有粘连的病人这两个间隙较疏松,但子宫腺肌病病人分离这两个间隙的难度常常较大,应注意:

(1)在宫颈、阴道交界处的膀胱沟水平的阴道黏膜下充分打水垫,借助水压帮助分离扩大阴道黏膜与膀胱直肠之间的间隙,上推膀胱下缘,减少因盆腔粘连等引起膀胱及直肠副损伤的可能(图 5-4-1)。

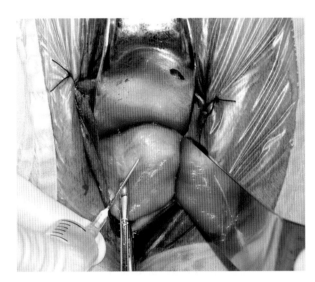

图 5-4-1　阴道黏膜下充分打水垫

(2)对子宫较大或变形能力较差、暴露困难者在阴道前壁行倒"T"形切口,以利于扩大术野和子宫的取出(图 5-4-2)。

(3)掌握好正确的层次和分离方法:对子宫腺肌病病人实行手术时更应分清解剖结构,剪刀尖紧贴宫颈面进行膀胱宫颈间隙和直肠宫颈间隙的分离(图 5-4-3,图 5-4-4),尤其是分离直肠子宫间隙时,如合并 DIE,可能容易导致直肠损伤,如发现分离困难不应勉强操作,应及时探查,必要时更改手术方式。

2. 处理骶主韧带　子宫腺肌病病人出现骶韧带缩短、固定的可能性增加,在处理骶主韧带时应将骶主韧带一起充分贴近子宫颈钳夹

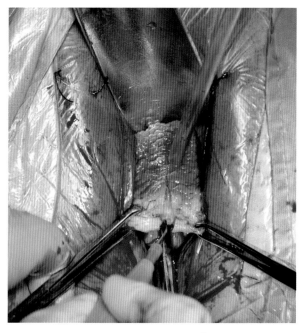

图 5-4-2　阴道前壁行倒"T"形切口

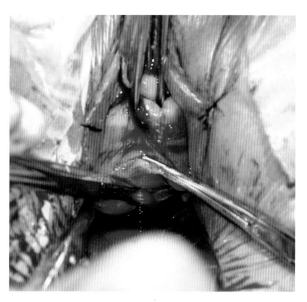

图 5-4-4　紧贴宫颈面进行直肠宫颈间隙分离

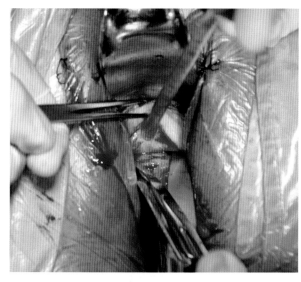

图 5-4-3　紧贴宫颈面进行膀胱宫颈间隙分离

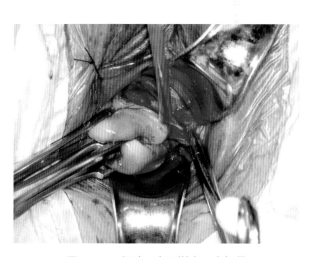

图 5-4-5　紧贴子宫颈钳夹骶主韧带

（图 5-4-5）。虽然经阴道手术因为可以较容易的紧贴子宫进行，输尿管损伤率明显低于经腹手术和腹腔镜手术，但如骶主韧带周围粘连严重还是应先充分分离，以避免损伤粘连移位的输尿管。

3. 打开前、后腹膜反折　子宫内膜异位症病人同样可能因为合并盆腔粘连导致前、后腹膜打开困难，如局部是疏松的粘连，可紧靠宫壁分离后进入腹腔（图 5-4-6），但如果是致密的广泛粘连（如宫旁或后壁的子宫内膜异位症结节）分离困难，推进艰难，则要即时更改手术方式。

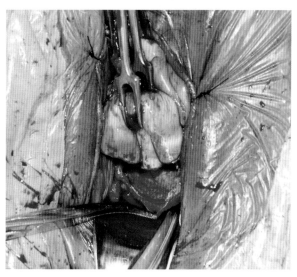

图 5-4-6　紧靠宫壁分离进入腹腔

4. 处理子宫动、静脉 子宫腺肌病病人子宫往往较大，子宫动、静脉位置较高，需要多次钳夹宫旁组织后方能钳夹到子宫动、静脉处，此时应该耐心的逐步钳夹可以看到和钳夹到的宫旁组织直至子宫血管处，在钳夹血管时不用将其从周围组织中单独分离出来，而是将血管与周围组织一并钳夹（图5-4-7）。此处也应尽量靠近宫体钳夹以避免损伤粘连移位的输尿管等组织。

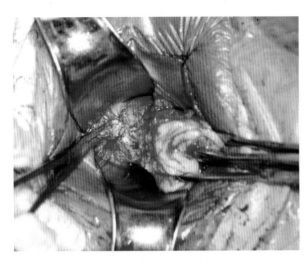

图5-4-7 处理子宫动、静脉

5. 处理卵巢固有韧带、输卵管及圆韧带 子宫腺肌病者可能在宫底部或子宫后壁与肠管、盆壁等粘连，在处理卵巢固有韧带、输卵管及圆韧带时尤其应注意暴露好视野后贴近宫体在直视下钳夹，如有粘连应先仔细分离（图5-4-8），切忌盲目钳夹以损伤肠管等邻近器官。

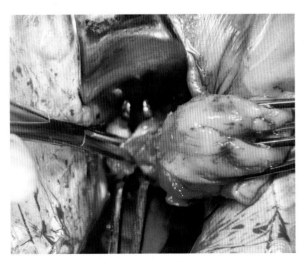

图5-4-8 直视下钳夹、处理卵巢固有韧带、
输卵管及圆韧带

6. 取出子宫 子宫腺肌病病人子宫常呈均匀增大，在切除过程中不能像子宫肌瘤病人一样必要时先剔除肌瘤以缩小子宫体积便于切除，而且往往子宫变形能力差，导致子宫切除和取出困难。对此类病人我们应尽可能在切断子宫血管后对其进行子宫碎解，缩小子宫体积，逐渐取出。碎解方法可选择在拉钩和阴道压板的暴露和保护下横断宫颈（图5-1-17），再用单爪抓钳或双爪抓钳交替钳夹宫体，在中间对半切开，一边切一边向前滚动，直至顺利取出子宫（图5-1-18）。

子宫切除后还应仔细检查双侧附件及盆腔是否合并子宫内膜异位症、粘连剥离面是否有出血等，并予相应处理。

【典型病例介绍】

病人何××，女，52岁，因"月经紊乱伴继发性痛经4[+]年，阴道流血1周"于2018年1月20日收入我科。孕3产2，足月顺产2次，自然流产1次。平素月经规律，7/30天，4[+]年前开始出现月经紊乱，周期21天至45天不等，经期延长至10~15天干净，经量增多如平素月经量2倍，最多时每天需用夜用卫生巾8~10片，全部湿透，伴痛经，从经前1天开始持续至月经第2天，口服布洛芬止痛，偶有恶心，量多时感头晕、乏力，无呕吐及肛门坠胀感。于外院就诊，口服肾上腺色腙片、止血胶囊等药物治疗，症状无明显改善。1周前无明显诱因出现阴道大量流血，色鲜红，量如既往月经量3倍，下腹坠痛明显，伴明显头晕、乏力，精神、食欲欠佳，转诊笔者医院，超声检查提示子宫腺肌病，给予口服炔诺酮止血、硫酸亚铁纠正贫血治疗，现病人阴道流血明显减少，经考虑有切除子宫的意愿，门诊拟"子宫腺肌病、失血性贫血"收入院。入院查体：重度贫血貌，面色蜡黄，口唇、四肢甲床苍白，球结膜苍白。专科检查：外阴发育正常，阴道通畅，内见少量血性分泌物。宫颈肥大，Ⅱ度柱状上皮异位，无接触性出血。宫体增大如孕14周大小，前位，质硬，无压痛，活动度尚好，双附件区未扪及异常增厚及包块。入院后完善相关检查，血常规提示：Hb 55g/L，肝肾功能、凝血四项、宫颈TCT及HPV等检查无异常。妇科B超提示：①子宫增大（长径112mm、厚径114mm、横径110mm），符合腺肌病声像。②双附件区未见明显异常。入院诊断：①子宫腺肌病；②重度失血性贫血。

因病人围绝经期，无生育要求，反复月经紊

乱伴痛经,已导致重度贫血,要求切除子宫,有手术指征。入院后输注 4 单位红细胞纠正贫血后复查 Hb 81g/L,行宫腔镜检查+分段诊刮,排除内膜恶性病变,于 2018 年 1 月 24 日在腰硬联合麻醉下行经阴道全子宫切除+双侧输卵管切除术,手术:导尿后于宫颈、阴道交界处黏膜下注入 1:2 000(0.1mg/200ml)的肾上腺素生理盐水溶液 100ml,于宫颈膀胱沟处横行切开阴道黏膜,并环绕宫颈向两侧及宫颈后方延长切口。用弯剪钝性并锐性分离子宫膀胱间隙至子宫膀胱腹膜反折和分离子宫直肠间隙至子宫直肠腹膜反折,向右侧牵拉宫颈,暴露左侧子宫主骶韧带,钳夹并切断,7 号丝线双重缝扎断端,同法处理对侧,提起子宫膀胱腹膜反折,剪开并向两侧扩大,于腹膜中点缝一针丝线做标志,同法处理子宫直肠腹膜反折,紧靠子宫左侧,于宫颈峡部水平钳夹子宫动静脉,切断后 7 号丝线双重缝扎断端,同法处理对侧,因子宫较大且质地坚硬,双侧宫旁间隙较窄,难以断离双侧附件,故先横断宫颈,中间对半剖开子宫体,削除部分宫体组织,子宫体缩小后,再以卵巢固有韧带钩型钳勾出左侧附件,打开钩钳,钳夹并切断左侧子宫圆韧带、输卵管、卵巢固有韧带,7 号丝线双重缝扎,同法处理右侧附件,切除并取出子宫,检查双侧附件外观无异常,切除双侧输卵管,2-0 可吸收线连续缝合阴道前后黏膜及前后腹膜,缝至中点留线牵引;再自右侧角开始,连续缝合阴道前后黏膜及前后腹膜,放置盆腔引流管及阴道塞碘仿纱,切除子宫重 750g,剖析见子宫内膜不厚,子宫壁均匀增厚,见腺管开口,呈子宫腺肌病改变,术后盆腔引流液暗红色 35ml,24 小时予拔除及取出阴道塞纱。病人术后恢复好,术后 4 天病愈出院,病理:符合子宫腺肌病,子宫内膜呈增生期改变。术后 1 个月复查,病人无阴道流血,脸色转红润,阴道黏膜切口愈合好。

(郑玉华　周 聪)

第五节　经阴道全子宫切除术加卵巢囊肿剥除术

以最小的创伤完成对疾病的最佳治疗是外科医师以及病人永恒的追求。经阴道卵巢囊肿剥除术具有可避免对腹壁的损伤、避免囊肿内容物外溢造成对腹腔感染等优点,但需慎重选择合适病例。临床中部分需要行全子宫切除术的病人同时合并卵巢囊肿,而经阴道全子宫切除术的同时行附件手术是安全可行的,在此对其适应证及手术注意事项等进行探讨。

【手术适应证】

1. 具有行经阴道全子宫切除手术的适应证;

2. 术前检查排除卵巢肿瘤为恶性肿瘤及子宫内膜异位症囊肿;

3. 卵巢囊肿直径 ≤ 10cm,对畸胎瘤病人该标准可适当放宽;

4. 囊肿的活动度好,术前检查排除严重的盆腔粘连;

5. 排除其他手术禁忌证。

【手术风险评估】

1. 术前应行详细的妇科检查和准确的 B 超检查,必要时行 MRI 等检查,充分了解病人阴道松紧度和子宫和囊肿大小、性质、位置、活动度,了解子宫与囊肿的关系,对手术的难易程度在术前做出评估。

2. 手术技术难度较大,操作空间小,术者需具备较强的经阴道手术基础,术者应在术前对病人和自身技术能力进行正确的估计,在可以的情况下方能选择经阴道手术。

3. 术前需充分做好阴道及肠道准备,以防术中、术后感染,术前还应联系好快速冷冻切片,做好遇恶性肿瘤改开腹扩大手术的准备。

4. 在术中仔细操作,辨认好解剖结构,如出现重度盆腔粘连、囊肿性质不明或暴露不清等情况时应及时采取相应措施或转换手术方式。

【手术难点与对策】

1. **分离宫颈周围间隙** 因盆腔粘连机会可能增加,该类病人在分离膀胱宫颈间隙和直肠宫颈间隙时应特别小心,尤其是切开后穹窿时要小心谨慎,仔细分离直肠子宫间隙,避免损伤直肠。

2. **暴露卵巢囊肿** 在全子宫切除术中切断、缝扎卵巢固有韧带、输卵管及圆韧带后留线标记卵巢囊肿一侧的卵巢固有韧带和圆韧带。子宫切除术完成后取出子宫,扩宽囊肿剥除术的视野,在用止血钳钳夹圆韧带残端,向下牵引使其接近阴道,同时下拉同侧卵巢固有韧带,使卵巢固有韧带残端及部分卵巢肿瘤暴露。

如卵巢囊肿活动度大,位置较高,难以钳夹者,可由助手自腹部加压固定肿块,钳夹肿块下缘后并向下牵拉,避免损伤肠管。

3. **避免卵巢囊肿囊液污染盆腔**　在暴露囊肿前以无损伤钳钳夹肿瘤牵拉至切口处,将纱布或一次性无菌塑料袋铺垫在暴露于阴道切口处的肿瘤下方,根据瘤体大小和位置高低,在直视下切开肿瘤包膜,将其完整剥离并稍加修剪缝合剩余卵巢,注意可用长弯止血钳挟持卵巢固有韧带以防肿瘤回缩。如瘤体较大,不能完全暴露直视时,切忌强行牵拉以致囊肿破裂,可先行穿刺抽出液体,再将缩小的肿瘤牵入阴道内,从内壁剥除瘤体,缝合卵巢皮质,修补卵巢。如在暴露过程中囊肿破裂,则应予生理盐水反复冲洗盆腔,避免污染。

4. **正常卵巢组织塑形**　切开卵巢囊肿时尽量沿卵巢门对侧行纵行切口,剥除囊肿后直视下仔细止血,再予3-0可吸收线行卵巢塑形。

5. **盆腔探查和处理**　因此类病人合并盆腔其他病变可能性大而且手术创面较大,剥除囊肿过程中或剥除后应仔细探查对侧附件情况、盆腔是否粘连、有无其他病灶、有无组织漏扎等。

【典型病例介绍】

病人郭××,女,50岁,因"月经量增多伴进行性痛经2年余"于2015年5月12日收入院。孕2产2,足月顺产2次。病人平素月经规律,5~6/30天,经量中等,偶有轻微痛经,2年前无明显诱明因出现月经量增多,较正常增多1~2倍,伴痛经逐渐加重,以月经期第一天为主,服用止痛药后可缓解,无经期及经周期改变。至妇科门诊就诊,B超提示子宫腺肌病,建议手术治疗。病人现月经干净后至笔者医院就诊,拟"子宫腺肌病"收入院。入院体查:生命体征平稳,中度贫血貌,口唇及四肢甲床稍苍白,心肺听诊无异常。腹软,无压痛及反跳痛,腹部未扪及包块,肝、脾未触及,双肾区无叩击痛。脊柱四肢无畸形,双下肢无水肿。妇科检查:外阴发育正常,阴道通畅,少量乳白色分泌物。宫颈稍肥大,表面光滑,I度柱状上皮异位,质地中,无接触性出血。宫体增大约10周,后位,饱满,质地中,无压痛,活动度好。左侧

附件区稍增厚,无压痛,右附件未扪及异常。妇科B超:①子宫增大,子宫腺肌病伴腺肌瘤形成,5.9cm×3.7cm;②左侧附件区稍强回声包块,大小约4cm×4.5cm:卵巢良性肿瘤未除,右附件区未见明显异常。初步诊断:①子宫腺肌病伴腺肌瘤;②左侧卵巢囊肿未除;③失血性贫血。入院后完善相关检查,血常规提示:Hb 83g/L,凝血四项、肝肾功能、电解质、阴道分泌物、白带常规及宫颈TCT等检查未见明显异常。

病人50岁,经量增多伴进行性痛经2年,已经导致中度贫血,病人无生育要求,有切除子宫意愿,且合并卵巢囊肿,有手术指征。于病人及其家属沟通后,于2015年5月19日在腰硬联合麻醉下行经阴道全子宫切除术+左卵巢囊肿剥除术。导尿后于宫颈、阴道交界处黏膜下注入1:2 000(0.1mg/200ml)的肾上腺素生理盐水溶液100ml。在膀胱沟下0.5cm阴道前壁黏膜作一横切口,环绕宫颈,用弯剪钝性并锐性分离膀胱宫颈间隙至子宫膀胱腹膜反折;同法分离子宫直肠间隙至子宫直肠腹膜反折。向右侧牵拉宫颈,暴露左侧子宫主骶韧带,以爱尔博电刀电凝后剪断,同法处理对侧。暴露子宫膀胱腹膜反折,剪开并向两侧扩大,于腹膜中点缝一针丝线做标志;同法处理子宫直肠腹膜反折。紧靠子宫左侧,以爱尔博电刀于宫颈峡部水平钳夹子宫动静脉,电凝后剪断;同法处理对侧。将子宫向左下牵拉,用固有韧带钩型钳沿子宫后壁进入,绕过宫角,将右侧圆韧带、固有韧带及输卵管一并牵出,以直齿钳于钩间钳夹上述组织及韧带并切断,7号丝线双重缝扎断端,留线做标志;同法处理右侧,子宫被切除,检查左侧卵巢增大约4cm×4cm×3cm,局部突起,用止血钳钳夹圆韧带残端,同时下拉同侧卵巢固有韧带,于左侧卵巢囊性感明显处切开,提拉囊肿,暴露其与周围组织间隙,完整剥除囊肿壁,并用3-0可吸收线缝合卵巢创面。检查右侧附件无异常,周围盆腔脏器未见异常,以2-0可吸收性连续缝合腹膜和阴道黏膜。阴道塞碘仿纱块2块。

切除子宫如孕10周,宫体饱满,质硬,表面光滑,宫颈肥大,剖视:子宫肌层增厚,宫内膜增厚,宫底部见局部内膜明显增厚呈息肉状。左侧卵巢囊肿边界清,部分为黄色组织物,质软,送病理,结果为:子宫腺肌病,子宫内膜息肉,子宫内膜呈分泌早期改变,子宫颈慢性炎并息肉,(左侧)卵巢黄体囊肿并出血。

术后 24 小时取出阴道塞纱,检查盆腔引流管见暗红色引流液约 20ml,予以拔除。术后病人恢复良好,阴道窥诊伤口愈合好。病人于 2015 年 5 月 23 日病愈出院。

(谢庆煌　邓凯贤　黄晓斌)

【参考文献】

1. 陈德新,张毅.改良式非脱垂大子宫经阴道全切除术 67 例分析.实用妇产科杂志,2007(01):28-29.
2. Ray A,Pant L,Balsara R,et al.Nondescent vaginal hysterectomy:a constantly improving surgical art.J Obstet Gynaecol India.2011,61(2):182-188.
3. 工藤隆一.阴式手术的基础及操作.唐政平,译.天津:天津科学技术出版社,2001.
4. 刘凤花,李雷,李晓凤,等.新式改良腹腔镜辅助阴式非脱垂子宫切除术的研究.实用癌症杂志,2016,31(07):1149-1151.
5. Purohit R,Sharma JG,Meher D,et al.Completion of vaginal hysterectomy by electro surgery using anteroposterior approach in benign cases faced with obliterated posterior cul-de-sac.Int J Womens Health.2018,10:529-536.
6. Fatania K,Vithayathil M,Newbold P,et al.Vaginal versus abdominal hysterectomy for the enlarged non-prolapsed uterus:a retrospective cohort study.European Journal of Obstetrics & Gynecology and Reproductive Biology,2014,174:111-114.
7. Rovio PH,Luukkaala T,Vuento M,et al.Uhrasonographic assessment of weight of the myomatous uterus:a pilot study using a new combined geometrical formula.Eur J Obstet Gynyol Reprod Biol,2008,137(2):193-197.
8. 张洁,薛华丹,金征宇.弥散加权成像对子宫肉瘤及良性肌瘤的鉴别诊断.实用放射学杂志,2013,29(11):1790-1793.
9. 毕秋,吕发金,肖智博,等.多参数 MRI 对子宫平滑肌肉瘤及不典型子宫肌瘤的鉴别诊断.磁共振成像.2018,9(02):108-112.
10. 俞梅,朱兰,郎景和.GnRHa 用于大子宫子宫肌瘤腹腔镜手术前治疗疗效的前瞻性研究.实用妇产科杂志,2014,30(8):588-591.
11. Melendez J,Bhatia R,Fakokunde A,et al.Medical debulking with gonadotrophin-releasing hormone agonists to facilitate vaginal hysterectomy.Gynecol Surg,2012;9:77-80.
12. 谢庆煌,柳晓春.经阴道子宫系列手术图谱.北京:人民军医出版社,2007.
13. Brummer T H,Jalkanen J,Fraser J,et al.FINHYST,aprospective study of 5279 hysterectomies:complicationsand their risk factors.Hum Reprod,2011,26(7):1741-1751.
14. 安洪宾.探讨有盆腹腔手术史的非脱垂子宫患者经阴道手术的可行性及效果.中国现代药物应用,2016,10(02):103-105.
15. 陈春林,李峰娟,郭遂群,等.经阴道根治性子宫切除术中泌尿系统损伤的防治.中国实用妇科与产科杂志,2009,25(4):272-275.
16. Olah K S.Khalil M.Changing the route of hysterectomy:the results of a policy of attempting the Vaginal approach in all cases of dysfunctional uterine bleeding.Eur J Obstet Gyneeol ReprodBiol,2006,125(2):243.
17. 王海波,王津英,逯彩虹,等.直肠阴道隔严重粘连的腹腔镜辅助下经阴道全子宫切除 36 例报告.中国微创外科杂志,2012,12(9):805-807.
18. 谭先杰,郎景和,刘珠凤,等.全子宫切除术手术途径和适应证 10 155 例分析.中国实用妇科与产科杂志,2008,24(5):360-362.
19. 王宏,冷金花,郎景和,等.子宫肌腺症的临床病理特点及手术指征的探讨.现代妇产科进展,2006,15(7):493-495.
20. Schipper E,Nezhat C.Video-assisted laparoscopy for the detection and diagnosis of endometriosis:safety,reliability,and invasiveness.Nt J Womens Health,2012,4:383-393.
21. 姚书忠.子宫内膜异位症和子宫腺肌病的诊断与分型.中国实用妇科与产科杂志.2013,29(7):541-545.
22. 郎景和.妇科手术笔记.北京:中国科学技术出版社,2001.
23. 王黎娜,赵春艳.经阴道行卵巢良性肿瘤切除术的可行性分析.中华妇产科杂志,2006,41(8):562-563.
24. 罗丽.经阴道手术和腹腔镜手术治疗卵巢囊肿的临床应用价值分析.现代诊断与治疗,2017,28(09):1714-1715.
25. 朱一萍,赵栋,隋孟松,等.经阴道自然腔道内镜卵巢囊肿剥除术十例临床分析.中华腔镜外科杂志(电子版),2018,11(01):24-27.

06

第六章
经阴道非脱垂子宫次全切除术的难点与对策

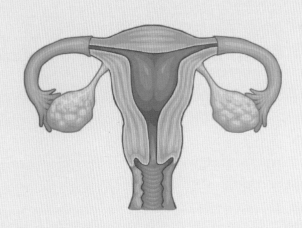

第一节　常规非脱垂子宫经阴道次全切除术

【概述】

1863 年，曼彻斯特的 Charles Clay 完成了第一例经腹次全子宫切除术，此后，次全子宫切除术成为了子宫切除的选择之一。1906 年，Doderlein 和 Kronig 首次发表了经阴道进行次全子宫切除术的具体方法。然而由于保留宫颈存在将来可能发生宫颈癌的风险，以及技术的发展和进步，切除子宫的手术方式在不断地发生着变化，次全子宫切除术曾经一度鲜有"市场"，但因手术方式、技术和器械的改进，它又重新引起了众多妇科医生的兴趣，再次引导了学术界对其重新正确的评价。

次全子宫切除术是于子宫颈内口水平切除宫体，保留健康宫颈的手术。由于保留宫颈，不改变阴道长度，保持盆底组织结构的完整性，对维持病人的生理功能及减少术后性生活心理障碍均有良好的作用。经阴道次全子宫切除术是经膀胱 - 宫颈或宫颈 - 直肠间隙进入盆腔，然后逐步利用此间隙将子宫体翻出，完成次全子宫切除的手术操作。应该认为，经阴道次全子宫切除术（TVSH）是在腹腔镜下次全子宫切除术得到广泛开展的情况下的新理念与新技术。它有不需开腹、腹壁无切口以及创伤小的优点，尤其对伴有肥胖的病人是一种理想的术式。手术无需昂贵复杂的设备，适宜大部分医院开展，尤其是基层医院。

【手术指征】

1. 子宫体部肌瘤、子宫腺肌病、功能失调性子宫出血等良性病变，病人要求保留宫颈，且排除宫颈、子宫恶性病变者（宫颈细胞学筛查阴性，诊断性刮宫无内膜恶性病变）。

2. 子宫体积 ≤ 16 孕周。

3. 妇科检查子宫活动度好，周围无明显粘连。

4. 阴道宽松，弹性好。

5. 无附件包块或良性囊肿 <6cm。

【手术改进要点】

1. 手术体位　由于阴道手术术野狭小，病人体位就显得尤为重要，一般取膀胱截石位，头低臀高位，双侧大腿充分上举和外展，同时臀部超出床沿 3~5cm，以利于拉钩可充分暴露术野。

2. 选择入路切口　术者术前需充分了解子宫的大小、位置。一般子宫前位或最大肌瘤位于宫体前壁者，选择切开前穹窿阴道黏膜，反之子宫后位或最大肌瘤位于宫体后壁者，则选择切开后穹窿阴道黏膜。不管打开膀胱 - 宫颈间隙或宫颈 - 直肠间隙，都需先注射水垫（含肾上腺素的生理盐水），以利于手术时轻松分离该间隙，同时可减少手术出血。

3. 缩小子宫体积　若子宫较大且合并子宫肌瘤，翻出子宫困难，可先剥除肌瘤缩小子宫体积，若为子宫腺肌病，则可将宫底中央作楔形切除缩小子宫体积。如仍未能翻出子宫，可将宫体偏向一侧牵拉，暴露另一侧宫角部，并断离该侧附件再继续作楔形切除缩小子宫体积，再翻出子宫。

【手术基本步骤与操作技巧】

1. 摆放体位及准备　病人取膀胱截石位，头低臀高位，臀部超出床沿 3~5cm。金属导尿管导尿，排空膀胱。

2. 注水于阴道黏膜下　阴道前、后壁拉钩和侧壁拉钩显露阴道，双爪宫颈钳夹持宫颈向下牵引，于宫颈阴道交界处阴道前、后壁黏膜下及宫颈两侧黏膜下注入含 1∶2 000（0.1mg/200ml）肾上腺素生理盐水溶液（合并高血压病者改用含缩宫素 10U/100ml 的生理盐水）30~40ml 至黏膜鼓胀起来，以减少术中出血（图 6-1-1）。

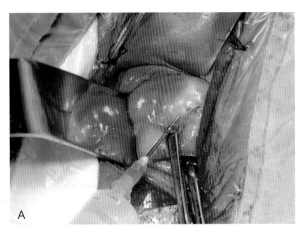

A

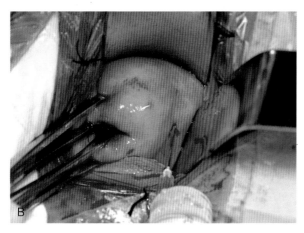

图 6-1-1 水压分离阴道黏膜
A. 阴道黏膜 12 点钟方向注水；
B. 阴道黏膜 3 点钟方向注水

3. 切开阴道黏膜 前入路于宫颈前方膀胱横沟上 0.5cm 以内处横行切开阴道黏膜全层，达宫颈筋膜，并向两侧弧形延长切口至 3 点、9 点处。若子宫较大，阴道切口可行倒 "T" 形切口。后入路则于宫颈后方距离宫颈内口约 2.5cm 处切开阴道黏膜，向两侧延长切口（图 6-1-2）。

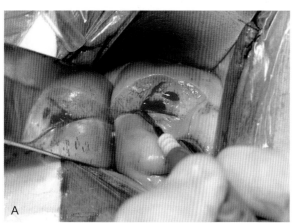

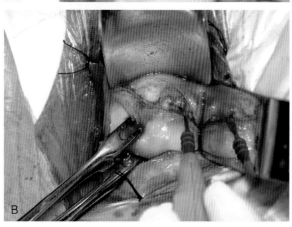

图 6-1-2 切开阴道黏膜
A. 自左至右切开阴道黏膜；B. 全层切开阴道前壁黏膜

4. 分离膀胱 - 子宫间隙（子宫 - 直肠间隙） 提起阴道前壁 / 后壁黏膜切缘，用弯组织剪剪尖紧贴宫颈筋膜向上推进、撑开分离膀胱 - 子宫间隙（子宫 - 直肠间隙）达膀胱 - 子宫（子宫 - 直肠）腹膜反折（图 6-1-3~ 图 6-1-5）。

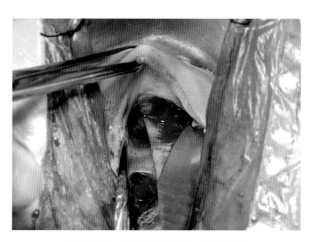

图 6-1-3 锐性分离膀胱 - 子宫间隙

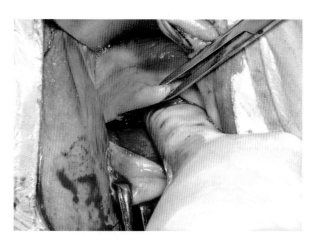

图 6-1-4 钝性分离膀胱 - 子宫间隙

5. 剪开膀胱 - 子宫（子宫 - 直肠）腹膜反折 前入路时将宫颈向外下方牵引，手指钝性分离扩大膀胱 - 子宫间隙，可感觉到间隙比较宽松，腹膜反折较薄、光滑，触摸时有滑动感，用血管钳提起时有松动感，必须仔细辨认，确认为腹膜后才剪开，于腹膜切缘中点用 4 号丝线缝一针牵引腹膜。后入路则将宫颈向外上方牵引，手指钝性分离扩大子宫直肠间隙，阴道拉钩显露，剪开子宫 - 直肠腹膜反折，同样于腹膜切缘中点用 4 号丝线缝作为牵引（图 6-1-6，图 6-1-7）。

6. 翻出子宫 将阴道拉钩置入子宫前 / 后腹膜切口，显露子宫前 / 后壁，用单爪宫体牵拉钳钳夹宫体前 / 后壁将肌层向外牵拉，两把钳交替向

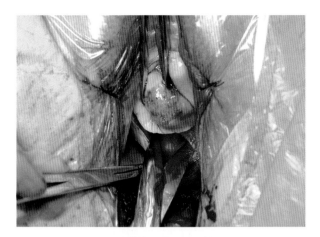

图 6-1-5 钝性分离子宫 - 直肠间隙

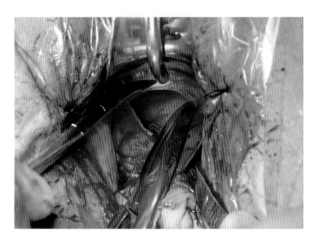

图 6-1-6 剪开膀胱 - 子宫腹膜反折

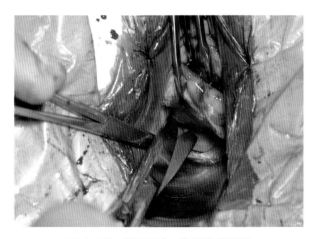

图 6-1-7 剪开子宫 - 直肠腹膜反折

宫底上移,同时将宫体外翻。如过程中碰到肌瘤可先剥除肌瘤缩小子宫体积以利宫体外翻;若子宫较大难以翻出或子宫腺肌病子宫质地硬、变形导致外翻困难时,可将宫底中部楔形切除缩小子宫体积后再将其翻出,部分或全部显

露宫角部(图 6-1-8)。

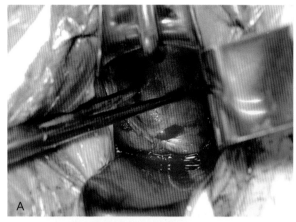

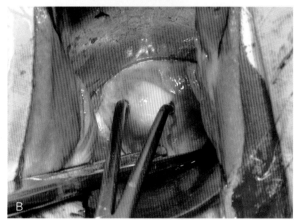

图 6-1-8 单爪钳钳夹宫体翻出子宫
A. 自左至右切开阴道黏膜;B. 全层切开阴道前壁黏膜

7. 处理附件 当宫角部分或全部显露可见输卵管时,紧贴子宫用两把血管钳钳夹输卵管、卵巢固有韧带、部分阔韧带及圆韧带,于钳间切断,用 7 号丝线双重缝扎残端,第二道缝线留作标记。同法处理对侧(图 6-1-9~ 图 6-1-12)。

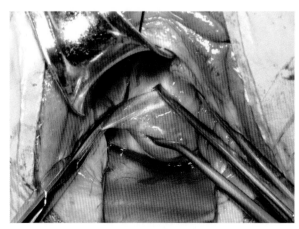

图 6-1-9 钳夹右侧附件

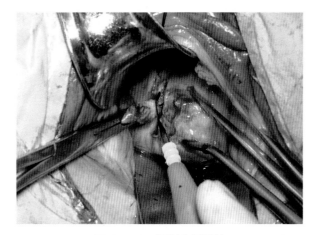

图 6-1-10　切断右侧附件

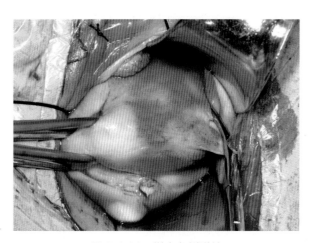

图 6-1-11　钳夹左侧附件

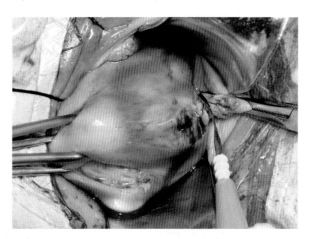

图 6-1-12　切断左侧附件

8. 处理子宫血管　继续向下紧贴子宫壁于子宫峡部上方 0.5~1cm 处钳夹、切断子宫动静脉上行支，双重缝扎子宫动静脉，剪断缝线。另外，附件等宫旁组织及血管还可用血管闭合器或双

极电凝钳凝闭后直接剪断，无需缝扎（图 6-1-13，图 6-1-14）。

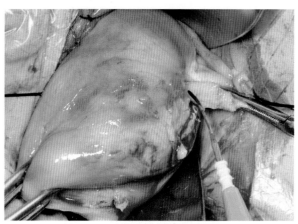

图 6-1-13　钳夹切断左侧子宫血管

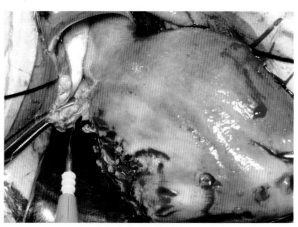

图 6-1-14　钳夹切断右侧子宫血管

9. 楔形切除子宫体　于子宫峡部上方 1~2cm 处或更高处环形向下楔形切除子宫体，组织钳钳夹子宫峡部切缘，消毒液消毒宫颈残端（图 6-1-15）。

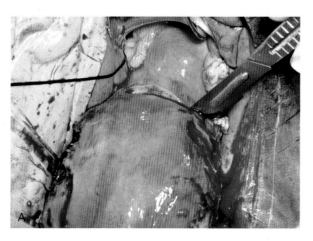

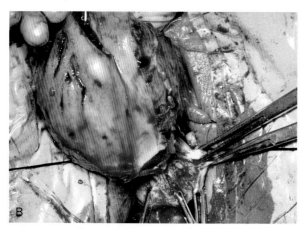

图 6-1-15　楔形切除子宫体
A.自左至右切开阴道黏膜;B.全层切开阴道前壁黏膜

10. 缝合子宫峡部组织切面和峡部切缘　用 1-0 可吸收线单纯间断或"8"字形缝合子宫峡部组织切面,连续锁边缝合峡部浆肌层;两侧圆韧带、附件断端缝线穿针缝合于子宫峡部断端两侧角,预防宫颈脱垂(图 6-1-16~ 图 6-1-19)。

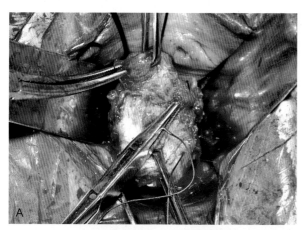

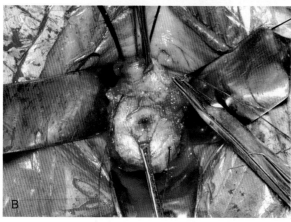

图 6-1-16　缝合子宫峡部组织切面
A.1-0 可吸收线"8"字缝合子宫峡部创面;
B.缝合后准备打结

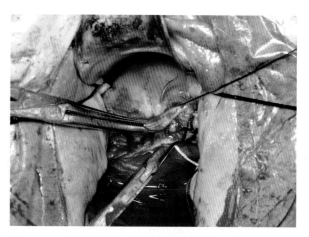

图 6-1-17　连续锁边峡部浆肌层

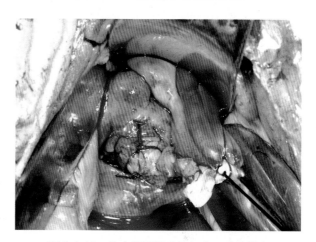

图 6-1-18　将左侧附件残端与宫颈残端缝合

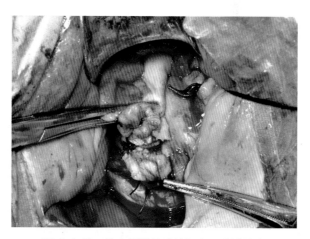

图 6-1-19　将右侧附件残端与宫颈残端缝合

11. 连续缝合宫颈筋膜创面　用 1-0 可吸收线连续缝合宫颈筋膜创面,减少渗血(图 6-1-20)。

12. 缝合盆腔腹膜和阴道黏膜切口　将宫颈复位,用 2-0 可吸收线从两角开始连续缝合前腹膜和前穹窿阴道黏膜切口(图 6-1-21)。

13. 置入引流管,阴道放置碘伏纱卷,留置导尿 24 小时(图 6-1-22)。

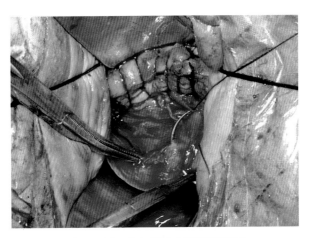

图 6-1-20　连续缝合宫颈筋膜创面

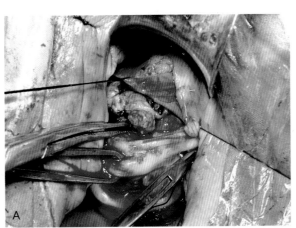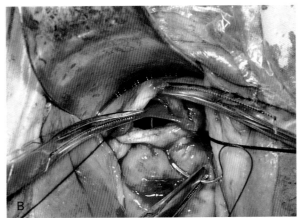

A　　　　　　　　　　　　　　　B

图 6-1-21　全层缝合盆腔腹膜和阴道黏膜
A. 自一侧角部开始全层缝合盆腔腹膜和阴道黏膜；
B. 缝合至中点打结

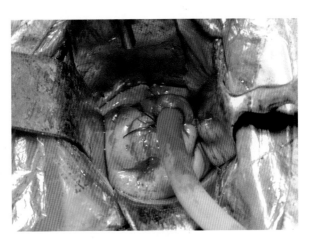

图 6-1-22　留置盆腔引流管

（郑玉华　黄小敏　杨超）

第二节 打开阴道前穹窿经阴道子宫次全切除术

【手术适应证】

子宫前位或最大肌瘤位于宫体前壁者,选择切开前穹窿阴道黏膜,将子宫向前翻。若子宫较大或前后壁均有较大肌瘤,则可将前后穹窿阴道黏膜切开,利于子宫外翻及增加安全性。

【手术风险评估】

1. 合理选择病例,排除手术禁忌证 手术禁忌证有:①骨盆畸形或阴道狭窄,估计手术空间受限者。②子宫体积 >16 孕周。③子宫活动度差、固定,盆腔广泛粘连。④合并附件肿物且直径 ≥ 6cm,或不能排除恶性肿瘤者。⑤急性、亚急性生殖道感染。⑥全身状况不佳,如心力衰竭、血液病等不能耐受手术者。⑦各种疾病的急性期。

2. 膀胱损伤的风险 若最大肌瘤位于前壁,需从前穹窿进入盆腔,由于肌瘤较大,子宫 - 膀胱间隙变形,腹膜反折位置可能发生改变,分离子宫 - 膀胱间隙和剪开腹膜时膀胱损伤风险增高。

3. 确保宫颈健康,排除隐匿性肿瘤 术前应常规行宫颈细胞学检查,对异常者行阴道镜检查,必要时可取宫颈活检、宫颈管诊刮行病理检查。

4. 术前全面充分的评估 术前应对子宫大小、活动度、肌瘤大小、位置,附件及盆腔粘连情况等进行全面充分地评估,并结合病人病史、超声检查等选择合理的手术方式。

5. 术前充分的医患沟通 术前应充分告知病人手术病变切除范围,各种术式的利弊、优缺点,可能发生的近、远期并发症及大致解决方法,阴式手术有术中转腹腔镜手术或开腹手术可能,以及术后注意事项等,并签署相关知情同意书。

6. 术前准备 术前应严格白带常规检查及阴道分泌物细菌培养,排除阴道炎症,并予以阴道碘伏冲洗或擦洗 3 天,每日 2 次。围术期选择敏感抗生素。

【手术难点与对策】

1. 病人的体位及术者的位置 良好的体位可以降低手术难度。病人选取头低臀高的膀胱截石位,双下肢充分打开,固定,臀部尽量突出于手术台边缘以外,臀部超出床沿 3~5cm。术者和一助坐于病人双下肢之间,二助、三助分别站于病人双下肢的外侧。

2. 前穹窿阴道黏膜切口过高易损伤膀胱,过低切入宫颈间质则易出血。术中应准确判断宫颈上方膀胱横沟位置,分离膀胱宫颈间隙时,用长薄剪刀,剪尖朝下并紧贴宫颈,着力于宫颈,向上推进撑开。若间隙正确,则感觉组织疏松,不易出血,并可见光滑、白亮的宫颈筋膜。当术中怀疑或为预防膀胱损伤时,可向膀胱内注入亚甲蓝稀释液约 200ml,组织变薄处可见透蓝色改变,而膀胱损伤穿透则有蓝色液体漏出。若需修补膀胱时应注意勿缝扎闭输尿管口。

3. 能否将子宫体翻出是手术成功的关键,前壁肌瘤较大时(最大直径 ≥ 7cm),常常需要在阴道前壁行倒 "T" 形切口。在翻出过程中可先剥除肌瘤或将宫底中部纵行楔形切除缩小宫体(图 6-2-1~ 图 6-2-4)。若仍难以翻出,可切开后穹窿阴道黏膜及后腹膜来增加子宫的活动性和弯曲性。再者,因宫体较大牵拉子宫困难或子宫与阴道间隙窄操作困难时,助手可向右上或左上推宫颈以增加宫颈旁及宫旁手术空间。

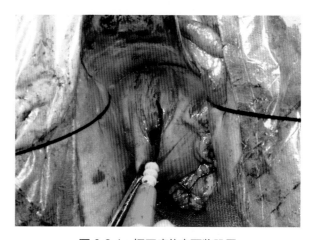

图 6-2-1 切开瘤体表面浆肌层

4. 术中、术后出血 出血多为分离组织层次不准确,重要子宫血管蒂缝扎线断裂或脱落所致等。阴道黏膜两侧不可切得过深,警惕损伤子宫血管引起术后出血。膀胱宫颈韧带和子宫两侧韧带断端应仔细检查有无活动性出血,予以单独缝扎。连续或"8"字形缝合宫颈筋膜的创面。术后盆腔常规放置引流管,经阴道切口引出以便观察术后出血量,24~48小时后拔除。

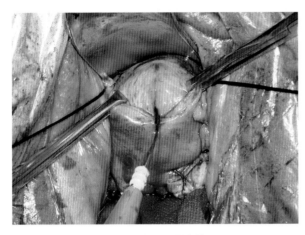

图 6-2-2　暴露瘤体

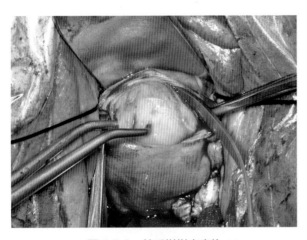

图 6-2-3　单爪钳钳夹瘤体

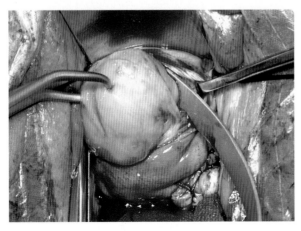

图 6-2-4　肌瘤剥离器剥离肌瘤

【典型病例介绍】

病人黄×,女,43岁,因"月经量增多半年余"于2015年12月28日入院。孕2产1,1991年足月剖宫产1次,人工流产1次。2002年因"子宫肌瘤"于笔者医院行阴式子宫肌瘤剔除术。既往月经规律,5/30天,近半年出现月经量增多,约为平素月经量的2倍,伴血块,每天需更换卫生巾十余次,经期及月经周期无明显改变。于当地医院门诊予药物治疗无明显缓解。近半月平卧时自觉下腹可扪及包块,无腹痛,平素大便性状、排便习惯亦无明显改变。再次于笔者医院就诊,检查考虑多发性子宫肌瘤,拟手术治疗收入院。末次月经日期(last menstrual period,LMP):2015年12月11日。入院查体:生命体征平稳,心肺听诊未闻及明显异常,腹软,耻骨联合上2横指可见横行陈旧手术瘢痕,全腹无压痛,耻骨联合上1横指处可扪及增大的子宫,质地硬,肝脾肋下未及,脊柱四肢无畸形,双下肢无水肿。妇科检查:外阴发育正常,阴道通畅,宫颈光滑,质地中等,无接触性出血。宫体前位,增大如孕12周大小,表面可扪及大小不等结节状包块,最大4cm×3cm大小,质地硬,无明显压痛,活动度一般。双侧附件区未扪及明显异常。入院给予完善相关化验检查,阴道分泌物、白带常规检查及宫颈TCT均无异常。超声提示子宫增大,多发肌壁间子宫肌瘤,子宫右侧壁低回声团:肌壁间肌瘤压迫宫腔? 黏膜下肌瘤? 双侧附件区未见明显异常。初步诊断考虑多发性子宫肌瘤。于2015年12月31日在腰硬联合麻醉下行阴式次全子宫切除术,经前穹窿切口,分离子宫-膀胱间隙至子宫-膀胱腹膜反折,考虑子宫较大,行倒"T"形向上3cm切开阴道黏膜扩大切口,剪开腹膜并向两侧扩大,单爪钳交替钳夹宫体前壁翻出子宫体困难,宫体前壁见一大小约4cm×3cm×3cm的子宫肌瘤,予以剔除,缩小宫体,将子宫向左侧牵拉,暴露右侧宫角,切断、缝扎右侧附件及右侧宫旁组织至子宫峡部水平。探查见宫底与左侧盆壁膜性粘连,予以分离。子宫仍大,切除右侧宫角处部分宫体进一步缩小子宫,暴露左侧宫角,钳夹、缝扎对侧附件及宫旁组织至子宫峡部水平。于宫颈内口水平钳夹、离断、缝扎双侧子宫动脉。于子宫峡部水平锥形切下宫体,缝合宫颈残端。将输卵管峡部及卵巢固有韧带残端用7号丝线缝扎于同侧宫颈残端。缝合宫颈筋膜,检查各韧带残端无出血,缝合腹膜、阴道黏膜。留置盆腔引流管及阴道塞碘仿纱布。检查切除子宫体如孕 12 周大小,表面凹凸不平,质地硬,剖视见肌壁间 6 个肌瘤样占位,直径 2~4cm 大小不等,灰白色,质地硬,边界清,有假包膜,切面呈漩涡状纹理,无出血、坏死。术后 24 小时取出阴道塞纱,检查盆腔引流管引流暗红色引流液 100ml,观察直至术后第 2 日引流暗红色引流液 10ml,予以拔除。术后病人恢复好,病理提示为多发性子宫平滑肌瘤,子宫内膜呈分泌期改变。病人于 2016 年 1 月 4 日病愈出院。

(郑玉华 黄小敏 杨超)

第三节 打开阴道后穹窿的经阴道子宫次全切除术

【手术适应证】

子宫后位或最大肌瘤位于宫体后壁者,选择切开后穹窿阴道黏膜,将子宫向后翻。

【手术风险评估】

1. 直肠损伤的风险:若最大肌瘤位于后壁,需从后穹窿进入盆腔,由于肌瘤较大,子宫 - 直肠间隙变形,腹膜反折位置可能发生改变,分离子宫 - 直肠间隙和剪开腹膜时有直肠损伤的风险。

2. 余同本章第二节打开阴道前穹窿经阴道子宫次全切除术。

【手术难点与对策】

阴道后穹窿黏膜切口的选择。判断错误则易造成直肠损伤。首先辨识后穹窿处黏膜活动与相对固定转折交界处,于交界处稍上方横行切开阴道黏膜,长薄剪紧贴宫颈上推钝性分离子宫 - 直肠间隙,注意弯头朝向宫颈,分离正确则觉间质疏松,无明显出血。撑开剪刀,打开间隙。切开阴道黏膜时应注意排除粘连的肠管。

余手术难点与对策同第二节。

【典型病例介绍】

林 ×,女,46 岁,因"月经量增多伴经期延长 6 年余"于 2014 年 10 月 15 日入院。孕 2 产 2,足月顺产 2 次,1999 年已于当地医院行绝育术。既往月经规律,5/30 天,近 6 年逐渐出现月经量增多,约为平素月经量的 4 倍,伴血块,每天需更换卫生巾十余次,经期延长至 10 余日。间断于当地医院门诊予"止血、调经"治疗后症状无明显缓解。2014 年 9 月 16 日于笔者医院行 B 超检查提示子宫肌瘤,肌壁间偏向宫腔黏膜。拟手术收住院。病人一般情况良好,LMP:2014 年 9 月 27 日。

入院查体:心率 102 次 /min,血压 108/57mmHg,贫血貌,心肺听诊未闻及明显异常,腹软,全腹无压痛,肝脾肋下未及,脊柱四肢无畸形,双下肢无水肿。妇科检查:外阴发育正常,阴道通畅,宫颈轻度糜烂,质地中等,无接触性出血。宫体后位,增大如孕 10 周大小,前壁稍突起,质地中等,无明显压痛,活动度好。双侧附件区未扪及明显异常。入院给予完善相关化验检查,血常规提示血红蛋白 54g/L,阴道分泌物、白带常规检查及宫颈 TCT 均未见明显异常。阴道超声提示子宫大小 7.1cm × 6.8cm × 6.9cm,内膜最厚径 0.5cm,肌层光点不均匀,前壁见低至稍高回声光团 6.8cm × 5.5cm × 5.8cm 大小,边界欠清,尚规则,回声不均,稍突向宫腔。初步诊断考虑子宫肌瘤、重度贫血。予输注悬浮红细胞纠正贫血后,于 2014 年 10 月 20 日在椎管内麻醉下行阴式次全子宫切除术,经后穹窿切口,分离子宫 - 直肠间隙至子宫 - 直肠腹膜反折,剪开腹膜并向两侧扩大,经后腹膜切口钳夹子宫后壁,向外牵引,边牵引边将单爪钳向宫底移动,同时助手将宫颈向内上推送,直至宫体全部翻出。分别切断、处理两侧附件、宫旁组织及血管。于宫颈峡部上 1cm 处环行向下楔形切除子宫体,用 1-0 可吸收线"8"字形缝合宫颈峡部切面组织,连续缝合宫颈残端浆肌层。检查残端无出血后将宫颈复位,缝合腹膜、阴道黏膜,留置盆腔引流管及阴道塞碘仿纱布。检查切除之宫体重 200g,前壁肌层增厚,质地硬,边界不清,未见明显占位病变,有散在暗褐色子宫内膜异位病灶。术后 24 小时取出阴道塞纱,检查盆腔引流管引流暗红色血液 50ml,予以拔除。术后病人恢复好,病理提示为子宫腺肌病合并子宫腺肌瘤,子宫内膜呈增生期改变。病人于 2014 年 10 月 25 日病愈出院。

(郑玉华 黄小敏 杨超)

【参考文献】

1. 韩雪,金玲,孙鸿.不同方式子宫切除术治疗子宫肌瘤的疗效对比及对性功能的影响.中国性科学,2017,26(9):68-70.
2. 刘新民.妇产科手术学.3版.北京:人民卫生出版社,2003:191-203.
3. 谢庆煌,柳晓春.经阴道子宫系列手术图谱.北京:人民军医出版社,2007:62-75.
4. 工藤隆一.阴式手术的基础与操作.曹正平,译.天津:天津科学技术出版社,2001:59-77.
5. Michel Cosson,Denis Querleu,Daniel Dargent.阴道手术学.熊光武,译.福建:福建科学技术出版社,2008:33.
6. Donald R Ostergard,Michael L Berman,Bil Yee.妇科手术图谱.纪新强,译.北京:人民卫生出版社,2003:310.
7. David M Gershenson,Alan M Delherney,Stephen Lu Cumy,等.妇科手术学.2版.万小平,译.北京:人民卫生出版社,2003:460-465.
8. S.Robert Kovac,Carl W Zimmerman.经阴道手术和盆底重建手术外科学.岳天浮,译.天津:天津科技翻译出版公司,2008:139-167.

07

第七章
经阴道非脱垂子宫肌瘤
剔除术的难点与对策

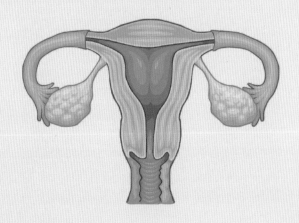

第一节 常规经阴道非脱垂子宫肌瘤剥除术

【概述】

子宫肌瘤剥除术不仅保留了病人生育力,更重要的是维持了子宫的许多生理功能,保留生殖器官的完整性。随着医疗技术的不断完善,子宫肌瘤剥除术由单一的开腹向微创方向发展。近十年来,腹腔镜下和阴式子宫肌瘤剥除术得到了很大的发展。

开腹子宫肌瘤剥除术源于 1844 年,有学者在美国成功施行了世界首例开腹子宫肌瘤剥除手术,但由于并发症,如出血、感染、肠梗阻等发生率太高,该术式发展受到一定限制。直到 20 世纪中期,随着控制出血、感染等技术的发展,该手术才逐渐得到广泛应用。尽管微创手术方式得到了很大的发展,但经腹子宫肌瘤剥除术(trans-abdominal myomectomy,TAM)仍具有不可替代的地位。

腹腔镜下子宫肌瘤剥除术(laparoscopic myomectomy,LM)具有腹壁切口小、美观、创伤小的优点,同时可保持机体内环境的稳定,对腹腔干扰小,故术后并发症少,恢复快。它最先用于子宫浆膜下肌瘤或小的肌壁间肌瘤,其手术适应证、手术技巧和手术并发症正在探寻与发展之中。1996年,Mais 等对 LM 做前瞻性临床研究认为,肌瘤数量 >4 个、直径 >6cm,手术时间延长,出血较多,不宜在腹腔镜下进行。近几年,随着腹腔镜设备的不断更新,妇科医生腔镜技术水平的不断提高,LM 已经显示了其微创优势,其适应证在不断拓宽。但是,腹腔镜下较大的子宫肌瘤剥除手术并不适合于每位腔镜医生。医生应该根据自己镜下操作技能,选择适当的手术指征。能够承担这种复杂手术的医生,必须具备丰富的开腹手术经验及腹腔镜下娴熟的子宫缝合、止血、分离及组织取出技能。

阴式子宫肌瘤剥除术(trans-vaginal myomectomy,TVM):1994 年,Magos 等首次报道 3 例 TVM。随后,Davies 等对 35 例子宫肌瘤施行 TVM,认为该术式安全可行,具有微创手术特点,弥补了腹腔镜手术费时、操作困难及缝合不牢固等不足。Rovio 等研究通过切开阴道、螺旋牵引进行子宫肌瘤剥除的可行性和安全性。

经阴道子宫肌瘤剥除术成为妇科常规手术在中国仅 19 年的时间,笔者医院从 2000 年开始率先研究此术式,并在国内最先发表文章。目前已有 5 000 多例的手术经验。期间通过丰富的手术经验证明:经阴道剥除直径 5~8cm 子宫肌瘤且能通过切开阴道探及的单发肌瘤安全可行,是有前景的手术方式。

TVM 秉承了阴式手术微创性的优点,无需开腹,对腹腔干扰小,创伤小,能通过触摸发现术前未发现的小肌瘤,直视下缝合关闭瘤腔更彻底,术后病人腹痛轻,术后肛门排气早,机体恢复快,且花费低,是符合微创原则的中小肌瘤剥除的理想术式,而且不需昂贵器械,适合我国各级医院推广应用。

【手术适应证】

对于子宫肌瘤病人,要求保留子宫,符合以下条件:

1. 阴道宽松、子宫活动,无盆腔粘连;
2. 浆膜下、肌壁间、较大的子宫黏膜下肌瘤;
3. 宫颈肌瘤、前后壁近下段的浆膜下或肌壁间子宫肌瘤(前后壁近宫底操作相对困难);
4. 子宫体积 ≤ 16 孕周;
5. 最大肌瘤直径 ≤ 12cm;
6. 除外生殖系统恶性肿瘤;
7. 根据肌瘤生长的部位、病人阴道的松紧度、医师手术技巧的熟练程度,有适宜专科器械的协助等,肌瘤的最大径线和子宫大小还可适当放宽;
8. 未婚或需生育的妇女,肌瘤剥除的指征可适当放宽,以免肌瘤生长过大,影响生育。也可预防怀孕时肌瘤发生红色变性继发感染引起流产或早产;
9. 多发肌瘤不是肌瘤剥除的禁忌证,术中尽可能将可以发现的肌瘤一并剥除。

【手术改进要点及注意事项】

既往经阴道子宫肌瘤剥除术主要用于脱出宫颈外口的黏膜下子宫肌瘤,目前经阴道子宫肌瘤剥除术主要是用于肌壁间、浆膜下的子宫肌瘤,也包括没有脱出宫颈外口的较大的子宫黏膜下肌瘤。与国外近年的相关手术开展情况相比,手术的适应证明显扩大,不仅可以剔除前壁的子宫肌瘤,后壁的子宫肌瘤也可以顺利剔除。

注意事项有如下几点:

1. 术前行B超检查确定肌瘤所在部位、个数及类型,以决定阴道前或后穹窿的切开。

2. 术前行仔细的妇科检查,了解子宫活动度,宫颈旁组织有无增厚、固定,了解阴道弹性及松紧度等。

3. 子宫肌瘤剔除的技巧:如肌瘤位于子宫前壁,则自前穹窿进盆腔,找到并夹住肌瘤,向下牵拉剔除。否则从后穹窿进入盆腔剔除肌瘤。

4. 若肌瘤靠近宫底部,可将子宫翻出后剔除肌瘤。

5. 用阴道拉钩充分暴露腹膜切口,用巾钳钳夹宫体,将宫底自腹膜反折切口内缓慢牵出,牵引时松除宫颈钳,并将宫颈向后上方推送,以协助宫体娩出。

6. 若子宫或瘤体较大,可边外翻子宫,边切开子宫肌壁至肌瘤包膜,剥离出瘤体后,再牵出宫体,或边剥离边将肌瘤成块分次取出,以缩小肌瘤体积,直至完全挖出。

总之,对于肌瘤剔除应综合肌瘤大小、部位、个数,有无合并症及手术者擅长的手术方式等多种因素进行综合分析,做出个体化选择。术前仔细的妇科检查判断子宫活动度、有无盆腔粘连,尤其是超声检查确定肌瘤的大小、个数及部位对于手术方式的选择有重要意义。

【手术基本步骤与操作技巧】

(一) 麻醉

详见第四章经阴道手术的麻醉要求及方式选择。

(二) 术前准备

1. 阴道分泌物常规检查,排除阴道炎症。

2. 阴道分泌物细菌培养加药敏试验、支原体、衣原体培养,以指导术后用药。

3. 常规阴道擦洗3天,必要时阴道上药。

4. 手术时机:月经后3~10天。

(三) 手术操作要点

一般仅需切开阴道前穹窿或后穹窿阴道黏膜即可,除非肌瘤较大,或前后壁均有较大肌瘤时,才需切开阴道前、后穹窿阴道黏膜。若最大肌瘤位于宫体前壁,则切开前穹窿阴道黏膜,将子宫向前翻,反之,则切开后穹窿阴道黏膜,将子宫向后翻。

1. 体位和术者的位置　病人取膀胱截石位,两大腿要充分分开、固定,取头低臀高位,臀部尽量突出于手术台边缘以外,臀部超出床沿3~5cm。主刀和第一助手坐在病人的两大腿之间,另外两助手站在病人两大腿外侧,便于配合操作,见图7-1-1,图7-1-2。

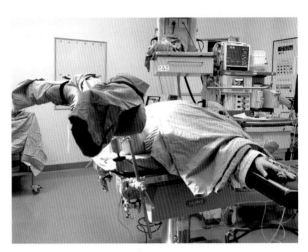

图7-1-1　阴式手术病人体位

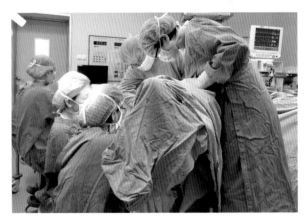

图7-1-2　阴式手术术者体位

2. 水压分离阴道黏膜　阴道前后壁拉钩和侧壁拉钩暴露阴道,用自行设计的双爪宫颈钳夹持宫颈向下牵引,于宫颈阴道交界处阴道前壁黏膜下及宫颈两侧黏膜下注入含1:2 000(0.1mg/200ml)肾上腺素生理盐水溶液,合并高血压者用含缩宫素10U的生理盐水30~40ml至黏膜鼓起来,以减少术中出血,见图7-1-3。

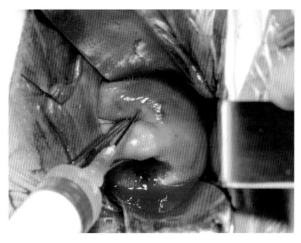

图 7-1-3　阴道黏膜下注水

3. 切开阴道黏膜　前壁肌瘤则于宫颈前方膀胱横沟上 0.5cm 以内处横行切开阴道黏膜全层,深达宫颈筋膜,并向两侧弧形延长切口至 3 点、9 点处。(若为后壁肌瘤者,则于宫颈后方距宫颈外口约 2.5cm 处切开阴道黏膜,向两侧延长切口)如图 7-1-4。

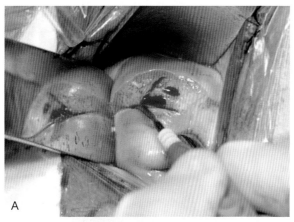

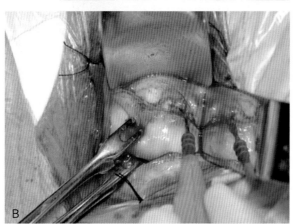

图 7-1-4　切开阴道前壁黏膜
A. 自左至右切开阴道黏膜;B. 全层切开阴道前壁黏膜

4. 分离子宫膀胱间隙或子宫直肠间隙　若为前壁肌瘤,切开前穹窿阴道黏膜后,提起阴道前壁黏膜切缘,用弯组织剪刀尖端紧贴宫颈筋膜向上推进撑开分离子宫膀胱间隙达子宫膀胱腹膜反折;若为后壁肌瘤,切开阴道后穹窿黏膜后,提起阴道后壁黏膜切缘,用弯组织剪刀尖端紧贴宫颈筋膜向上推进撑开分离子宫直肠间隙达子宫直肠腹膜反折。若子宫较大或前后壁均有较大肌瘤,则可将前后穹窿阴道黏膜切开,利于子宫外翻及增加安全性,若前壁肌瘤较大,可行阴道前壁黏膜的倒"T"形切口(图 7-1-5,图 7-1-6)。

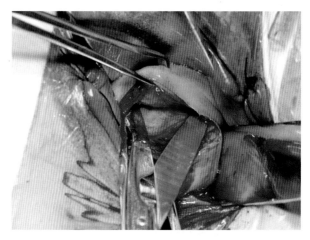

图 7-1-5　锐性分离子宫膀胱间隙

5. 剪开子宫膀胱反折腹膜或 / 和子宫直肠反折腹膜　分离出子宫膀胱间隙后,将宫颈向外下方牵引,手指钝性分离扩大子宫膀胱间隙,可感觉到间隙比较宽松,腹膜反折较薄,光滑,触摸时有滑动感,用血管钳提起时有松动感,必须仔细辨认确认为腹膜时才剪开,缝 4 号丝线一针牵引腹膜;分离出子宫直肠间隙后,将宫颈向外上方牵引,手指钝性分离扩大子宫直肠间隙,阴道拉钩暴露,剪开子宫直肠腹膜反折,于腹膜切缘中点缝线作为标志(图 7-1-7,图 7-1-8)。

6. 翻出子宫,剥出肌瘤　用阴道拉钩置入子宫后(前)腹膜切口,暴露子宫后(前)壁,用单爪宫体牵拉钳钳夹宫体后(前)壁浆肌层向外牵拉,一边牵引一边将两把钳交替向宫底上移,当肌瘤表面浆肌层部分暴露于视野时,先在子宫肌层内注入催产素 20U,然后纵形切开子宫肌壁至瘤体组织,使瘤体与肌壁间界限清楚,用肌瘤剥离器沿四周进行钝性剥离,暴露部分瘤体后,用单爪钳钳住

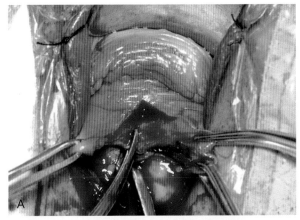

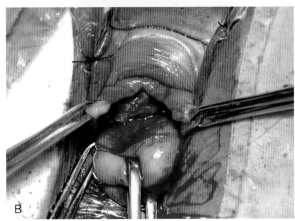

图 7-1-6 阴道前壁黏膜倒"T"形切口

A. 组织剪在阴道前壁正中向上剪开黏膜约 3cm；

B. 阴道前壁倒"T"形切口

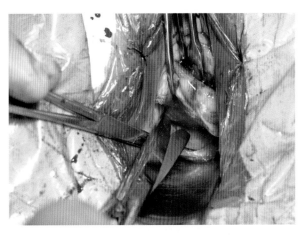

图 7-1-8 剪开子宫直肠腹膜反折

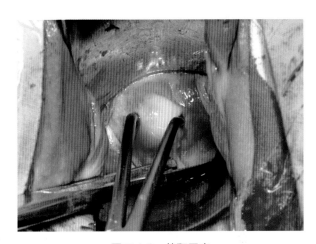

图 7-1-9 外翻子宫

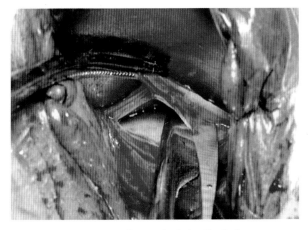

图 7-1-7 剪开子宫膀胱反折腹膜

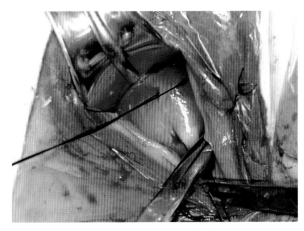

图 7-1-10 缝线外翻子宫

瘤体向外牵拉,并继续剥离至挖出肌瘤。若肌瘤较大,难以完整一次性经阴道剔除,则可一边剥离,一边将肌瘤楔形切除,将瘤体分块经阴道取出。也可采用在宫壁上缝 10 号丝线牵拉翻出宫体的方法。见图 7-1-9~ 图 7-1-14。

7. 用手指触摸检查子宫

较大的肌瘤剔除后宫体可全部翻出至阴道,用手指仔细触摸检查宫体肌层内是否还有小肌瘤,一并剔除。术中发现的肌瘤数目有时多于术前 B 超报告的肌瘤数目,见图 7-1-15。

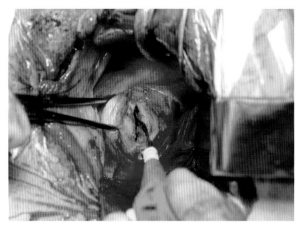

图 7-1-11　切开肌瘤包膜

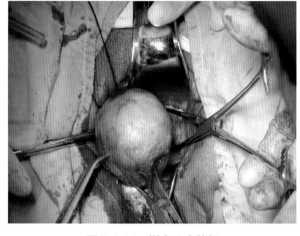

图 7-1-13　钳夹肌瘤蒂部

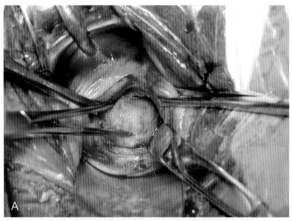

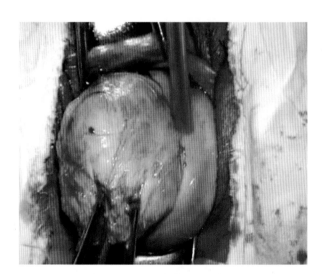

图 7-1-14　逐渐剥除肌瘤

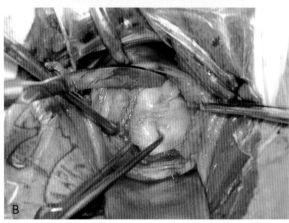

图 7-1-12　抓住肌瘤实体剥除肌瘤

A. 钳夹肌瘤；B. 肌瘤剥离器协助剥除肌瘤

8. 关闭瘤腔　如肌瘤残腔太大可适当修剪肌瘤包膜后以 0/1 可吸收缝线自基底部进行"8"字缝合止血，以闭合瘤腔，再连续缝合子宫浆肌层切口，缝合层次依瘤腔深度而定，一般为 1~2 层。瘤腔闭合一定要紧密，避免血肿形成。见图 7-1-16~ 图 7-1-19。

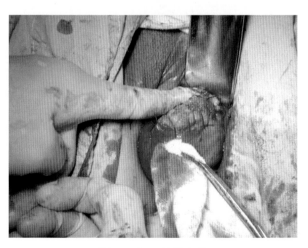

图 7-1-15　触摸宫体

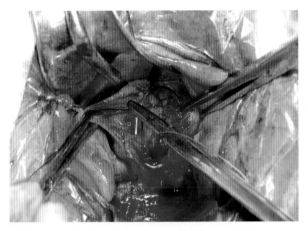

图 7-1-16　间断缝合肌瘤腔

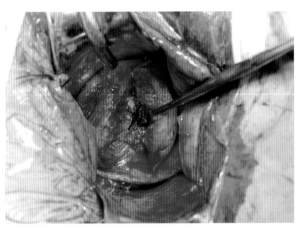

图 7-1-17　关闭肌瘤腔

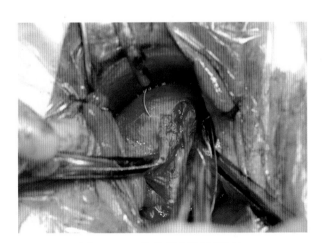

图 7-1-18　连续缝合浆肌层切口

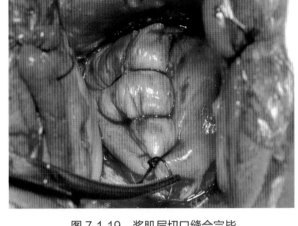

图 7-1-19　浆肌层切口缝合完毕

9. 消毒宫体后送回盆腔　仔细检查宫壁切口和针眼无活动性出血后，用无菌生理盐水冲洗、碘伏液消毒术野，并可在宫体切口处涂抹生物蛋白胶等防粘连剂后，将宫体送回盆腔。

10. 缝合宫颈筋膜创面　1-0 可吸收线连续或间断缝合宫颈筋膜创面以利止血，特别注意两角部的缝合，见图 7-1-20。

11. 缝合腹膜及阴道黏膜切口　1-0 可吸收线从阴道黏膜切口两角开始向中间全层连续缝合子宫腹膜及阴道穹窿黏膜切口，并放入引流管，阴道放置碘伏纱卷，留置导尿 24 小时，见图 7-1-21，并放置引流管，见图 7-1-22。

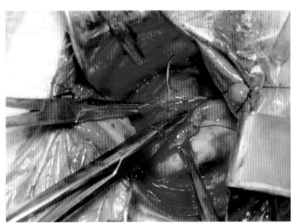

图 7-1-20　缝合宫颈筋膜

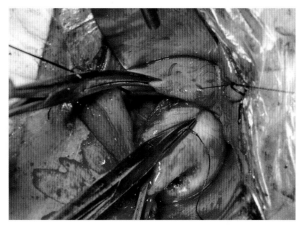

图 7-1-21　缝合腹膜及阴道黏膜

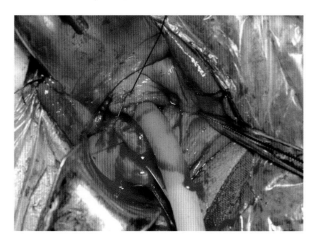

图 7-1-22　放引流管

（柳晓春　张汝坚　强荣）

第二节　多发子宫肌瘤经阴道剔除术

【手术适应证】

超过 3 个以上肌瘤不是经阴道肌瘤剔除的禁忌证，但肌瘤个数越多，手术难度也越大，肌瘤残留的风险也增加。多发肌瘤能否采取经阴道剔除术，术前要进行充分的评估，需要满足以下条件尚可采取此路径手术，见图 7-2-1。

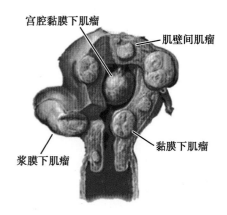

图 7-2-1　多发子宫肌瘤

1. 排除子宫超过 10 孕周大的碎石型多发肌瘤（最大肌瘤直径 ≤ 3cm）肌壁间"碎石样"瘤的手术难度非常大，多发肌壁间肌瘤直径 <3cm，弥散于子宫肌层，如同碎石，剔除一个或几个肌瘤后子宫体积缩小不明显；术中探查时难以发现肌瘤位置，容易遗漏，增加复发机会，切除时形成多个瘤腔，缝合也较困难，为手术禁忌，见图 7-2-2。

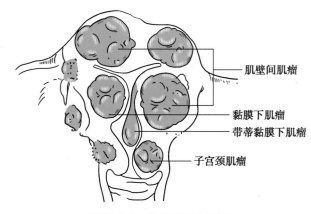

图 7-2-2　碎石型子宫肌瘤

2. 子宫增大 ≥ 12 孕周的多发肌瘤中至少有一个最大肌瘤直径 ≥ 5cm。

3. 估计最大肌瘤剔除后子宫体能缩小至近孕 8 周，宫体可以逐渐外翻。

4. 最大肌瘤位于宫体下段或者后位子宫。

5. 最大肌瘤位于宫体后壁；前位子宫最大肌瘤位于宫体前壁，见图 7-2-3。

6. 子宫活动度好。

7. 阴道宽松度好。

8. 手术医师经验丰富。强调术者技术水平对手术结局的影响。技巧娴熟者可胜任难度相对较大的手术。技术一般者仅可完成一般难度的手术，不适宜的选择可加大手术相对难度，给病人造成不必要的损伤。

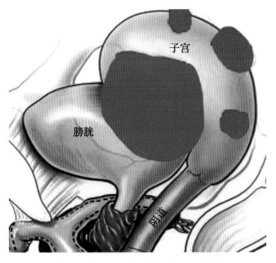

图 7-2-3 最大肌瘤位于宫体前壁

【手术风险评估】

多发性子宫肌瘤经阴道剥除术术中主要有以下风险：

1. 手术时间较长 经阴道子宫肌瘤剥除术由于手术视野较窄，缝合瘤腔的难度较大，故主张尽量避免潜行切口，因此多发肌瘤时肌壁切口较多，缝合时间较长，手术时间常常较单个肌瘤延长。

2. 术中出血量较多 由于需要剥除的肌瘤多，手术时间较长，肌壁切口较多，术中出血量也相对较多。

3. 感染风险增加 手术时间延长，术中出血量增加，使术后感染的风险增加。本资料中严重感染者手术时间均超过 1 小时。

4. 术后肌瘤复发率较高 多发子宫肌瘤常常有较多小肌瘤深埋于肌壁间，手术难以完全剥除。有资料报道，超过 3 个子宫肌瘤者行肌瘤剥除后复发率大于 80%。因此，术前应该向病人及家属交代术后肌瘤复发的风险。

【手术难点与对策】

基本手术步骤同第七章第一节常规经阴道非脱垂子宫肌瘤剥除术。

1. 选择合适的病人，术前评估最大肌瘤剥除后子宫底能翻出至阴道或阴道外，便于继续剥除其他小肌瘤，利于缝合止血。

2. 最大肌瘤位于子宫后壁，则切开宫颈上后穹窿阴道黏膜，打开子宫直肠腹膜反折，剥除子宫后壁最大肌瘤后，子宫体积缩小，再将子宫从后穹窿翻出；最大肌瘤位于子宫前壁，则切开宫颈上前穹窿阴道黏膜，打开子宫膀胱腹膜反折，剥除子宫前壁最大肌瘤后，子宫体积缩小，再将子宫从前穹窿翻出。

3. 子宫翻出阴道后可用手指触摸子宫体，查找肌瘤，尽量将可见及可扪的肌瘤剥除。

4. 每剥除一个肌瘤，先缝合肌瘤腔后再继续剥除其他肌瘤，以减少出血，见图 7-2-4～图 7-2-7。

5. 缝合最大肌瘤腔时先冲洗瘤腔并消毒后再缝合；手术结束时再次冲洗子宫体并消毒后才将子宫送回盆腔，以减少感染的风险，如图 7-2-8。

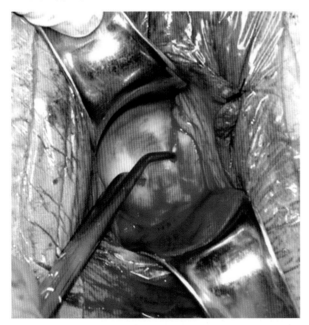

图 7-2-4 剥除子宫右侧壁肌瘤

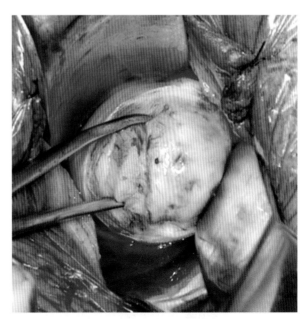

图 7-2-5 剥除肌瘤

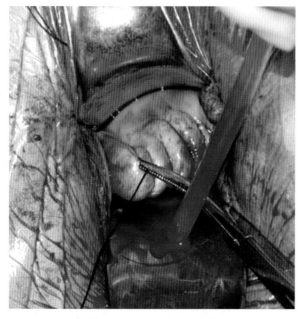

图 7-2-6　肌瘤腔缝合完毕

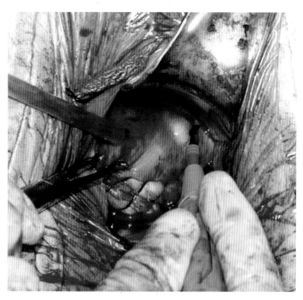

图 7-2-7　再剔除前壁小肌瘤

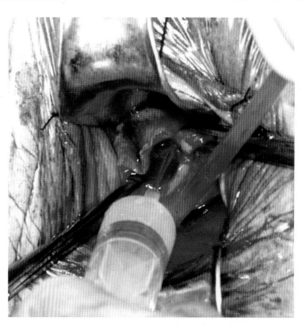

图 7-2-8　冲洗肌瘤腔

（柳晓春　张汝坚　强荣）

第三节　宫颈肌瘤经阴道剔除术

【概述】

宫颈肌瘤是子宫肌瘤的特殊类型,发生率约占子宫肌瘤的 2.2%~8%。宫颈肌瘤来自子宫颈间质内肌组织或血管肌组织,因宫颈间质内含极少量平滑肌,所以宫颈肌瘤发生率低。宫体肌瘤常为多发性,但宫颈肌瘤却常是单发的。宫颈肌瘤生长部位低,或长入腹膜下或阔韧带内,紧靠周围血管、输尿管及其他盆腔脏器,血供丰富,使周围脏器移位,扰乱正常解剖,增加手术难度和并发症,见图 7-3-1。

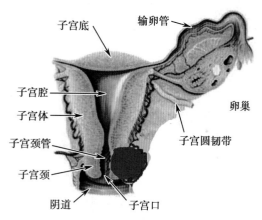

图 7-3-1　宫颈肌瘤

图中标注：子宫底、输卵管、子宫腔、子宫体、卵巢、子宫颈管、子宫颈、子宫圆韧带、阴道、子宫口

既往常规采用经腹手术。腹腔镜下宫颈肌瘤剔除术多被认为手术禁忌证，直径 ≥ 10cm 者，通常称为巨大宫颈肌瘤，常嵌顿于盆腔或阴道内，给手术带来困难，容易造成邻近输尿管、膀胱或直肠的损伤。

宫颈肌瘤按其生长部位可以分为四种类型：前壁、后壁、侧壁及悬垂型（黏膜下宫颈肌瘤），亦可多方向生长。多为单发、多发生在宫颈后唇，也有发生在前唇或侧方者。宫颈肌瘤的手术方式，依据肌瘤的大小、生长部位及病人对生育的要求等因素决定。

宫颈肌瘤比较少见，主要为月经不规律，经血量增多，白带增多或膀胱、直肠症状。部分病人无症状。

术前诊断是估计手术难度及安排手术途径和方法的重要依据。

宫颈肌瘤妇科检查时的特征有：颈管膨大、后唇伸展、宫颈口呈鱼口状、宫颈口难以暴露；子宫变形、肌瘤位置低时可嵌顿于骨盆腔中不活动，致宫颈口扁平、后穹窿消失；诊刮时探针及刮匙无法进入宫腔；B 超检查提示宫颈肌瘤；必要时可以作子宫 MRI。见颈管延长及宫腔位置较高，可与宫体肌瘤鉴别。

过去传统的治疗方法宫颈肌瘤剔除术多为经腹手术，近 20 余年腹腔镜宫颈肌瘤剔除术也逐渐增多，但宫颈肌瘤无论是开腹还是腹腔镜都导致全子宫切除术的概率增加。而经阴道宫颈肌瘤剔除术虽然少有报道，但保留子宫的可能性增大，并且实实在在显示了其优越性。

经阴道宫颈肌瘤剔除术的优点：

1. 经阴道肌瘤剔除术是利用阴道这一生理通道，腹壁无切口，损伤小，出血少，手术时间短，操作简单，不损伤周围脏器，术后疼痛轻，身体恢复快，且保留了子宫的生理功能。

2. 经阴道宫颈肌瘤剔除手术多数不进入腹腔，避免了因手术导致的腹腔感染和粘连，减少了手术并发症。

3. 经阴道手术简化了手术步骤，创伤小，恢复快，缩短了住院时间，降低了病人的医疗费用。

4. 经阴道肌瘤剔除避免了切除子宫，减轻了病人的精神负担，提高了生活质量。

经阴道手术与开腹手术的路径是相反的，对于位于腹膜反折以下的宫颈肌瘤，经腹部或者经腹腔镜手术的难度都相对较大。而经阴道手术容易接近病变，手术的难度反而较腹腔镜和开腹减小。

总之，经阴道宫颈肌瘤剔除术较传统的经腹手术及腹腔镜手术有着明显的优势，但应注意经阴道手术术野深、窄，暴露困难，操作者必须具有熟练的阴式手术经验，解剖部位清楚，手术技巧娴熟，才能将阴式宫颈肌瘤剔除术的优越性充分展示出来。因此术前应该根据病人的情况及手术医师的情况进行充分的评估。

【手术适应证】

1. 位于宫颈前壁或者后壁的子宫肌瘤，肌瘤的直径在 ≤ 12cm。根据术者手术技巧的熟练程度，肌瘤大小的范围可以有一定的变化。但如果肌瘤较大，超出盆腔，局部解剖关系不清，风险较大。

2. 位于宫颈两侧突向阔韧带的宫颈肌瘤：肌瘤从宫颈及宫颈峡部突向阔韧带宫颈肌瘤要与阔韧带真性肌瘤相鉴别。阔韧带真性肌瘤来自圆韧带、卵巢子宫韧带、卵巢或子宫血管周围，与宫体和宫颈是分离的。阔韧带肌瘤增长较快，瘤体较大，易发生变性。真性阔韧带肌瘤子宫血管位于肿瘤内侧，输尿管也往往向内移位，见图 7-3-2。假性阔韧带肌瘤是由宫体峡部或宫颈向阔韧带前后叶腹膜内生长。常使子宫血管移位于肿瘤外侧，输尿管也往往向外移位。对于巨大的宫颈肌瘤，术前可通过 B 超或者 MRI 确定宫颈肌瘤的类型，以利术中提高警惕，减少输尿管及子宫血管的损伤，见图 7-3-3。

【手术风险评估】

宫颈肌瘤因其生长部位低，位于腹膜下或阔

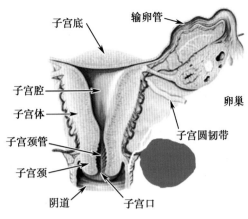

图 7-3-2 真性阔韧带肌瘤

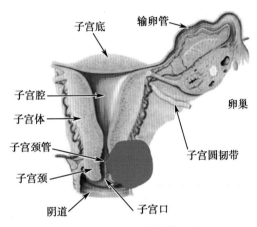

图 7-3-3 假性阔韧带肌瘤

韧带内,紧靠周围血管、输尿管及其他盆腔脏器,血供丰富,使周围脏器移位,扰乱正常解剖,增加手术难度和并发症的发生率,其风险主要体现在:

1. 肌瘤因嵌顿于盆腔,术野窄,使宫颈旁及阴道壁不易或无法暴露,使得手术操作困难;

2. 宫颈肌瘤向主韧带两侧生长,使输尿管与宫颈间的间隙消失,输尿管紧贴于肌瘤表面,术中分离易损伤;

3. 较大的宫颈肌瘤,其营养血管相应较粗大、丰富,术中损伤则止血困难;

4. 巨大宫颈肌瘤常导致子宫动静脉异位,特别是子宫动静脉扩张,术中易撕裂拉伤出血导致难以控制的大出血。

所以术中预防输尿管损伤和控制出血是宫颈肌瘤手术的重点。

【手术难点与对策】

基本手术步骤同第七章第一节常规经阴道非脱垂子宫肌瘤剔除术,经阴道宫颈肌瘤剔除术的

技术要点为:

1. 术者要有丰富的经阴道子宫手术的经验 这是手术成功的关键。

2. 选择肌瘤直径不宜大于 12cm。

3. 膀胱镜检查及双侧输尿管插管:超过 10cm 直径的宫颈肌瘤,或者宫颈两侧的宫颈肌瘤可于术前行膀胱镜检查及双侧输尿管插管,以便于术中识别输尿管,减少损伤。

4. 阴道拉钩拉开阴道,钳夹宫颈,如为宫颈后壁肌瘤则充分暴露后穹窿,如为前壁肌瘤则充分暴露前穹窿。

5. 阴道黏膜下注射适量的 1∶2 000(0.1mg/200ml)肾上腺素生理盐水以减少出血。

6. 横行切开阴道穹窿处阴道黏膜,分离宫颈膀胱间隙或宫颈直肠间隙,暴露肌瘤包膜。

7. 向肌瘤包膜下注射垂体后叶素生理盐水(垂体后叶素 6~12U,用 10~20ml 生理盐水稀释后,注射于子宫肌瘤周围)可使瘤体与包膜液压分离,并减少出血。根据肌瘤体积、位置选择、切口大小及方向。

8. 在肌瘤最饱满处纵形切开肌瘤包膜,深达肌瘤实体,布巾钳夹持瘤体,向外旋转牵拉,边牵拉边锐性加钝性剥离肌瘤,肌瘤蒂部钳夹、切断、缝扎,见图 7-3-4~图 7-3-6。

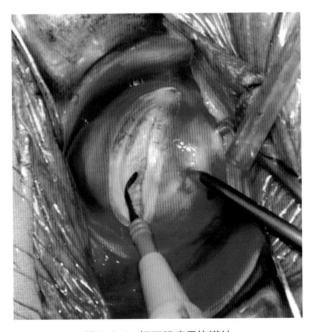

图 7-3-4 切开肌瘤最饱满处

9. 如瘤体较大可将瘤体分块碎解,使体积缩小后从阴道取出。

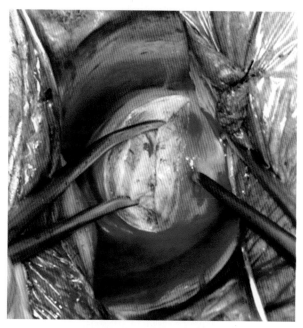

图 7-3-5 钳夹肌瘤实体

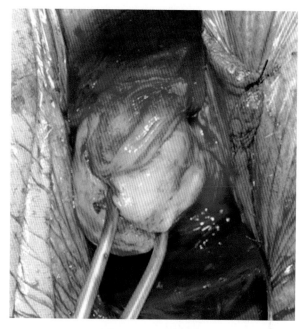

图 7-3-6 剥除肌瘤

10. 冲洗消毒瘤腔,2-0 可吸收线连续缝合或间断缝合瘤腔肌层及浆肌层组织充分止血,勿留死腔。根据剥离创面选择单层或双层缝合。双层缝合时先缝合内 1/2 肌层关闭瘤腔,再缝合外 1/2 浆肌层。

11. 最后关闭穹窿阴道黏膜切口。

12. 剥离肌瘤止血或缝合瘤腔时,随时注意输尿管的位置方向,不可盲目切断任何条索状物,先辨清不是输尿管时方可处理。关键在于切开肌瘤被膜时层次清楚,在肌瘤与被膜间结缔组织内紧贴瘤体表面滑行剥离,完整地将肌瘤剔除,可减少出血和避免输尿管损伤。

(柳晓春 张汝坚 强荣)

第四节 位于子宫前壁的大肌瘤经阴道剔除术

无论是多发肌瘤还是单发肌瘤,只要位于前壁最大肌瘤 ≥ 4cm,则有手术指征。

【手术适应证及禁忌证】

1. 前位子宫,最大肌瘤位于前壁。最大肌瘤最长径线 ≤ 10cm(对于经验丰富,技术熟练者肌瘤大小不是绝对指标)(图 7-2-3)。

2. 排除最大肌瘤小于 3cm 直径的肌壁间多发碎石型肌瘤的病人。

3. 排除后位子宫,最大肌瘤位于前壁近宫底的病人,见图 7-4-1。

4. 子宫活动,无粘连征象。

5. 阴道宽松度较好。

【手术风险评估】

1. **膀胱损伤的风险** 前壁肌瘤需要先分离膀胱子宫间隙,由于肌瘤位于前壁,可使膀胱子宫间疏松的间隙变得致密,会导致腹膜反折位置升高,解剖层次不清,膀胱损伤风险增加。

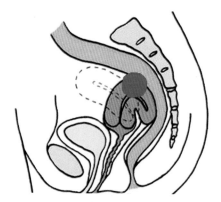

图 7-4-1 后位子宫最大肌瘤位于子宫前壁近宫底

2. 外翻子宫难度较大　因前盆腔没有后盆腔大,当大肌瘤位于子宫前壁时,外翻子宫难度加大。特别是超过7cm直径大肌瘤时。由于瘤腔大,如果子宫不能完全翻出,瘤腔的缝合比较困难,使手术时间长,出血量增加,瘤腔及盆腔积血,增加感染的风险。

【手术难点与对策】

1. 基本手术步骤同第七章第一节常规经阴道非脱垂子宫肌瘤剔除术。

2. 切开阴道前壁黏膜时的注意点:前壁肌瘤切开阴道前壁黏膜的高低要根据肌瘤位于前壁的位置来定。如果肌瘤位于前壁下段,则膀胱可能被上推到肌瘤之上,膀胱沟的位置改变,界限不清楚,切开阴道黏膜的位置可以稍高。如果肌瘤位于前壁上段或者宫底,切开阴道前壁黏膜的位置在膀胱沟上即可,见图7-4-2。

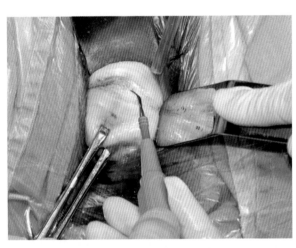

图 7-4-2　切开阴道前壁

3. 位于子宫前壁的肌瘤最大径线超过7cm时,常常需要倒"T"字形切开阴道前壁黏膜,以扩大阴道黏膜切口,利于子宫的外翻和肌瘤的剔除,见图7-4-3。

4. 打开子宫膀胱腹膜反折时的注意点:如果肌瘤位于前壁下段,大于4cm的肌瘤都可能将子宫膀胱腹膜反折上推到肌瘤之上方。故可能剔除肌瘤后才到达腹膜反折,即在腹膜外剔除肌瘤。如果肌瘤位于前壁中段,膀胱腹膜反折可能就附着在肌瘤之上,此时一定要将肌瘤表面的组织分层剪开并上推,仔细辨认腹膜反折的位置,直至剪开腹膜。如果肌瘤位于前壁上段或者宫底,腹膜反折的位置改变不大,先剪开子宫膀胱腹膜反折后,再逐渐外翻子宫,见图7-4-4。

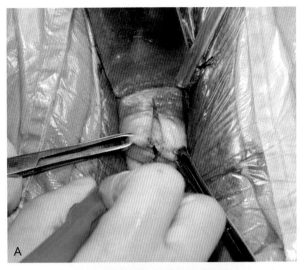

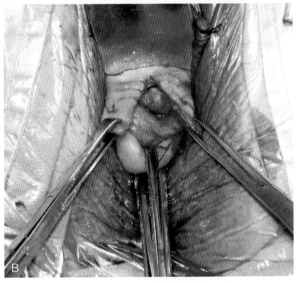

图 7-4-3　倒"T"形切开阴道前壁
A. 组织剪在阴道前壁正中向上剪开黏膜约3cm;
B. 阴道前壁倒"T"形切口

5. 逐渐外翻子宫:可用爪钳钳夹子宫外翻,未减少子宫肌壁损伤,也可用10号丝线缝合肌壁牵引外翻子宫(图7-4-5,图7-4-6)。

6. 切开肌瘤包膜:外翻子宫过程中,肌瘤生长部位会逐渐暴露在视野中,先于肌瘤包膜上切开一2cm大小切口,深达肌瘤实体,再根据肌瘤生长方向向上或者向下逐渐扩大切口(图7-4-7,图7-4-8)。

7. 剔除肌瘤并外翻子宫:肌瘤包膜切开后,肌瘤实体一旦暴露即用单爪或双爪钳提起肌瘤,用肌瘤剥离器钝性或锐性逐渐剥下肌瘤包膜。当肌瘤最大径线超过7cm时,常常需要边剥下肌瘤包膜,边将肌瘤分块切除,缩小肌瘤体积后再剥除剩余的肌瘤(图7-4-9,图7-4-10)。

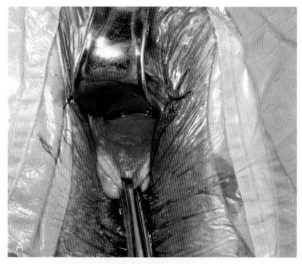

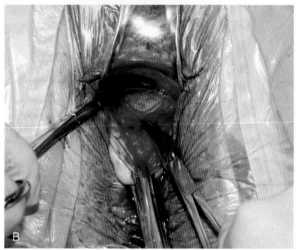

图 7-4-4 暴露子宫膀胱腹膜反折
A. 暴露子宫膀胱腹膜反折；B. 子宫膀胱腹膜反折已剪开

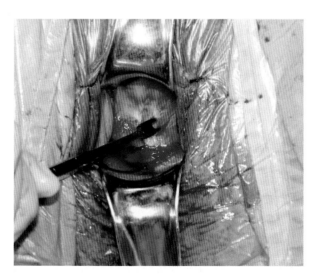

图 7-4-5 钳夹子宫外翻

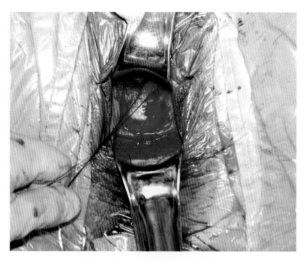

图 7-4-6 缝线牵拉子宫外翻

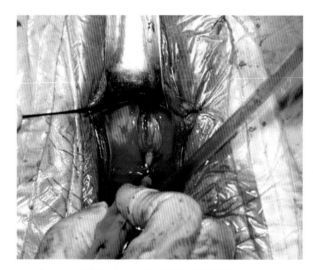

图 7-4-7 切开包膜至肌瘤实体

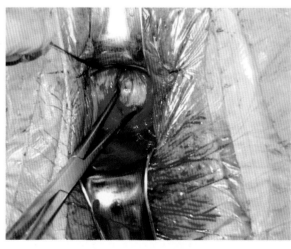

图 7-4-8 钳夹肌瘤实体

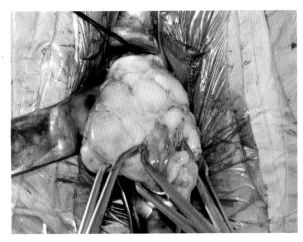

图 7-4-9　逐渐剥除肌瘤

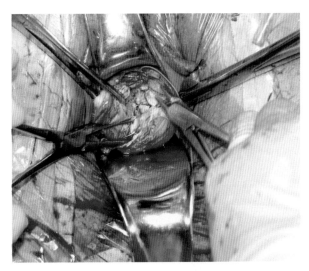

图 7-4-11　缝合肌瘤腔

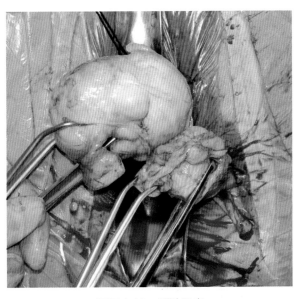

图 7-4-10　剥除肌瘤

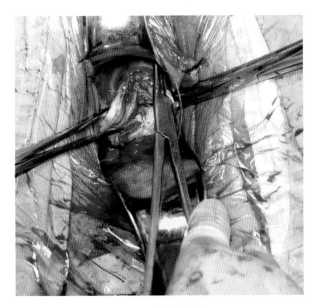

图 7-4-12　缝合子宫浆肌层

　　8. 缝合肌瘤腔的技巧：若肌瘤腔较深，需要缝合两层才能关闭肌瘤腔。如果子宫外翻出阴道，瘤腔的缝合比较容易；如果子宫不能完全翻出阴道，较深瘤腔的缝合会比较困难。此时缝合瘤腔的方法有：①用"钉鞋底"的方法，从瘤腔底的左侧进针，到右侧穿出，再从瘤腔底的右侧进针，从左侧出针后打结；②放掉提住瘤腔边缘的组织钳，钳夹并提起瘤腔底部的肌层组织，先间断缝合瘤腔底部肌层，再连续缝合瘤腔的浆肌层关闭瘤腔（图 7-4-11~图 7-4-13）。

　　9. 当最大肌瘤位于子宫前壁，阴道前壁切口两角上翘可使切口增大，但也使宫颈筋膜较宽，两角常有子宫动脉的小分支，故宫颈筋膜常常需要单独缝合，以减少出血，特别要注意两角部的缝合（图 7-4-14，图 7-4-15）。

　　10. 缝合倒"T"形切开的阴道黏膜，再从两角开始全层缝合阴道前壁黏膜切缘及腹膜。常规放引流管（并保留 24~48 小时）；阴道前穹窿塞碘伏纱压迫止血（图 7-4-16~图 7-4-20）。

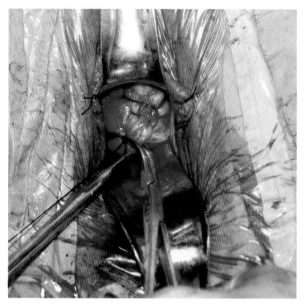

图 7-4-13　肌瘤切口缝合完毕

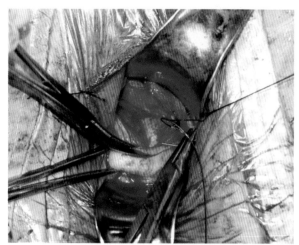

图 7-4-14　缝合宫颈筋膜左角

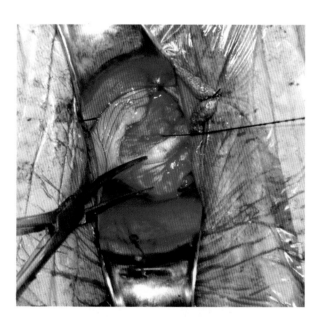

图 7-4-15　缝至宫颈筋膜右角

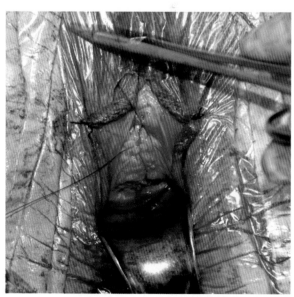

图 7-4-16　缝合倒 "T" 形切开的阴道前壁黏膜

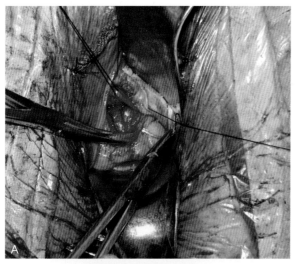

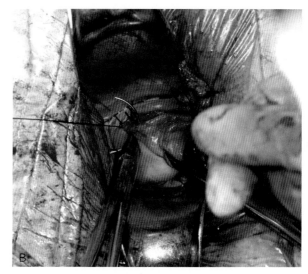

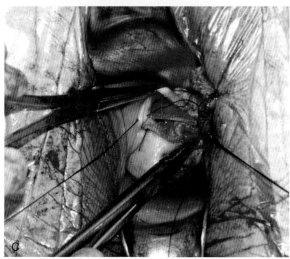

图 7-4-17　全层缝合阴道黏膜及腹膜
A. 自左角全层缝合阴道黏膜及腹膜；
B. 自右角全层缝合阴道黏膜及腹膜；
C. 自两侧全层缝合阴道黏膜及腹膜至中间

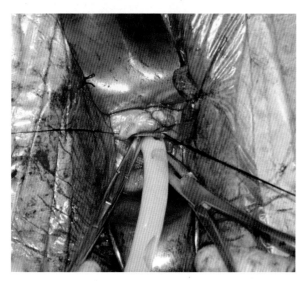

图 7-4-18　放引流管

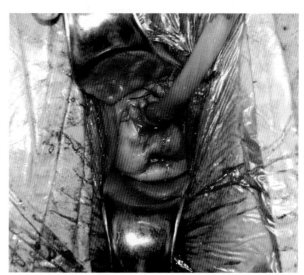

图 7-4-19　术后宫颈及阴道前壁切口

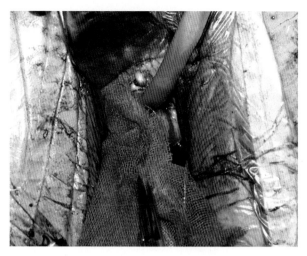

图 7-4-20 阴道前穹窿塞纱

【典型病例介绍】

刘××,女,41岁,因"发现子宫增大3年,尿频半年"于2018年10月23日入院。病人平素月经规律,4~5/30天,量中,无痛经。3年前于中山大学附属第一医院行B超检查发现浆膜下子宫肌瘤,大小约33mm×28mm。定期复查B超提示子宫肌瘤逐渐增大。近半年以来出现尿频,无伴尿急、尿痛,无月经周期、经期、经量等改变,多次尿液常规检查未见异常,2017年10月10日于中山大学附属第一医院行B超示浆膜下子宫肌瘤,大小约97mm×73mm×86mm,建议手术治疗。LMP:2018年10月17日,现病人月经干净后要求手术治疗,门诊拟"浆膜下子宫肌瘤"收入院。病人平素体健,无高血压、糖尿病、血液病等病史,孕6产4,足月顺产3次,剖宫产1次,人工流产2次。入院查体:生命体征平稳,心肺听诊未闻及明显异常,腹平软,下腹部可见长约10cm纵行陈旧手术瘢痕,耻骨联合上两横指可扪及一质硬包块,无压痛及反跳痛,肝脾肋下未及,脊柱四肢无畸形,双下肢无水肿。专科检查:外阴发育正常,阴道通畅,内见少量血性分泌物。宫颈大小正常,光

滑,质地正常,无接触性出血。宫体增大如孕5周,前位,质地硬,无压痛,活动度好。子宫右前方可触及一大小约9cm×7cm×8cm包块与之相连,表面凹凸不平,质硬,无压痛,活动度可。双侧附件区未扪及明显包块及压痛。入院予完善相关检查,血常规、尿液常规、凝血功能、肝肾功能、白带分析、阴道分泌物培养等未见明显异常。病人浆膜下子宫肌瘤,定期复查逐渐增大,且出现压迫膀胱症状,有手术指征,术前检查未见手术禁忌证,可考虑行经阴道子宫肌瘤剔除术。遂于2018年10月25日在腰硬联合麻醉下行经阴道子宫肌瘤剔除术,导尿后于宫颈、阴道黏膜交界处注入1:2 000(0.1mg/200ml)的肾上腺素生理盐水溶液100ml。于宫颈前方距宫颈外口2cm处横行切开阴道前壁黏膜,深达筋膜层,并向两侧延长切口至3点、9点处。提取阴道前壁黏膜,用弯剪钝性并锐性分离子宫膀胱间隙至子宫膀胱腹膜反折,倒"T"形向上切开阴道前壁黏膜3cm,以扩大切口,剪开前腹膜并向两侧扩大,于腹膜中点处缝一针丝线做标志。探查发现子宫前壁近下段有一大小约10cm×8cm×8cm肌瘤,稍外突。于子宫前壁突起处切开子宫浆肌层,暴露瘤体,单抓钳钳夹瘤体向外牵拉,用子宫肌瘤剥离器剥离肌瘤并分块牵出剔除一个10cm×8cm×8cm肿物,肿物灰白色,边界清,质硬,切面见漩涡状纹理,将之送病理。用0/1可吸收线间断缝合切口,再次探查子宫余处未及异常占位,将宫体还纳腹腔,并将宫颈复位。分别自左/右侧角开始以0/2可吸收线缝合阴道前黏膜及前腹膜,缝至中点相互打结,放置阴道塞碘仿纱块2块。24小时后拔出阴道塞纱,术后病理结果提示子宫平滑肌瘤,富于细胞型。病人于术后4天痊愈出院。

病人术后3个月复查,月经正常,尿频症状消失,复查子宫附件B超:①子宫正常大小;②双附件区未见明显异常。

(柳晓春　张汝坚　强　荣)

第五节　位于子宫后壁的大肌瘤经阴道剔除术

阴道后壁较阴道前壁要长,后面与直肠相邻,没有耻骨弓的遮挡,所以阴道后壁的宽敞度及伸展性较阴道前壁好,当经阴道手术需要外翻子宫时,切开阴道后穹窿阴道黏膜将使阴道切口较宽,子宫活动度较大以利子宫外翻。但手术的顺利与否还要考虑其他的因素(图7-5-1)。

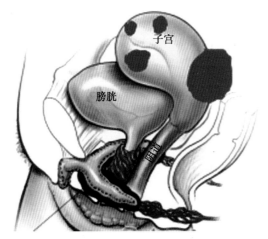

图 7-5-1 最大肌瘤位于子宫后壁

【手术适应证】

1. 后位子宫,最大肌瘤位于后壁。最大肌瘤最长径线 ≤ 12cm(对于经验丰富,技术熟练的医师肌瘤大小不是绝对指标)。

2. 排除最大肌瘤小于 3cm 直径的肌壁间多发碎石型肌瘤的病人。

3. 排除前位子宫,最大肌瘤位于后壁近宫底的病人(图 7-5-2)。

4. 子宫活动,无粘连征象。

5. 阴道宽松度较好。

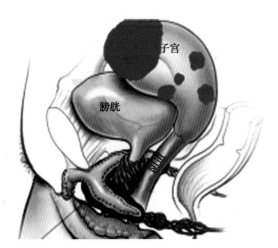

图 7-5-2 前位子宫最大肌瘤宫底后壁

【手术风险评估】

1. 直肠损伤的风险 后壁肌瘤需要先分离直肠子宫间隙,由于肌瘤位于后壁,突向直肠,导致子宫直肠腹膜反折位置改变,解剖层次不清,直肠损伤风险增加。

2. 后壁超过 7cm 大肌瘤如果位于后壁宫底,

会增加外翻子宫的难度;由于瘤腔大,如果子宫不能完全翻出,瘤腔的缝合比较困难,使手术时间长,出血量增加,瘤腔及盆腔积血,增加感染的风险。

【手术难点与对策】

1. 基本手术步骤 同第七章第一节常规经阴道非脱垂子宫肌瘤剔除术。

2. 切开阴道后壁黏膜时的注意点 后壁肌瘤切开阴道后壁黏膜的高低要根据肌瘤位于后壁的位置来定。如果肌瘤位于子宫后壁下段近宫颈,后穹隆阴道黏膜可以突起,直肠与阴道分界的位置可以由于肌瘤的推压而位于稍远离宫颈的位置,此时可在位于宫颈外口稍远处切开阴道黏膜。肌瘤位于子宫后壁的中上段,阴道与直肠的分界变化不大,可按常规切开阴道黏膜(图 7-5-3,图 7-5-4)。

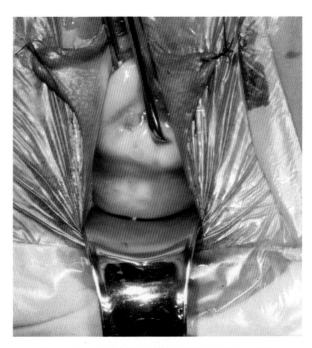

图 7-5-3 暴露宫颈与阴道后壁阴道黏膜分界处

3. 于宫颈与阴道后壁黏膜交界的下方 2cm 处切开阴道后壁黏膜(距离交界处越远,切口越大,有利于剔除后壁大肌瘤,但深浅要把握得当,切开阴道黏膜全层即可,过深损伤直肠风险较高(图 7-5-5,图 7-5-6)。

4. 打开子宫直肠腹膜反折时的注意点 如果肌瘤位于后壁下段,则子宫直肠腹膜反折的位置可能在肌瘤的表面也可能在肌瘤上方,此时可以在肌瘤最突出的地方分层切开、上推肌瘤表面组织,

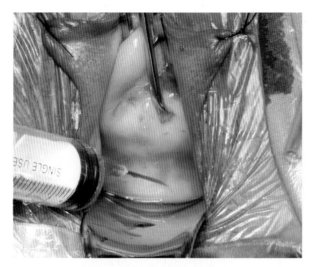

图 7-5-4　阴道黏膜下注水

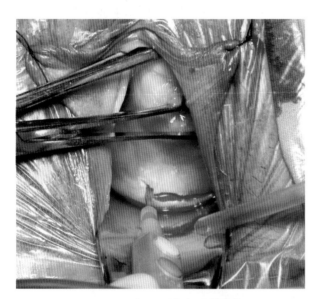

图 7-5-5　切开后穹窿阴道黏膜

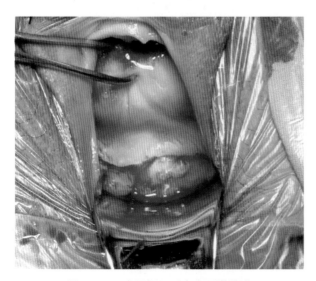

图 7-5-6　全层切开后穹窿阴道黏膜

找到位于肌瘤表面的腹膜反折。如果肌瘤位置较低，可以不需打开腹膜反折即将肌瘤剔除。如果肌瘤位于子宫后壁中上段，需要先打开腹膜反折，外翻子宫后才能到达肌瘤的位置（图 7-5-7，图 7-5-8）。

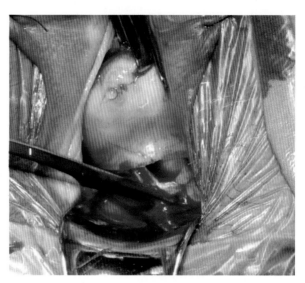

图 7-5-7　剪开子宫直肠腹膜反折

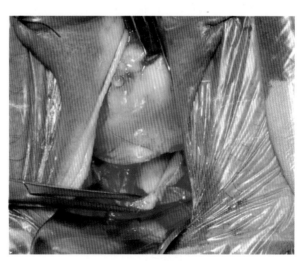

图 7-5-8　扩大腹膜反折切口

5. 位于子宫后壁的肌瘤较大时，也可以倒 T 形切开阴道后壁黏膜，以扩大阴道黏膜切口，利于子宫的外翻和肌瘤的剔除。但由于阴道后壁黏膜范围较宽，切口也较大，一般不需要倒 T 形切口。

6. 切开肌瘤包膜　外翻子宫过程中，肌瘤生长部位会逐渐暴露在视野中，先于肌瘤包膜上切开一 2cm 大小口子，深达肌瘤实体，再根据肌瘤生长方向向上或者向下逐渐扩大切口（图 7-5-9，图 7-5-10）。

7. 剔除肌瘤并外翻子宫　肌瘤包膜切开后，肌瘤实体一旦暴露即用单爪或双爪钳提起肌瘤，

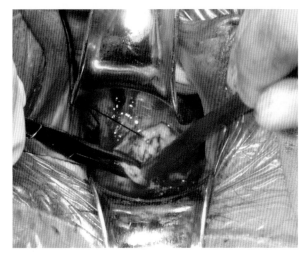

图 7-5-9 切开肌壁至肌瘤实体

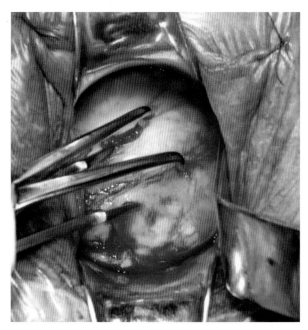

图 7-5-11 逐渐剥除肌瘤

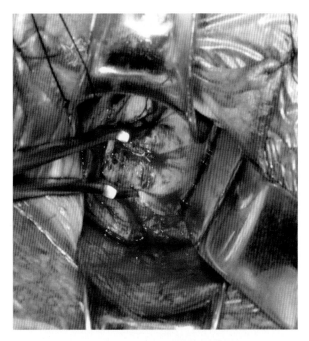

图 7-5-10 扩大切口钳夹肌瘤实体

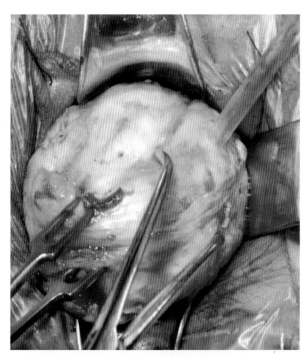

图 7-5-12 肌瘤完整剥除

用肌瘤剥离器钝性或锐性逐渐剥下肌瘤包膜。当肌瘤最大径线超过 7cm 时,常常需要边剥下肌瘤包膜,边将肌瘤分块切除,缩小肌瘤体积后再剥除剩余的肌瘤(图 7-5-11,图 7-5-12)。

    8. 缝合肌瘤腔的技巧　若肌瘤腔较深,需要缝合两层才能关闭肌瘤腔。如果子宫外翻出阴道,瘤腔的缝合比较容易;如果子宫不能完全翻出阴道,较深瘤腔的缝合会比较困难。此时缝合瘤腔的方法有:①用"钉鞋底"的方法,从瘤腔底的左侧进针,到右侧穿出,再从瘤腔底的右侧进针,从左侧出针后打结;②放掉提住瘤腔边缘的组织钳,

钳夹并提起瘤腔底部的肌层组织,先间断缝合瘤腔底部肌层,再连续缝合瘤腔的浆肌层关闭瘤腔(图 7-5-13~ 图 7-5-17)。

    9. 预防术后感染　缝合肌瘤腔及将子宫翻回盆腔时均需冲洗并消毒。切口在阴道后壁的肌瘤剔除,宫颈筋膜面窄,两角血管不多,可以和阴道黏膜及腹膜同层缝合(图 7-5-18~ 图 7-5-23)。

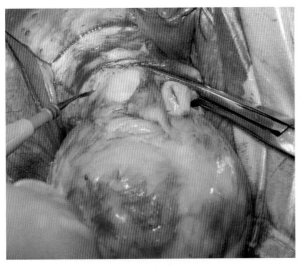

图 7-5-13　钳夹肌瘤蒂部

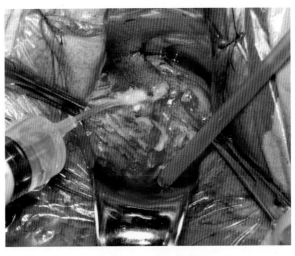

图 7-5-16　冲洗肌瘤腔

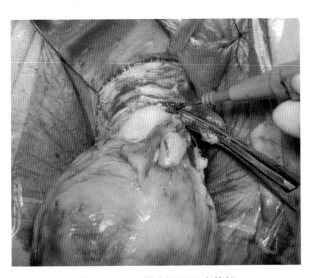

图 7-5-14　钳夹切断肌瘤蒂部

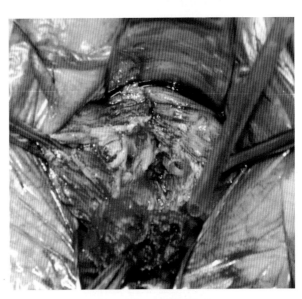

图 7-5-17　消毒肌瘤腔

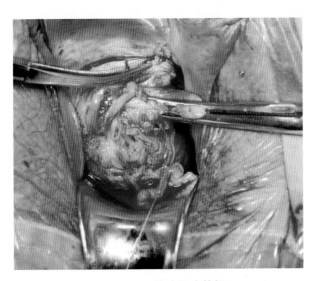

图 7-5-15　缝合肌瘤蒂部

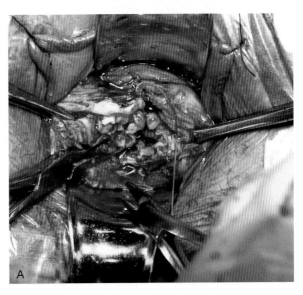

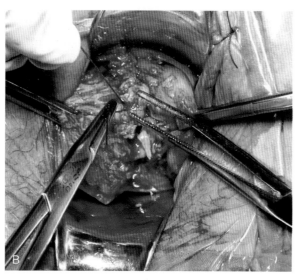

图 7-5-18 缝合肌瘤腔

A. 缝合第一层肌瘤腔；B. 缝合第二层肌瘤腔

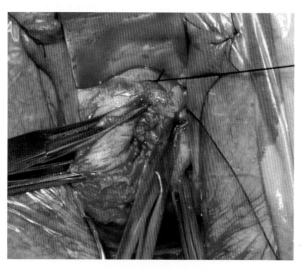

图 7-5-19 连续缝合肌壁切口浆肌层

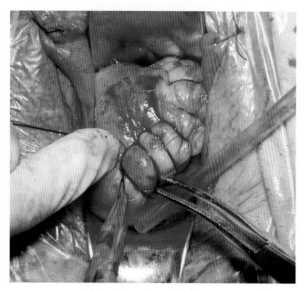

图 7-5-20 肌瘤腔缝合完毕

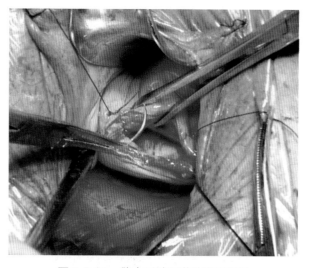

图 7-5-21 缝合后壁阴道黏膜及腹膜

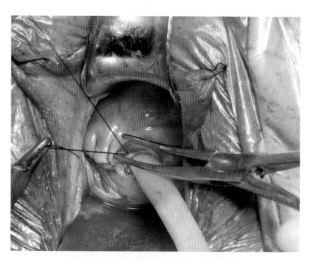

图 7-5-22 黏膜切口中间放引流管

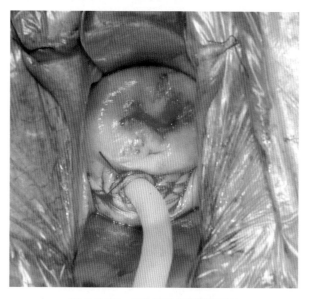

图 7-5-23 宫颈及阴道黏膜切口

（柳晓春　张汝坚　强荣）

第六节 有剖宫产史的经阴道子宫肌瘤剔除术

目前剖宫产率高达 40%~60%，甚至约 80%，因此子宫肌瘤病人中许多都有剖宫产史，且以青中年妇女为主，要求保留子宫的病人占大多数。剖宫产瘢痕子宫病人一般存在膀胱与宫颈局部的粘连，这种粘连有些是致密的，膀胱与宫颈间隙不疏松，界限不清，分离子宫膀胱反折腹膜时，易致膀胱损伤。虽然既往手术史并非 TVH 的禁忌证，但手术副损伤的发生率却明显增高。文献报道有剖宫产史者膀胱及肠管损伤的发生率为 18.3%，无剖宫产史者仅为 3.58%。故手术中必须特别注意预防副损伤的发生，见图 7-6-1 及图 7-6-2。

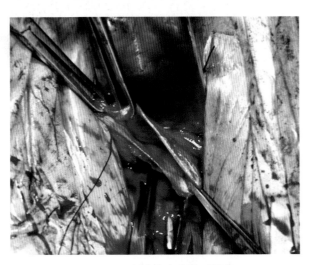

图 7-6-1 剖宫产史者膀胱损伤

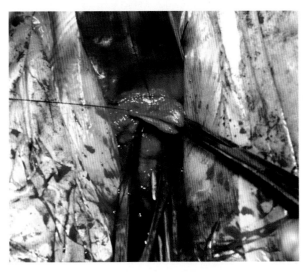

图 7-6-2 经阴道修补膀胱

【手术适应证】

有盆腹腔手术史不应成为 TVH 的绝对禁忌证，能否进行手术主要取决于目前盆腔的状态和术者阴道手术技巧的熟练程度。术前根据既往手术类型和手术次数，妇科检查及近期超声检查子宫大小、子宫活动度、肌瘤部位，并行宫颈牵拉试验等评估手术的可行性。有两次盆腹腔手术史和术前检查提示严重粘连的，则以 LAVH 或开腹手术为宜。古典式剖宫产手术后发生粘连机会多，且粘连较严重；子宫下段剖宫产者粘连机会稍少，以膀胱腹膜反折处粘连为多。仔细缝合宫壁切不留粗糙面，伤口处涂敷防粘连液体可减少术后的粘连。

【手术风险评估】

术前要详细询问病史，了解有无手术史和手术的类型；术前仔细检查盆腔情况，了解子宫活动度、大小、位置等；练就熟练的阴道手术操作技巧，细致、准确的操作；使用合适的器械，是避免并发症的关键。术中发现膀胱损伤经阴道即刻修补后无不良后果，直肠损伤也可经阴道修补，但小肠和输尿管损伤则需开腹进行修补。

有盆腔手术史者实施阴式子宫肌瘤剔除术需注意：①术前充分评估，确定病人无严重腹腔粘连，能翻出子宫；②对罹患高血压者仅用生理盐水在穹窿黏膜下和膀胱宫颈间隙注水；③穹窿切口应位于宫颈与阴道黏膜交界上 2mm 处，易于进入间隙。

【手术难点与对策】

1. 手术准备同一般阴式子宫肌瘤剔除术；
2. 采用双管连续硬膜外麻醉或全身麻醉；
3. 手术主要步骤：

（1）病人取膀胱截石位，常规消毒外阴、阴道及宫颈。

（2）根据肌瘤位置选择阴道穹窿部切口。分离膀胱、宫颈间隙采用水分离＋锐性分离，采用肾上腺素生理盐水稀释液在穹窿黏膜下打水垫后(图7-6-3),向膀胱宫颈间隙注水(图7-6-4),注水量为50~60ml,目的是使间隙清楚,便于分离。

难。若子宫活动度好,后壁肌瘤同常规剔除即可(图7-6-8)。

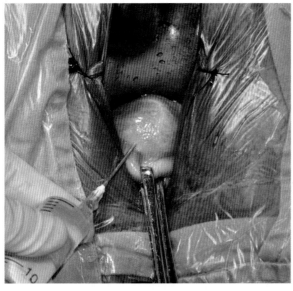

图7-6-3 阴道黏膜下注水

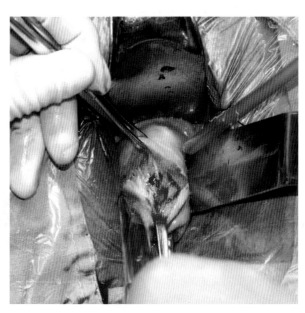

图7-6-5 下拉阴道切缘宫颈端,暴露膀胱

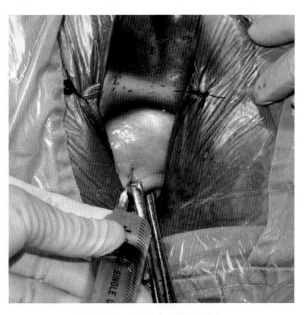

图7-6-4 膀胱宫颈间隙注水

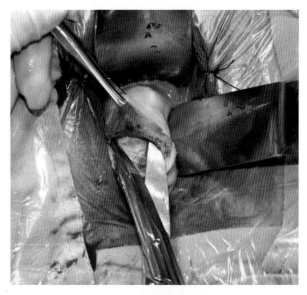

图7-6-6 紧贴宫颈筋膜锐性分离
膀胱子宫间隙附着最低点

(3)若最大肌瘤位于子宫前壁,采用水分离 + 锐性分离法:在前穹窿黏膜下打水垫后,再往膀胱宫颈间隙注水,利用水压分离疏松部位,暴露致密粘连部位,再用锐性法紧贴宫颈分离致密粘连部位(图7-6-5~图7-6-7)。

(4)若最大肌瘤位于后壁,需排除宫底肌瘤和子宫前壁及宫底粘连于前腹壁,至外翻子宫困

(5)0/1丝线缝拉子宫,逐针向上,直至离切口最近肌瘤暴露于切口。尽量多缝几针缝拉子宫线,以免缝拉线拉裂子宫缝线部。

(6)切开肌壁至瘤体组织,剔除肌瘤。若肌瘤较大,经阴道不能完整剔除,可在剥离同时将肌瘤楔形切开,分块取出。

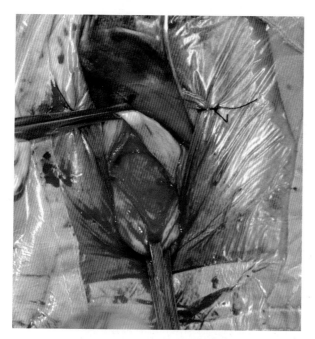

图 7-6-7　暴露子宫膀胱间隙

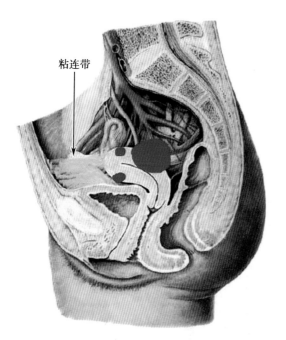

粘连带

图 7-6-8　子宫前壁与腹壁粘连

虽然既往手术史并非 TVH 的禁忌证,但手术副损伤的发生率却明显增高。有手术史者术前盆腔检查难以确定粘连情况,可先行腹腔镜检查了解盆腔情况。术中若发现粘连严重,适时改开腹手术是明智的选择。

(柳晓春　张汝坚　强荣)

【参考文献】

1. 周艳琼,李文,高宇.子宫肌瘤腹腔镜辅助下阴式全子宫切除、次全切除术、子宫肌瘤剔除术治疗效果研究.中华肿瘤防治杂志.2016,11:316-318.

2. Segars JH,Parrott EC,Nagel JD,et al.Proceedings from the Third National Institutes of Health International Congress on Advances in Uterine Leiomyoma Research:comprehensive review,conference summary and future recommendations.Hum Reprod Update.2014,20(3):309-333.

3. Liu J,Lin Q,Blazek K,et al.Transvaginal Natural Orifice Transluminal Endoscopic Surgery Myomectomy:A Novel Route for Uterine Myoma Removal.J Minim Invasive Gynecol.2018,25(6):959-960.

4. Levine DJ,Berman JM,Harris M,et al.Sensitivity of myoma imaging using laparoscopic ultrasound compared with magnetic resonance imaging and transvaginal ultrasound.J Minim Invasive Gynecol.2013,20(6):770-774.

5. 孙洁,白图门,杨素芬,等.采用经腹或经阴道剔除术治疗子宫肌瘤的疗效比较.中华全科医学,2016,14(04):615-617.

6. 郝敏,程科研,赵卫红.特殊部位子宫肌瘤诊治策略.中国实用妇科与产科杂志,2016,32(02):151-154.

7. 刘新民,邹淑华.巨大阔韧带与盆腹腔宫颈肌瘤手术.实用妇产科杂志,1997,13(6):310.

8. 曹泽毅.中华妇产科学.3版.北京:人民卫生出版社,2014.

9. 卢霞,艾米拉古丽·艾白都拉,徐鸿丽,等.经阴道后穹窿行阴式子宫肌瘤剔除术的临床分析.中国妇幼健康研究,2017,28(09):1121-1123.

08

第八章

经阴道保留子宫血管的子宫切除术的难点与对策

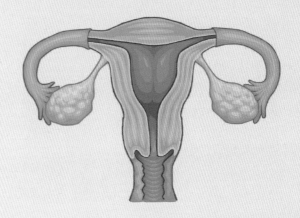

第一节　常规经阴道保留子宫血管的子宫切除术

【概述】

保留子宫血管的子宫切除术是一类新型的手术方式,是香港周基杰教授在 20 世纪 90 年代首创的一种术式,又称为三角形子宫切除术。本术式实际上就是子宫中心体切除,即主要切除子宫大部分的病变肌层及内膜组织,保留子宫体部两侧的少部分子宫肌壁组织和浆膜层,不切断子宫动脉的上行支和子宫周围韧带,保留卵巢血供和正常的盆腔解剖关系,最大限度地保护了卵巢的功能。研究表明传统子宫切除可影响卵巢的血液供应,加速卵巢功能衰竭的进程或保留的卵巢没有支撑而发生扭曲、粘连,也使卵巢血供减少,导致卵巢功能减退或发生残留卵巢综合征。子宫动脉上行支供给卵巢的血液约占卵巢血供的 50%~70%,更有 10% 的人卵巢血液主要由子宫动脉供给。Siddle 等证明行子宫切除的妇女,其卵巢衰竭的年龄将比自然绝经者早 4 年,而且 34% 的妇女在术后 2 年内出现卵巢衰竭和更年期症状,且重度更年期症状的发生率明显高于正常人群。因此,保留子宫血管的子宫切除术能最大限度地减少子宫切除术对卵巢血液供应及盆底解剖位置的影响,延缓卵巢功能衰竭及残留卵巢综合征的发生。国内有许多研究认为子宫肌层可合成前列腺环素(PGI2),而 PGI2 有扩张血管等作用。切除子宫,体内 PGI2 合成减少,导致冠心病的发病率升高及更年期综合征、骨质疏松症的提早出现。

经阴道保留子宫血管的子宫切除术,根据子宫中心体切除范围大致分为三类:

1. 保留子宫血管的子宫次全切除术　在两侧子宫角内侧 1cm 处到子宫峡部呈三角形切除子宫体。如病灶切除不满意或子宫腺肌病病人,下界可适当向下延伸,保留的子宫两侧壁厚度约 1~2cm(图 8-1-1)。

2. 保留子宫血管的子宫高位次全切除术　在两侧子宫角内侧 1cm 到子宫峡部上方 2~3cm 处呈三角形切除大部份子宫体,保留部分子宫内膜,术后可有少量月经来潮。

3. 保留子宫血管的筋膜内子宫全切术　切口从两侧子宫角内侧 1cm 处开始到子宫峡部后,

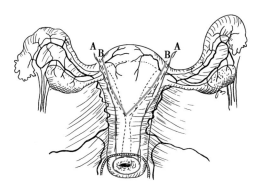

图 8-1-1　三角形子宫切除术类别图示

再沿子宫颈筋膜内将宫颈柱形切除至子宫颈外口鳞柱交界部位外侧 1cm 以上(图 8-1-2)。此术式优点是保留卵巢血运,保持盆底的完整性,保留了子宫颈外形,保留了部分子宫颈筋膜和肌层。此种手术可使卵巢功能不受影响,避免将来发生盆底功能障碍,又可避免将来发生子宫颈残端癌的可能。

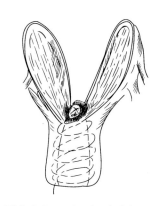

图 8-1-2　三角形子宫全切图示

【手术适应证】

1. 功能失调性子宫出血,保守治疗疗效不佳或无效,需行手术治疗者。

2. 子宫肥大症伴月经增多者。

3. 各类子宫内膜非恶性疾病需行子宫切除者,如子宫内膜不典型增生及复杂性增生等。

4. 绝经前妇女,宫颈无明显病变,要求保留宫颈者。

5. 子宫肌瘤位于宫底、体部、黏膜下及多发性子宫肌瘤,瘤体外尚有大部分正常宫壁成分者。

6. 子宫增大≤孕 14 周（个别病人，阴道条件好，视手术者技巧，子宫大小可适当放宽）。

7. 子宫腺肌病及子宫腺肌瘤亦为该手术的相对指征。

【手术禁忌证】

1. 不具备子宫肌瘤手术指征或不具备子宫切除手术指征者。

2. 年龄≤40岁需保留生育功能者或年龄>40岁已生育但病人坚决要求保留子宫者。

3. 宫颈肌瘤或多发外突形壁间肌瘤、浆膜下肌瘤，子宫形状极为不规则者。

4. 子宫颈或子宫内膜恶性病变者。

5. 各种疾病的急性期或严重的全身性疾患，不能承受手术者。

6. 盆腹腔急性炎症期，或慢性炎症急性或亚急性发作期。

7. 阴道流血时间过长，疑有盆腔潜在感染，未治疗者。

【手术时机】

排除手术禁忌即可手术，但通常选择非月经期，以月经干净 3~7 天为最佳时机。

【手术条件】

1. 手术者有完成本术式的技术能力和经验。

2. 手术指征明确，无禁忌证，阴道无流血或仅有少量血性分泌物。

3. 排除盆腔、阴道感染。

4. 术前准备就绪。

【手术步骤】

（一）术前准备

1. 术前常规作阴道宫颈脱落细胞检查，必要时作宫颈活检、分段诊刮和宫腔镜检查，排除宫颈、宫体有无恶性病变和癌前病变，防止术前未发现而仅在术后病理报告才发现存在恶性病变或癌前病变。

2. 术前、术中进行评估：对子宫大于妊娠16周，特殊部位的子宫肌瘤（如宫颈、阔韧带肌瘤等）、有严重的盆腔粘连以及严重的子宫腺肌病者用此类式有局限性。

3. 术前作白带常规检查，排除感染性疾病，如存在感染性疾病，应治愈后才考虑手术，

有条件者可完善生殖道细菌、支原体、衣原体培养，如培养阳性者也应规范治疗后再进行手术。

4. 术前 3 天常规用稀释的黏膜消毒液（作者用 0.5% 的碘伏溶液）作阴道擦洗，操作时应特别注意清洁阴道深处，前后穹窿部的分泌物。

5. 术日前晚和术日晨作清洁灌肠，并剃除阴毛。

6. 在麻醉生效后，手术野消毒前再进行一次阴道检查，全面了解子宫大小、位置、活动度及膀胱情况，做到心中有数。

7. 会阴和阴道用黏膜消毒液严格消毒，消毒范围腹部至脐水平，两腿至大腿上 1/3。使用粘附性塑料薄膜可将皮肤和肛门与阴道手术野隔离，起到增强消毒效果的作用。

8. 手术开始前导尿，排空膀胱。

（二）麻醉方法

详见第四章经阴道手术的麻醉要求及方式选择。

（三）手术操作要点

一般仅需切开阴道前穹窿或后穹窿阴道黏膜，将子宫从前或从后翻出即可，除非肌瘤较大或前后壁均有较大肌瘤时，才需切开阴道前、后穹窿阴道黏膜。若最大肌瘤位于宫体前壁，则切开前穹窿阴道黏膜，将子宫向前翻，反之，则切开后穹窿阴道黏膜，将子宫向后翻。

1. 病人体位和术者的位置

（1）体位：病人取膀胱截石位，两大腿要充分分开、固定，取头低臀高位，臀部尽量突出于手术台边缘以外，臀部超出床沿 3~5cm。若病人两腿关节有病变，大腿不能外展者可将两大腿悬吊上举，但需特殊的腿架。

（2）术者的位置：主刀和第一助手坐在病人的两大腿之间，另外两助手站在病人两大腿外侧，便于配合操作。

2. 水压分离阴道黏膜 用阴道前后壁拉钩和侧壁拉钩暴露阴道，用自行设计的双爪宫颈钳夹持宫颈向下牵引，于宫颈阴道交界处阴道前壁黏膜下及宫颈两侧黏膜下注入 1:2 000（0.1mg/200ml）的肾上腺素生理盐水溶液（合并高血压病者改用含缩宫素 10U/100ml 的生理盐水）30~40ml 至黏膜鼓胀起来，以减少术中出血（图 8-1-3）。

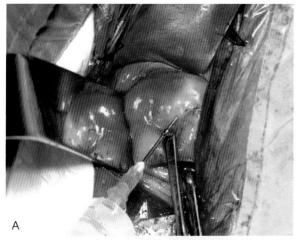

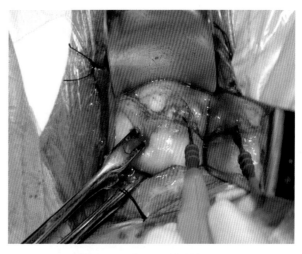

图 8-1-4　切开阴道前壁黏膜

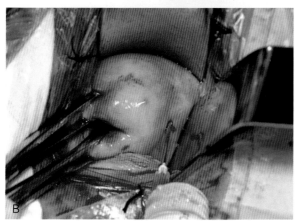

图 8-1-3　水压分离阴道黏膜
A. 阴道黏膜 12 点钟方向注水;
B. 阴道黏膜 3 点钟方向注水

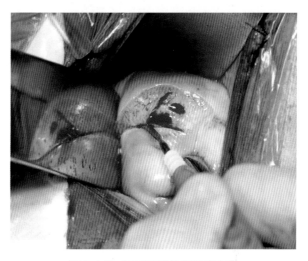

图 8-1-5　切开阴道前壁黏膜右角

3. 切开阴道黏膜　若前位子宫或大肌瘤位于子宫前壁,则于宫颈前方膀胱横沟上 0.5cm 处横行切开阴道黏膜全层,深达宫颈筋膜,并向两侧弧形延长切口至 3 点、9 点处。若为后位子宫或大肌瘤位于子宫后壁者,则于宫颈后方距宫颈外口约 2.5cm 处切开阴道黏膜,向两侧延长切口(图 8-1-4,图 8-1-5)。

4. 分离膀胱 - 子宫间隙或子宫 - 直肠间隙　切开前穹窿阴道黏膜后,提起阴道前壁黏膜切缘,用弯组织剪刀尖端紧贴宫颈筋膜向上推进撑开分离膀胱 - 子宫间隙达子宫 - 膀胱腹膜反折;若切开阴道后穹窿黏膜,则提起阴道后壁黏膜切缘,用弯组织剪刀尖端紧贴宫颈筋膜向上推进撑开分离子宫 - 直肠间隙达子宫 - 直肠腹膜反折。若子宫较大或前后壁均有较大肌瘤,则可将前、后穹窿阴道黏膜切开,利于子宫外翻及增加手术安全性,若前壁有较大肌瘤,可行阴道前壁黏膜的倒"T"形切口(图 8-1-6,图 8-1-7)。

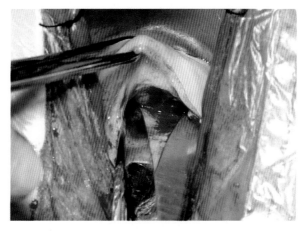

图 8-1-6　剪刀锐性分离膀胱 - 子宫间隙

5. 剪开膀胱 - 子宫腹膜反折和 / 或子宫 - 直肠腹膜反折　分离出子宫 - 膀胱间隙后,将宫颈向外下方牵引,手指钝性分离扩大子宫 - 膀胱间隙,可感觉到间隙比较宽松,腹膜反折较薄、光滑,触摸时有滑动感,用血管钳提起时有松动感,必须

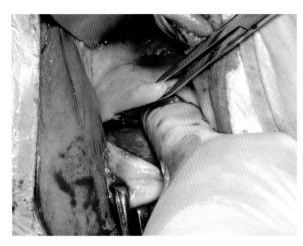

图 8-1-7　手指钝性扩大膀胱 - 子宫间隙

仔细辨认确认为腹膜后才剪开,缝 4 号丝线一针牵引腹膜(图 8-1-8 A)。

分离出子宫 - 直肠间隙后,将宫颈向外上方牵引,手指钝性分离扩大子宫 - 直肠间隙,阴道拉钩暴露,剪开子宫 - 直肠腹膜反折,于腹膜切缘中点缝线作为标志(图 8-1-8B)。

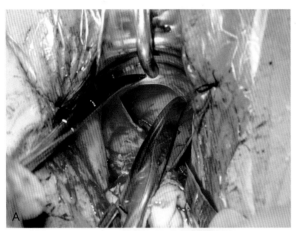

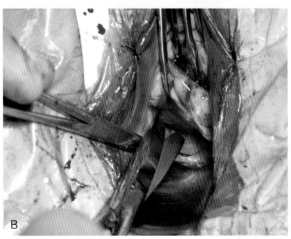

图 8-1-8　剪开腹膜反折

A. 剪开子宫 - 膀胱腹膜反折;B. 剪开子宫 - 直肠腹膜反折

6. 翻出子宫　用阴道拉钩置入子宫前(后)腹膜切口,暴露子宫前(后)壁,用单爪宫体牵拉钳钳夹宫体前(后)壁浆肌层向外牵拉,一边牵引一边将两把钳交替向宫底上移,将宫体外翻,此过程中如果碰到肌瘤可先剥出肌瘤缩小子宫体积以利宫体外翻;若子宫较大,难以翻出,或子宫腺肌病子宫质地硬,难以变形,外翻困难时,可将宫底中部作楔形切除,缩小子宫体积后再将宫底翻出,部分或全部暴露宫角部(图 8-1-9,图 8-1-10)。

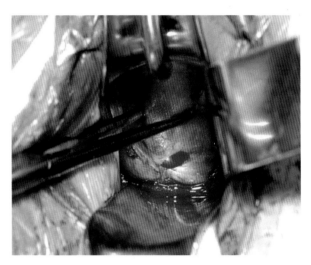

图 8-1-9　外翻子宫

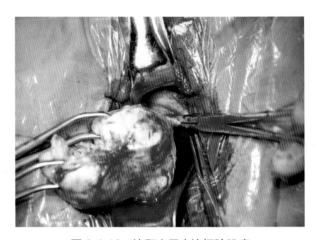

图 8-1-10　边翻出子宫边切除肌瘤

7. 按术前确定的切除范围进行子宫中心体的切除

(1)保留子宫血管的(三角形)子宫次全切除术:

1)翻出子宫后,用双爪钳钳夹宫底以牵引子宫,于宫体肌壁注入垂体后叶素 6U(图 8-1-11,图 8-1-12)。

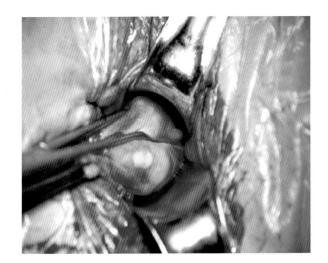

图 8-1-11　翻出宫底

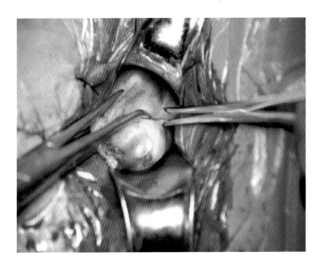

图 8-1-12　钳夹子宫角左侧

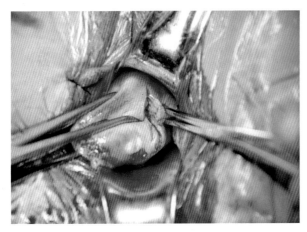

图 8-1-13　向峡部切除子宫中心体

2）切除子宫中心体：用高频电刀或冷刀沿两侧子宫角内侧 1.0~1.5cm 处开始向子宫峡部呈倒三角形切除部分子宫底、部分前后壁及全部子宫

内膜，尽量保留子宫两侧壁和角部浆肌层，使切口距两侧阔韧带约 0.8~1.0cm，两侧切口下端汇合于子宫峡部，尖端深达宫颈管内口下方，楔形切除子宫中心体，不切断卵巢固有韧带、输卵管和圆韧带（图 8-1-13~ 图 8-1-18）。

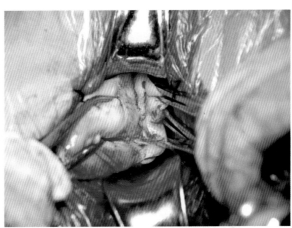

图 8-1-14　继续向下切除宫体

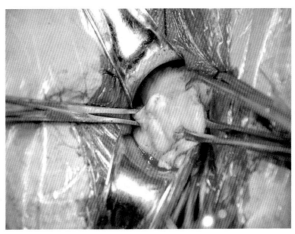

图 8-1-15　钳夹右侧宫角

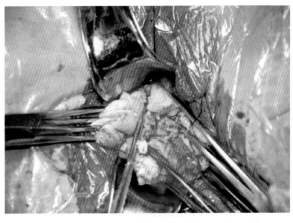

图 8-1-16　向峡部切除宫体中心体

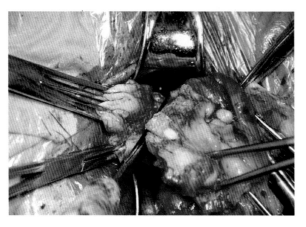

图 8-1-17 逐渐切除宫体右侧

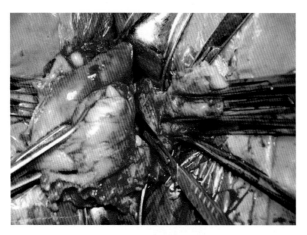

图 8-1-18 逐渐切除宫体左侧

3）切除子宫体后的两侧创面较大（图 8-1-19），两侧切面电凝止血，或用组织钳钳夹止血，或缝合止血（半荷包或横行"U"字缝合）。

4）用手仔细反复触摸宫体残留子宫肌层及宫颈，剔除可能的小肌瘤，避免肌瘤遗漏。

5）重建"子宫体"。先后单极电凝烧灼宫颈管内膜组织，并用碘伏消毒后，修剪残留肌壁组织，

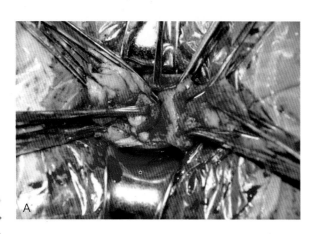

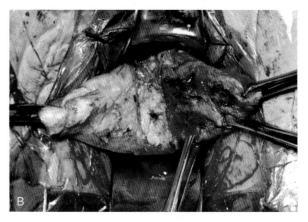

图 8-1-19 保留的宫体两侧壁

用 2-0 可吸收线半荷包或"U"形缝合子宫侧壁已切开的创面。若创面较大，可用半荷包加内"8"字缝合，使创面缩小并达到止血。用 1-0 可吸收线间断缝合或连续锁边缝合子宫壁楔形切面浆肌层，形成小子宫（图 8-1-20~ 图 8-1-22）。

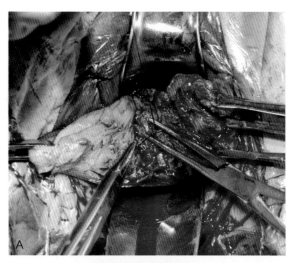

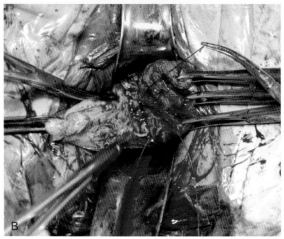

图 8-1-20 半荷包或"U"形缝合宫体两侧壁
A. 半荷包缝合宫体两侧壁；B. "U"形缝合宫体两侧壁

部分肌壁,使切口距两侧阔韧带约 0.8~1.0cm,不切断卵巢固有韧带、输卵管和圆韧带(图 8-1-23,图 8-1-24)。

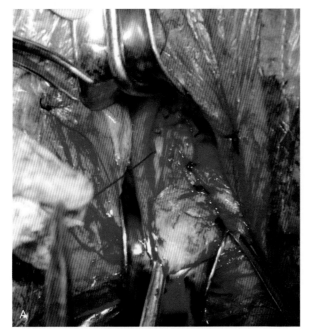

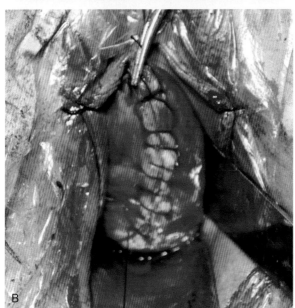

图 8-1-21　缝合小宫体前壁浆肌层
A. 间断缝合子宫壁楔形切面浆肌层;
B. 连续缝合子宫壁楔形切面浆肌层

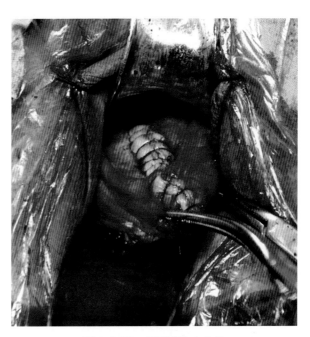

图 8-1-22　新形成的小宫体

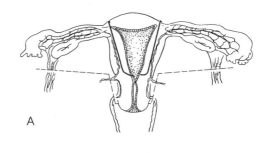

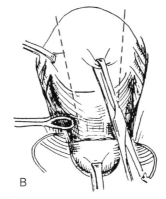

图 8-1-23　高位三角形子宫切除范围
A. 红线标记内为切除范围;
B. 高位三角形子宫切除前标记范围

(2)保留子宫血管的(三角形)子宫高位次全切除术:

1)翻出子宫后,双爪钳钳夹宫底以牵引子宫,于宫体肌壁注入垂体后叶素 6U。

2)切除子宫中心体:用高频电刀或冷刀从宫底部距两侧角 1.0~1.5cm 处向下呈倒三角形楔形切除大部分宫体,两侧切口下端汇合于子宫峡部上 3cm,保留约 2cm 子宫内膜,保留两侧浆膜和

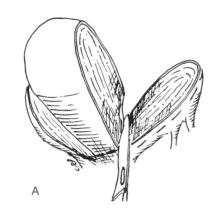

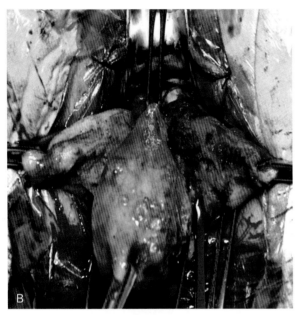

图 8-1-24 从宫角向峡部上方倒三角切除宫体
A. 宫角向峡部上方倒三角切除宫体模式图；
B. 宫角向峡部上方倒三角切除宫体实体图

3）两侧切面电凝止血或用组织钳钳夹止血或半荷包或横行"U"字缝合止血（图 8-1-25，图 8-1-26）。

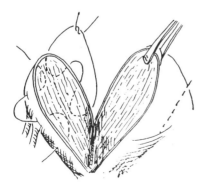

图 8-1-25 荷包缝合创面止血

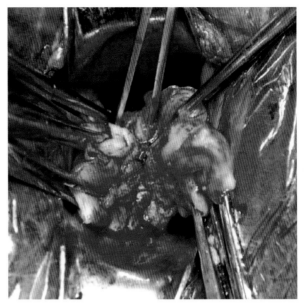

图 8-1-26 钳夹两侧创面止血

4）用手仔细反复触摸宫体残留子宫肌层及宫颈，剔除可能的小肌瘤，避免肌瘤遗漏。

5）重建"子宫体"：用 2-0 可吸收线"U"形缝合子宫两侧壁肌层，对合两侧壁形成小子宫（图 8-1-27）。

6）用 1-0 可吸收线从峡部开始从前往后连续缝合子宫浆肌层，修复小子宫体。复位子宫下部及宫颈（图 8-1-28，图 8-1-29）。

（3）保留子宫血管的（三角形）筋膜内子宫全切术：

1）翻出子宫后，双爪钳钳夹宫底以牵引子宫，于宫体肌壁注入垂体后叶素 6U。

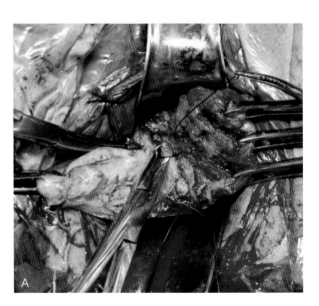

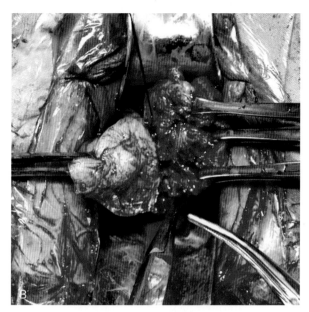

图 8-1-27 "U"形缝合子宫两侧壁

A. 自创面底部"U"形缝合子宫两侧壁；

B. "U"形缝合逐渐关闭创面

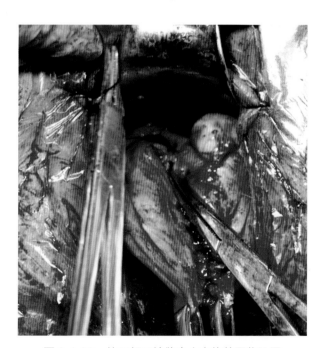

图 8-1-28 从下部开始缝合小宫体前面浆肌层

2) 切除宫体中心体。用高频电刀或冷刀从宫底部距两侧角 1.0cm 处向下楔形切除宫体，保留两侧浆膜和部分肌壁至宫颈峡部（图 8-1-23，图 8-1-24）。

3) 两侧宫体切面电凝止血，或用组织钳钳夹止血，或缝合止血（半荷包或横行"U"字缝合）（图 8-1-25，图 8-1-26）。

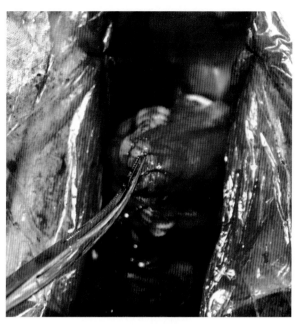

图 8-1-29 新形成的小宫体

4) 切除宫颈中心体。提拉切出的宫体中心体，在子宫峡部水平沿宫颈筋膜内继续向下旋切至宫颈外口水平，将宫颈管黏膜、部分肌层和鳞柱移行带连同宫体一并切除，使宫颈呈半圆柱状或半圆锥状挖出。根据宫颈情况决定宫颈切除范围，如果有宫颈糜烂，呈锥状切除糜烂部宫颈，鳞状上皮与柱状上皮交界处外 0.5cm 内一定要切除（图 8-1-30，图 8-1-31）。

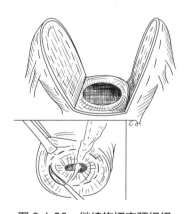

图 8-1-30 继续旋切宫颈组织

5) 用 2-0 或 0 号可吸收线环状螺旋式缝合残留宫颈筋膜，闭合残腔，形成新的实性宫颈（图 8-1-32）。

6) 用 0 号可吸收线间断"U"形缝合保留的双侧宫体肌壁，对合成小宫体，再从峡部从前往后（或从后往前）连续缝合浆肌层达到表面光滑，

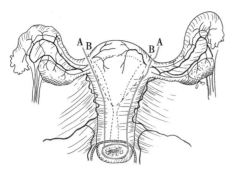

图 8-1-31 三角形筋膜内子宫切除范围

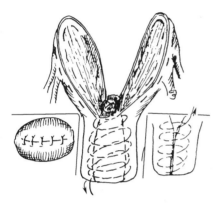

图 8-1-32 螺旋式缝合残留宫颈筋膜

加固止血,形成肌性圆柱体小子宫(图 8-1-33~图 8-1-36)。

7)仔细检查宫壁切口和针眼,确认无活动性出血后,用无菌生理盐水冲洗、碘伏液消毒术野,并可在宫体切口处涂抹生物蛋白胶等防粘连剂后,将宫体送回盆腔。

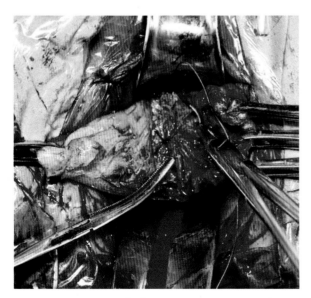

图 8-1-33 "U"形缝合保留两侧肌壁

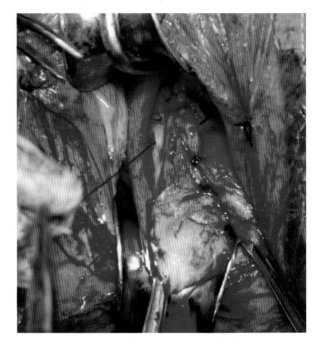

图 8-1-34 从峡部开始从前往后缝合浆肌层

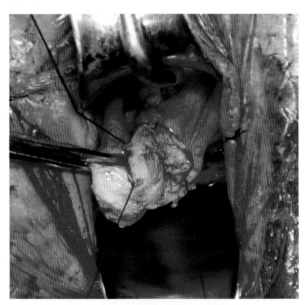

图 8-1-35 缝合宫角处浆肌层

8. 缝合宫颈筋膜创面 用 1-0 可吸收线连续或间断缝合宫颈筋膜创面以利止血,特别注意两角部的缝合。

9. 缝合腹膜及阴道黏膜切口 用 2-0 可吸收线从阴道黏膜切口两角开始向中间全层连续缝合子宫腹膜及阴道穹窿黏膜切口,并放入引流管,阴道放置碘伏纱卷,留置导尿 24 小时(图 8-1-37~图 8-1-40)。

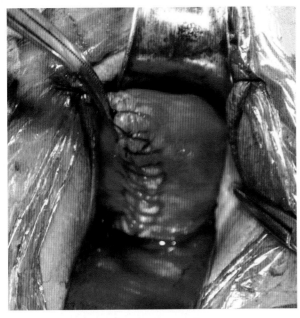

图 8-1-36 后壁浆肌层缝合完毕形成圆柱形实性小宫体

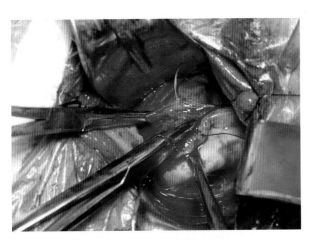

图 8-1-37 连续缝合宫颈筋膜

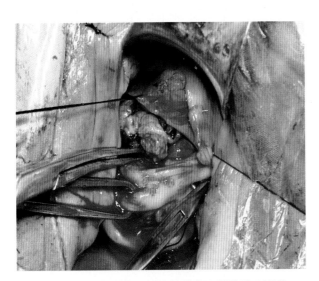

图 8-1-38 从左角开始连续缝合阴道黏膜及腹膜

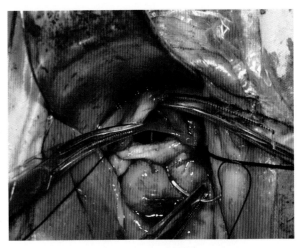

图 8-1-39 从右角开始连续缝合阴道黏膜

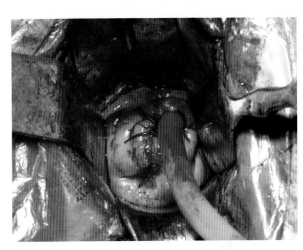

图 8-1-40 缝合完毕后的宫颈及引流管切缘和腹膜

【手术注意事项、手术技巧及要点】

1. 术前应重视妇科检查及辅助检查结果(如超声或 MRI 等),明确肌瘤所在部位,排除宫颈肌瘤、峡部肌瘤及阔韧带肌瘤,了解子宫附件的活动度,附件有无占位性病变,宫旁组织有无增厚、粘连固定、弹性差等。

2. 术前排除宫颈和子宫内膜的恶性病变。行保留子宫血管的子宫次全切除术和高位子宫次全切除术者,术前应有严密的宫颈脱落细胞学检查支持,必要时术前均应做子宫内膜活检,排除宫颈癌、子宫内膜癌及癌前病变后方可实施,术后应定期行宫颈细胞学检查,以期早期发现并处理宫颈残端癌。

3. 宫体大小应 ≤ 16 孕周;阴道弹性好;盆腔及阴道无炎症;同时注意骨盆条件,因骨盆条件是制约阴式手术的重要因素,骨盆狭小、骨盆矫治术后及盆底肌肉挛缩是阴式手术的禁忌证。

4. 准确分离膀胱-子宫间隙或子宫-直肠间隙打开子宫前后腹膜反折：①把握切开的高低：切得过高，容易损伤膀胱或直肠；切得过低到宫颈筋膜内，又难以分离到间隙。②把握切开的深浅：应切开阴道黏膜全层直达宫颈筋膜，然后用弯组织剪紧贴宫颈筋膜向上撑开推进，分开子宫前后间隙。

5. 手术的关键为能将子宫部分或全部经阴道翻出。术前检查必须确定子宫是前位还是后位，最大的肌瘤位于子宫前壁还是后壁，以决定从前穹窿还是从后穹窿翻出子宫。术中应用自行设计的单爪宫体牵拉钳，可有力地协助将宫体向阴道内翻出。子宫体过大外翻困难时，一旦暴露较大的肌瘤可先行肌瘤挖除，或先将宫体或宫底作楔形切除以便挖出瘤核，缩小子宫体积，从而创造良好的术野，使子宫周围有一定的手术操作空间，利于宫体翻出。

6. 术中子宫两侧壁残留的肌层不得遗留子宫内膜，以防子宫内膜异位症发生；术中缝合两侧壁肌层时动作要敏捷、利索，但要避免副损伤；最后严格检查各断端有无出血，慎防血肿形成。

7. 术者必须具备熟练的阴式手术技巧，同时助手也必须有成熟的阴道手术经验配合默契，恰当地、个体化地掌握手术适应证及良好的麻醉效果，加上利用现代手术器械，才能高质量完成该术式。

8. 在子宫中心部切除后，一定要触摸残留的子宫肌壁是否有残留病灶。

9. 切除中心体前，可先做"V"字形切口，保证能够切除足够多的子宫体部组织，使得残留组织均匀，切缘对合良好，易于缝合和重建"子宫"。

10. 保留子宫血管的子宫次全切除术要尽可能切除子宫内膜，三角尖端应达宫颈管内口以下。宫颈管组织应烧灼破坏。

11. 保留子宫血管的子宫高位次全切除术，则应保留约2cm范围的子宫内膜，术中子宫两侧壁残留的肌层不得遗留子宫内膜，缝合中部子宫前后壁楔形切面时缝合线不穿过内膜，以防发生子宫内膜异位症。

12. 保留子宫血管的筋膜内子宫全切术，应将宫颈移形带一并切除。缝合宫颈管内口端时，尽可能使之闭合。

13. 残留肌壁组织缝合时，针距和边距应均匀，缝线应拉紧，不能留有死腔，防止愈合不良、出血、感染等。

【并发症及防治】

1. **术中、术后出血** 术中出血主要发生在未能完全阻断子宫血供而切除"中心体"，以及重建子宫后缝线没有拉紧。术中发现出血，应及时压迫止血，查看清楚出血部位后再电凝、结扎或缝扎止血。由于残存宫颈筋膜及残存部分子宫肌层的缝合方法不同，一旦缝合不牢而残存死腔，术后出血及感染的概率将会增大。残留宫颈筋膜以环状螺旋式缝合更为确切，所形成"宫颈"闭合严密，术后无阴道流血发生，而残留子宫肌层缝合以间断内翻缝合为首选，进针部分超过整个肌层前后缘的1/2，且线结埋藏于肌性圆柱体的内部，遇有螺旋动脉应单独结扎处理。

术后出血者，则应考虑止血治疗，无效者应考虑重建的"子宫"次全切除。

2. **周围器官损伤** 保留子宫动脉上行支的子宫切除术操作限于宫体及宫颈中心区，周围脏器损伤非常少见，但切除中心体时，若切口下端过分靠近子宫下段和膀胱，可引起膀胱损伤。

3. **感染** 经阴道保留子宫血管的子宫切除术后盆腔的感染其发生的原因有术前阴道准备不够充分、手术较困难致手术时间较长、术中出血较多、术后创面渗血、贫血及体质虚弱的病人。

预防：术前常规检查白带常规及细菌培养，排除阴道的炎症；用碘伏擦洗阴道3天，每日2次；纠正病人的贫血状况；根据病人的情况和医师的手术技巧选择合适的病人，降低手术的难度，减少术中术后的出血；围术期使用敏感的抗生素。

【手术优点】

1. 子宫动脉上行支发出的卵巢支血供占整个卵巢血供的50%~70%，保留子宫动脉上行支可最大限度保证卵巢血供，从而很好地维持了卵巢的内分泌功能，而避免了因传统的子宫切除使病人卵巢功能衰竭的年龄比自然绝经者早4年，而且可以避免34%的病人在术后2年出现卵巢功能衰竭和更年期症状，预防冠心病、骨质疏松的提早出现，提高了生活质量。

2. 保留了宫颈筋膜、骶韧带、主韧带等宫旁组织，附件及子宫各韧带均保持原来的位置，盆腔的正常解剖关系不被破坏，保持了盆腔底支撑作用。

3. 由于不切断阴道的血管和神经,保留阴道上段的正常解剖和血运,保持宫颈、阴道及穹窿的外貌,避免了阴道的缩短,保留了性感受区的功能,不影响性生活质量,免除了病人的心理顾虑。

4. 术中保持完好的子宫圆韧带、卵巢固有韧带、卵巢及输卵管,使保留的卵巢在盆腔中保持正常的位置,术后卵巢不会脱垂及与子宫颈粘连,预防残余卵巢综合征的发生。

5. 降低了因切除韧带所致的盆底损伤性疾病(如阴道前后壁膨出,张力性尿失禁,阴道顶端脱垂)的发生率。

6. 提高手术安全性,避免处理主韧带、骶韧带时误伤输尿管;同时由于不切断子宫动静脉的下行支,有利宫颈筋膜的愈合,减少残端感染的发生。

7. 宫体中心区切除术后所形成的肌性子宫柱体虽然在解剖上有别于正常在位子宫,但从仿生学角度而言,至少是部分保留了下丘脑—垂体—卵巢轴(HPO轴)反馈系统的完整性,对于女性机体而言具有不可忽视的作用,提高了妇女的生理健康。

8. 改良的保留子宫动脉上行支的筋膜内子宫切除术尚去除了宫颈癌的高发部位:鳞-柱上皮交接部的移行区,减少了宫颈残端癌的发生率。

9. 具有阴式切除子宫的优点。如对盆、腹腔干扰少,病人术后反应轻,恢复快,并发症少,腹壁无瘢痕,符合美学要求。对伴有肥胖、糖尿病、冠状动脉粥样硬化性心脏病、高血压等合并症不能耐受开腹手术者,更是一种理想的、相对简单的术式。

10. 保留子宫血管的阴式高位次全切除术在阴式手术优点的基础上保留子宫动脉对卵巢的血供及子宫内膜,切除肌瘤好发的宫底、宫体的前后壁,同时降低手术创伤及风险,降低医疗费用、保留宫颈腺体分泌黏液的功能、保持宫颈阴道酸碱平衡及防止细菌感染有良好的作用、避免阴道缩短,免除病人惧怕宫颈切除影响性功能的顾虑,是一种有益于子宫疾病病人的术式。

【典型病例介绍】

病人李××,女,41岁,因"反复月经量增多2年余"于2015年10月8日入院。孕3产3,已结扎,在家务农,现进城务工,无血液病、高血压、糖尿病史等,既往月经规律,5/30天,近2年多来

出现月经量增多,约为平素月经量的2倍,伴血块,量多时每天需更换卫生巾7~8次,经期稍延长2~3天,月经周期无明显改变,无明显经期下腹痛。2013年6月在当地县医院行诊刮术,自述病理无异常,予口服药物止血调经治疗,月经一度减少,规律。2014年11月因相似症状,在本地区医院再次行分段诊刮术,病理:宫腔增生期、分泌期内膜不同步,部分腺体崩裂,宫颈管黏膜未见异常,诊断为"功能失调性子宫出血"予葆宫止血颗粒、肾上腺色腙片等止血调经治疗,效果一般,近3个多月来又有出现月经量增多,量多时偶有头晕、乏力等不适,精神、食欲欠佳,大小便正常,LMP:2015年9月30日,初起5天量多,服用益母草胶囊后近3天量减少,但未净,转诊笔者医院就诊,体查:贫血貌,化验血常规 Hb 65g/L,超声检查:子宫常大,未见占位,内膜12mm,双侧附件未见异常,宫颈液基细胞检查(TCT):未见恶性细胞。予炔诺酮片止血、口服右旋糖酐铁纠正贫血等治疗,2015年10月11日行宫腔镜检查:颈管无异常,宫腔形态正常,内膜偏厚,局部呈息肉样隆起,表面光滑。行诊刮术,术后病理:子宫内膜单纯性增生改变。诊断"功能失调性子宫出血"。

病人已生育并已结扎,无生育要求,但"功能失调性子宫出血"保守治疗症状反复,家族史否认肿瘤病史,有切除子宫的意愿,病人41岁,需工作持家,且仍有较好的性生活要求,与病人及家属沟通后,2015年10月15日收入院拟行保留子宫血管的经阴道三角形子宫切除术,入院查体:生命体征平稳,仍有贫血貌,心肺听诊未闻及明显异常,腹软,全腹无压痛,肝脾肋下未及,脊柱、四肢无畸形,双下肢无水肿。妇科检查:外阴发育正常,阴道通畅,宫颈轻度糜烂状,质中,无接触性出血,宫体前位,常大,饱满,表面光滑,质中,无压痛,活动度尚好,双侧附件区未扪及明显异常。入院给予完善相关化验检查,入院诊断:①功能失调性子宫出血,②失血性贫血,入院予输同型红细胞悬液3U,提示血红蛋白为81g/L,2015年10月17日在腰硬联合麻醉下行经阴道三角形子宫切除术,经阴道前穹窿切口,分离膀胱-子宫间隙至膀胱-子宫腹膜反折,剪开腹膜并向两侧扩大,单爪钳交替钳夹宫体前壁翻出子宫体,于宫体注入垂体后叶素6U以减少出血,先用三把组织钳钳夹三点(两宫角内、峡部)以定位切除范围,切除子宫中心体,2-0可吸收线间断"U"形缝合两侧肌层,对合两侧

剩余子宫体浆肌层,不留死腔;再从后往前缝合两瓣浆肌层,形成小子宫体,安尔碘液冲洗盆腔,缝合宫颈筋膜,再缝合腹膜、阴道黏膜,留置盆腔引流管及阴道塞碘仿纱布,术后24小时取出阴道塞纱,检查盆腔引流管引流暗红色引流液30ml,予以拔除。术后病人恢复好,病理提示为子宫内膜呈增生期改变。术后4天病愈出院。

术后2个月复查,病人无月经,脸色转红润,阴道黏膜切口已愈合,化验血红蛋白为109g/L,超声检查:盆腔可见一肌性子宫3cm×2.3cm×2.1cm,双侧附件未见异常。

（柳晓春 张汝坚）

第二节 子宫多发肌瘤经阴道三角形子宫切除术

【手术适应证】

1. 子宫增大≤孕14周(个别病人,阴道条件好,视手术者技巧子宫大小可适当放宽)。

2. 多发性子宫肌瘤,子宫形状变形不大,瘤体外大部分尚有正常宫壁成分者。

3. 碎石型子宫肌瘤病人(最大肌瘤最大径线≤3cm时),子宫大小≤12孕周。

4. 子宫活动度好。

5. 阴道宽松度好。

【手术风险评估】

1. 外翻子宫较困难 子宫肌瘤特别是多发子宫肌瘤病人子宫常常较大,外翻子宫时需要剔除较大肌瘤缩小子宫体积后才能将子宫外翻,增加手术难度。

2. 剖宫产史者 有剖宫产史者若最大肌瘤位于子宫前壁,需从前方外翻子宫者,分离子宫-膀胱间隙时有膀胱损伤的风险。

3. 子宫中心体的切除较困难 多发子宫肌瘤病人剔除肌瘤后子宫形状不规则,增加子宫中心体切除时的难度。

4. 感染风险较高 多发子宫肌瘤病人外翻子宫的过程较长;剔除肌瘤过程中失血较多;且保留的小子宫创面较大,感染风险增高。

5. 术后出血风险较高 因三角形子宫切除术保留了子宫血管,再加上子宫创面较大,术后创面及切缘出血的风险较高。

6. 残留组织致疾病复发或恶变 该类术式在保留子宫血管上行支的同时,也不可避免的保留了部分多余的组织,造成术后肌瘤复发或恶变可能。

【手术难点与对策】

1. 外翻子宫 术前查清楚子宫的位置、活动度及最大肌瘤的位置,以决定外翻子宫的方向。

因若子宫较大,外翻子宫时需剔除较大肌瘤始能翻出子宫,或者先从一侧角开始向峡部切除宫体,边切边将子宫外翻(图8-2-1,图8-2-2)。

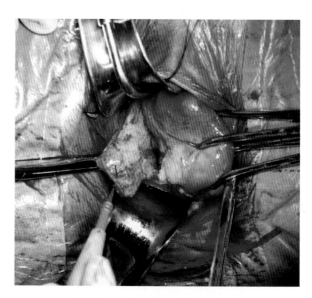

图8-2-1 从右角向峡部切除宫体

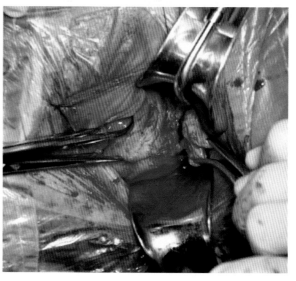

图8-2-2 从左角向峡部切除宫体

2. 剖宫产史者　有剖宫产史者,需从前面翻出子宫时预防膀胱损伤的处理方法同上节。

3. 切除子宫中心体　因子宫肌瘤病人剔除肌瘤后,子宫变得不规则形,切除子宫中心体的位置需根据剩余宫体的形状进行修正,下方以峡部或峡部上方 1cm 为准,上方两角及两侧壁尽量保留 1~2cm 的浆肌层(图 8-2-3)。

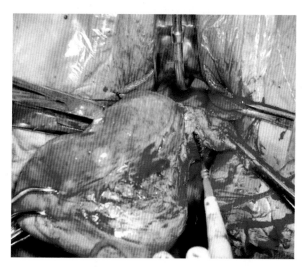

图 8-2-3　切除子宫中心体

4. 减少出血　剔除肌瘤前或者切除子宫中心体前先于宫体注射垂体后叶素;肌瘤腔较大时可先缝合肌瘤腔减少出血;边切除子宫中心体边用组织钳钳夹切缘(图 8-2-4,图 8-2-5)。

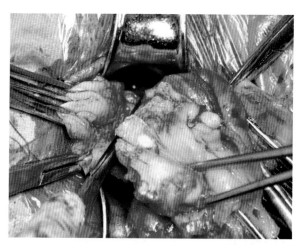

图 8-2-4　钳夹右侧剩余肌壁止血

5. 形成小宫体　肌瘤剔除后,剩余两侧宫体浆肌层可能不对称,间断缝合两侧肌层时尽量将两侧肌层相应对合,不留死腔(图 8-2-6~图 8-2-8)。

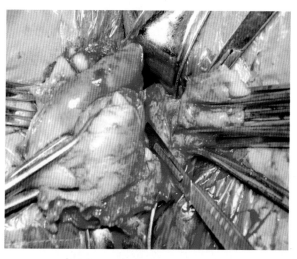

图 8-2-5　钳夹左侧剩余肌壁止血

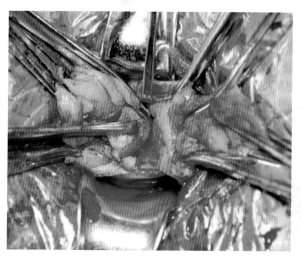

图 8-2-6　切除宫体中心体后剩余两侧肌壁不对称

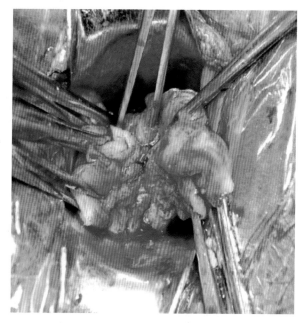

图 8-2-7　尽量对应缝合两侧肌壁,不留死腔

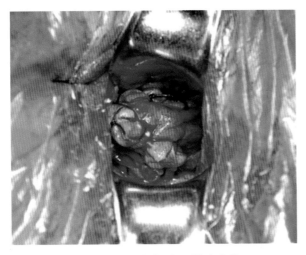

图 8-2-8 形成稍不规则的小宫体

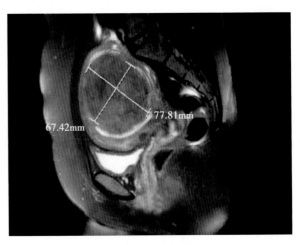

图 8-2-9 盆腔 MRI 纵切图

6. 预防感染 术前、术中加强术野的冲洗和消毒,以减少感染的风险。

7. 子宫侧壁凝切厚度适当 太厚或过薄均影响手术效果。

【典型病例介绍】

病人张×,女,43 岁,公司职员,因"检查发现子宫肌瘤 2 年,经量增多伴经期延长 8 个月"于 2015 年 6 月 13 日入院。2013 年体检发现子宫肌壁间肌瘤,直径约 4cm,无明显症状,定期复查,月经规律,5/30 天,孕 3 产 1,剖宫产一次,无血液病、高血压、糖尿病史等,2014 年 11 月开始出现经量较前增多,约为既往量的 2 倍左右,伴经期延长至 10 天,伴下腹隐胀不适。复诊,超声检查提示子宫肌瘤明显增大,并凸向宫腔,内膜受压前移,化验血红蛋白为 73g/L,诊断:①子宫肌瘤(Ⅱ型黏膜下)②失血性贫血,门诊收入院。入院查体:生命体征平稳,贫血貌,心肺听诊未闻及明显异常,腹软,耻骨联合上 2 横指可见横行陈旧手术瘢痕,全腹无压痛及反跳痛,肝脾肋下未及,脊柱四肢无畸形,双下肢无水肿,妇科检查:阴道通畅,弹性较好,宫颈光滑,子宫增大如孕 12 周,呈均匀性增大,质偏硬,活动度好,无压痛,双侧附件区未扪及明显异常。入院给予完善相关化验检查,阴道分泌物、白带常规检查及宫颈 TCT 均无异常。MRI 提示:子宫黏膜下肌瘤 77.8mm×67.4mm,双侧附件无异常(图 8-2-9,图 8-2-10)。入院纠正贫血,同时行宫腔镜检查+诊刮,内膜活检病理:子宫内膜呈增生期改变。由于病人无生育要求,黏膜下肌瘤较大,充分沟通后,拟行经阴道三角形子宫切除术。

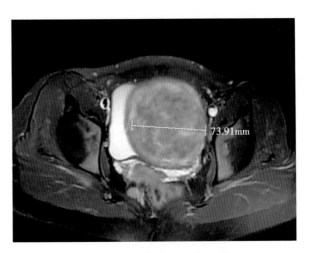

图 8-2-10 盆腔 MRI 横切图

2015 年 6 月 18 日于腰硬联合麻醉下行经阴道三角形子宫切除术,经前穹窿切口,分离子宫-膀胱间隙至子宫-膀胱腹膜反折,局部腹膜反折腹膜稍皱缩,无粘连,由于子宫较大,行倒"T"形向上 3cm 切开阴道黏膜扩大切口,剪开腹膜并向两侧扩大,单爪钳交替钳夹宫体前壁拟翻出子宫体,由于子宫呈均匀性增大,翻出困难,故于宫壁肌内注射垂体后叶素 12U,于宫体正中切开,可见瘤体,分块切除瘤体,缩小并翻出宫体,用三把组织钳钳夹三点(两宫角内,峡部)以定位切除范围,切除剩余的子宫中心体,2-0 可吸收线间断"U"形缝合两侧肌层,对合两侧剩余子宫体浆肌层,不留死腔;再从后往前缝合两瓣浆肌层,形成小子宫体,安尔碘液冲洗盆腔,缝合宫颈筋膜,再缝合腹膜、阴道黏膜,留置盆腔引流管及阴道塞碘仿纱布术后 24 小时取出阴道塞纱,检查盆腔引流管引流暗红色引流液 150ml,观察直至术后第 2 日引流暗红色引流液 15ml,予以拔除。术后病人恢复好,病理提示为子宫平滑肌瘤,富于细胞,子宫内膜呈分泌期改变。术后 4 天病愈出院

术后 1 个月复查,病人无月经,脸色转红润,阴道黏膜切口基本愈合,化验血红蛋白为 111g/L,超声检查:盆腔可见一肌性子宫 3.2cm×2.4cm×2.0cm,双侧附件未见异常。

(柳晓春　张汝坚)

【参考文献】

1. 姚伟妍,唐娟,方芙蓉,等.不同子宫切除术对于患者性激素分泌水平、围绝经期症状以及性功能的影响观察.中国妇幼保健,2019,02:307-311.
2. 宋翠玲,张春华,赵丽丽.绝经前女性全子宫切除术对卵巢功能的影响.中华肿瘤防治杂志,2016,03:190-193.
3. 沈杨,任慕兰.卵巢储备功能的影响因素.实用妇产科杂志,2013,09:643-645.
4. 祝锦凤.不同术式对子宫肌瘤患者术后卵巢功能的影响分析.白求恩军医学院学报,2013,05:417-418.
5. 胡路琴,汪洪,谢庆煌等.子宫肌瘤不同术式对卵巢功能影响的研究.中国实用医药,2017,29:23-25.
6. 王丹,王薇,裴丽杨,等.探讨次全子宫切除术治疗子宫肌瘤对女性卵巢功能的影响.中国实用医药,2016,30:117-118.

09

第九章
经阴道附件手术的
难点与对策

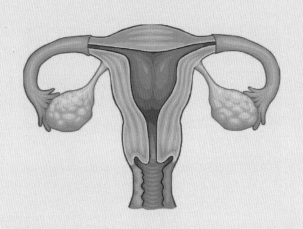

第一节　经阴道卵巢囊肿剥除术

【概述】

近 20 年来,随着微创观念的普及和深入,以及经阴道手术技术的提高和成熟,传统阴式手术的手术指征明显拓宽,使得几乎所有因妇科良性病变需要行子宫、附件的手术均可经阴道完成。经阴道卵巢囊肿剥除术是新阴式系列手术的一个分支式,冷金花等认为阴式手术在其有适应证时,它是最微创、最符合循证医学原则的术式。

【手术适应证】

1. 卵巢良性囊性肿瘤,如卵巢畸胎瘤、卵巢单纯性囊肿、活动度良好的卵巢巧克力囊肿等。

2. 囊肿直径 ≤ 10cm,因卵巢囊肿 >10cm,则囊肿会移位到腹腔较高的地方,给阴式手术带来很多困难,但囊肿大小无严格限制(参考病人条件及手术者的技巧)。

3. 术前排除恶性肿瘤。

【手术禁忌证】

1. 卵巢实性肿瘤或不排除恶性肿瘤的卵巢囊性肿瘤。

2. 多次盆腹腔手术史、子宫活动度差、包块不活动者。

3. 严重子宫内膜异位症。

4. 阴道弹性较差者。

【术前常规检查】

1. 术前仔细询问病史,如有没有反复发作的盆腔炎性疾病史和痛经情况。

2. 有经验的妇科医师双合诊、三合诊检查确定盆腔当前的情况,盆腔内未扪及结节状物,以及肿瘤的大小、位置、质地、光滑程度及活动情况。

3. 阴道及腹部 B 超检查、MRI 检查了解肿瘤的位置、大小、质地、有无结节状突起、有无表里生乳头及有无腹水,必要时应做彩色多普勒了解肿瘤的血流阻力指数等。

4. 测定血清 CA125、CA199、CEA、AFP、HE4 (人附睾蛋白)、hCG 等标志物协助诊断。

【手术步骤】

(一)术前准备

1. 术前作白带常规检查,排除感染性疾病,如存在感染性疾病,应治愈后才考虑手术,有条件者尽量完善支原体、衣原体培养,如培养阳性者也应正规治疗后再进行手术。

2. 术前 3 天常规用稀释的黏膜消毒液(作者用 0.5% 的碘伏溶液)作阴道擦洗,操作时应特别注意清洁阴道深处,前后穹窿部的分泌物。

3. 术日前晚和术日晨作清洁灌肠,并剃除阴毛。

4. 会阴和阴道用黏膜消毒液严格消毒,消毒范围腹部至脐水平,两腿至大腿上 1/3。使用粘附性塑料薄膜可将皮肤和肛门与阴道手术野隔离,起到增强消毒效果的作用。

5. 手术开始前用金属导尿管导尿,排空膀胱。

(二)麻醉方法

详见第四章经阴道手术的麻醉要求及方式选择。

(三)手术操作要点

一般采取切开阴道后穹窿阴道黏膜,经子宫后方进入盆腹腔比较合适。因为由于解剖和重力的作用,小于 10cm 的卵巢囊肿常坠落于直肠窝内;且阴道后壁较长,没有耻骨联合的阻挡,子宫后方的空间较大,子宫推向前方对手术影响较小,手术时卵巢囊肿内容物从盆腔最低处往外流不会污染盆腹腔。

1. 体位和术者的位置　病人取膀胱截石位,两大腿要充分分开、固定,取头低臀高位,臀部尽量突出于手术台边缘以外,臀部超出床沿 3~5cm 最佳。主刀和第一助手坐在病人的两大腿之间,另外两助手站在病人两大腿外侧,便于配合操作(图 7-1-1,图 7-1-2)

2. 水压分离阴道黏膜　用自行设计的双爪宫颈钳夹持宫颈往上牵引,阴道后壁拉钩暴露阴道后壁,于宫颈阴道交界处阴道前壁黏膜下及宫颈两侧黏膜下注入含 1 : 2 000(0.1mg/200ml)的肾上腺素生理盐水溶液(合并高血压病者改用含缩宫素 10U/100ml 的生理盐水)30~40ml 至黏膜鼓胀起来,以减少术中出血(图 9-1-1,图 9-1-2)。

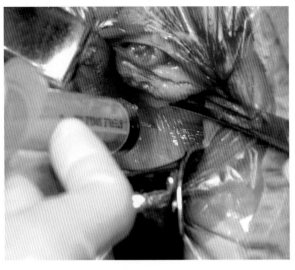

图 9-1-1　阴道后穹窿阴道黏膜下注水

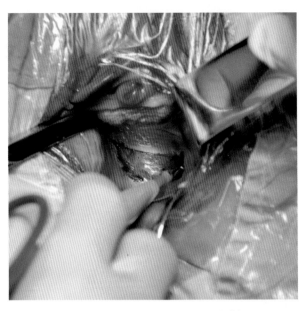

图 9-1-3　向两侧延长阴道后壁黏膜切口

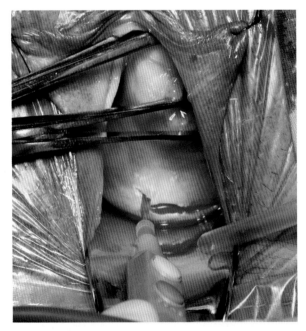

图 9-1-2　切开阴道后穹窿阴道黏膜

3. 切开阴道黏膜　于宫颈后方距宫颈外口约 2.5cm 处切开阴道黏膜，向两侧延长切口（图 9-1-3）。

4. 分离子宫直肠间隙　切开阴道后穹窿黏膜后，提起阴道后壁黏膜切缘，用弯组织剪刀尖端紧贴宫颈筋膜向上推进撑开分离子宫 - 直肠间隙达子宫 - 直肠腹膜反折（图 9-1-4）。

5. 剪开子宫 - 直肠腹膜反折　分离出子宫 - 直肠间隙后，将宫颈向外上方牵引，手指钝性分离扩大子宫 - 直肠间隙，阴道拉钩暴露，剪开子宫 - 直肠腹膜反折，于腹膜切缘中点缝线作为标志（图 9-1-5）。

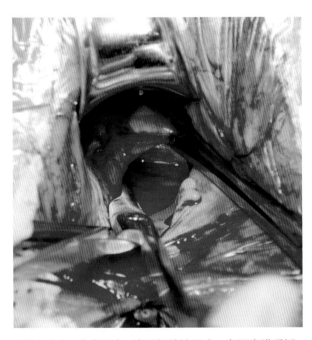

图 9-1-4　分离子宫 - 直肠间隙达子宫 - 直肠腹膜反折

6. 剥除或切除卵巢囊肿

（1）暴露囊肿：用阴道拉钩置入子宫后腹膜切口，暴露子宫后方的盆腹腔。若瘤体较大或瘤体本身位于直肠窝，即可见到瘤体下缘；若瘤体较小或位于子宫前方或位置较高不易暴露，助手可按压耻骨联合上缘使瘤体下降或术者双合诊将瘤体按下或用卵圆钳钳夹卵巢固有韧带将囊肿牵引至阴道，使部分囊肿暴露于阴道切口处（图 9-1-6）。

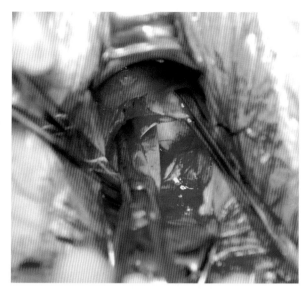

图 9-1-5 剪开子宫 - 直肠腹膜反折

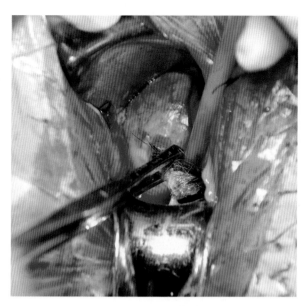

图 9-1-7 吸出卵巢囊肿内容物

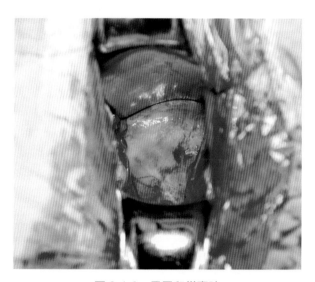

图 9-1-6 暴露卵巢囊肿

（2）缩小囊肿体积：将纱布垫于暴露的囊肿周围，在暴露处囊肿壁切一小口，吸引器吸尽囊肿内容物缩小瘤体后，将囊肿牵至阴道内，用组织钳钳夹囊壁，牵拉至阴道口进行操作，剔除囊壁或切除患侧卵巢及附件。术中快速冷冻病理切片检验肿瘤性质（图 9-1-7，图 9-1-8）。

（3）剥除囊壁：找到囊壁和正常卵巢组织之间的间隙，锐性加钝性剥除囊肿壁（图 9-1-9）。

（4）缝合卵巢剥离面：冲洗囊腔，修剪多余的卵巢组织，充分止血后用 3-0 可吸收线行卵巢成形术。同法牵拉对侧卵巢固有韧带，检查对侧附件。将已成形的卵巢放到腹腔内的正常位置（图 9-1-10，图 9-1-11）。

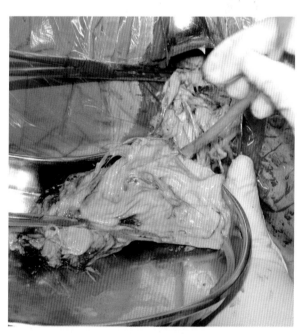

图 9-1-8 取出卵巢囊肿内容物

7. 缝合宫颈筋膜创面 用 2-0 可吸收线连续或间断缝合宫颈筋膜创面以利止血，特别注意两角部的缝合。

8. 缝合腹膜及阴道黏膜切口 用 2-0 可吸收线从阴道黏膜切口两角开始向中间全层连续缝合子宫腹膜及阴道穹窿黏膜切口，并放入引流管，阴道放置碘伏纱卷，留置导尿 24 小时（图 9-1-12，图 9-1-13）。

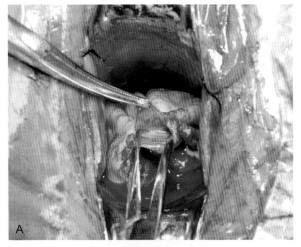

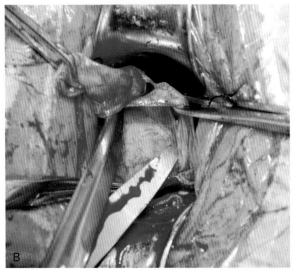

图 9-1-9 剥除囊壁
A. 找到囊壁和正常卵巢组织之间的间隙;
B. 锐性加钝性剥除囊肿壁

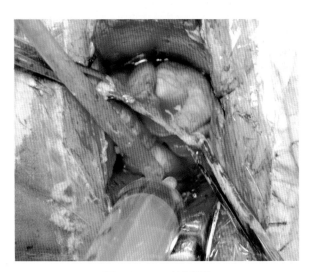

图 9-1-10 冲洗囊腔

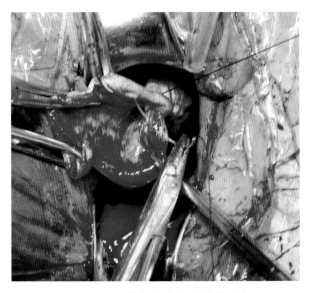

图 9-1-11 缝合囊壁,行卵巢成形术

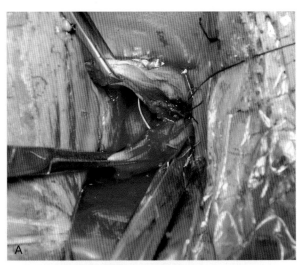

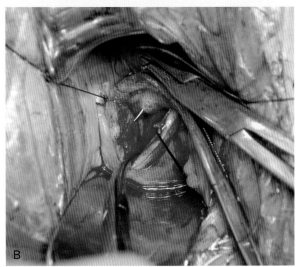

图 9-1-12 缝合阴道黏膜及腹膜
A. 从左角开始向中间连续缝合阴道黏膜及腹膜;
B. 从右角开始向中间连续缝合阴道黏膜及腹膜

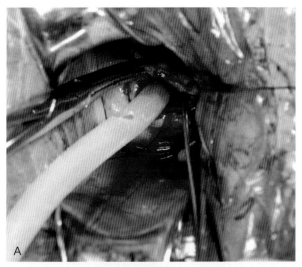
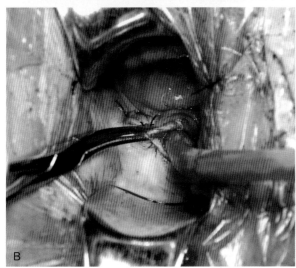

图 9-1-13 盆腔放引流管
A.缝至切口中间留一小孔置入盆腔引流管；
B.最后缝 1 针固定盆腔引流管

【术中注意事项】

1. 注意保护术野：对不能完全牵引入阴道的囊肿，尽可能吸净囊肿内容物缩小囊肿体积后再将卵巢钳入阴道内，不要企图将肿瘤完整取出，以免囊肿在盆腔内发生破裂，污染盆腹腔。在切开囊肿壁前，先在囊肿周围垫上纱块保护手术野。

2. 术中牵拉卵巢时忌用暴力，以防组织断裂造成血管退缩，止血困难。

3. 尽可能保持在低张状态下成形卵巢，缝合完毕时需放松牵引，仔细观察成形卵巢有无出血，若有出血，应重新缝合止血。

【手术风险评估】

1. 评估卵巢肿瘤的良、恶性 术前卵巢囊肿

性质评估至关重要，必须综合病人的年龄、病史、查体与妇科检查、超声、MRI、肿瘤标记物等各项信息，综合判断。若病人为绝经期妇女，B 超检查提示卵巢肿瘤为混合性囊实性包块，肿瘤囊腔内有乳头增生，肿瘤标志物测定异常等，考虑卵巢恶性肿瘤者，不宜采取阴道手术。

2. 评估卵巢肿瘤的大小及活动度 若为卵巢畸胎瘤，术前妇科双合诊检查可触及包块，阴道条件好，卵巢囊肿活动度好，排除粘连，根据手术者的手术技巧，可适当放宽卵巢肿瘤大小指征；对有继发性痛经，考虑卵巢巧克力囊肿的病人，往往在盆腔有不同程度的粘连，采取经阴道途径手术需慎重；若有手术病史，或者慢性盆腔炎症病史者，术前检查卵巢活动度欠佳，不排除盆腔粘连可能，不宜采用阴道手术。

3. 周围器官损伤 经阴道卵巢囊肿切除术的周围器官损伤较少见。主要见于直肠损伤，直肠的损伤多发生在分离子宫直肠间隙时。若局部无粘连，切开阴道黏膜的层次正确时，一般不会损伤。

4. 术中、术后出血较多 主要见于附件切除术时卵巢悬韧带结扎不紧或血管回缩引起；牵拉附件时若拉裂卵巢韧带或输卵管系膜未及时发现也可导致较多出血。缝合卵巢剥离面止血主要注意卵巢门处的血管止血。手术结束时盆腔常规放引流管，经阴道切口引出以便观察术后出血量。24~48 小时后拔出。

5. 感染 感染发生的诱因有术前阴道准备不够充分，手术较困难，手术时间较长，术中出血较多，止血不充分，术后渗血较多等。术前常规检查白带常规及细菌培养，排除阴道的炎症，保证用碘伏擦洗阴道 3 天，每日 2 次，根据病人的情况和医师的手术技巧选择合适的病人，降低手术的难度，提高手术质量可减少术后感染率的发生。

【手术难点与对策】

1. 术中切口的选择 由于解剖因素和重力的影响，<10cm 的卵巢囊肿常沉坠于直肠窝，并且子宫后方空隙较大，再者，直肠窝位置最低，卵巢囊肿如发生破裂，其内容物从此处往外流能减少污染盆腹腔的机会，减少术后感染率。所以，一般采取切开阴道后穹窿阴道黏膜，经子宫后方进入盆腔，进一步进行卵巢囊肿手术比较合适。

2. 术中应注意保护手术视野 对囊肿较大，不能完全牵引入阴道的囊肿，可以在阴道的手术

视野暴露囊肿后,在其周围垫上纱块,保护手术视野,然后切开囊壁,尽可能吸净囊肿内容物,缩小囊肿体积,最后将缩小的卵巢钳入阴道,进行囊肿剥除或附件切除手术。

3. 缝合卵巢创面的要点　保持在低张情况下缝合卵巢,缝合完毕需放松牵引,仔细观察有无出血,若有出血,需进一步缝合止血。

【典型病例介绍】

病人余 × ,女,32 岁,因“体检发现盆腔包块 3 个月。”于 2015 年 4 月 1 日收入院。孕 3 产 1,2007 年足月产顺产 1 次,自然流产 1 次,人工流产 1 次。平素月经规律,6~7/30 天,量中,无痛经。3 个月前外院体检 B 超检查发现右侧卵巢畸胎瘤,无症状,2015 年 3 月 1 日在笔者医院复查,B 超显示:右侧卵巢畸胎瘤直径约 6cm。LMP:2015 年 3 月 24 日,月经干净,拟手术治疗收入院。入院体查:生命体征平稳,心肺听诊未闻及异常,腹平软,无压痛及反跳痛,妇科检查:外阴发育正常,阴道通畅,宫颈 I 度柱状上皮异位,质地中,宫体常大,位置前位,无压痛,活动度好。右侧附件区可触及大小约 6cm×5cm×4cm 包块,无压痛,活动度好;左侧附件区未触及明显异常。入院后完善相关检查,血常规、凝血四项、肝肾功能、白带常规、阴道分泌物培养及宫颈 TCT 等检查无异常。于 2015 年 4 月 3 日在椎管内麻醉下行经阴道右侧卵巢囊肿剥除术,切开阴道后穹窿阴道黏膜,分离子宫 - 直肠间隙,剪开子宫直肠反折腹膜,进入直肠子宫陷凹,探查可见:右侧卵巢增大约 6cm×5cm,表面光滑,质地呈囊实性,右侧输卵管外观正常,助手于腹部下压,使得右侧卵巢下移,皮钳钳夹右侧卵巢下极并向切口牵引,阴道围纱,取头高臀低位,于右侧卵巢囊性感明显处切开 1cm,可见油脂样液流出,并见毛发等,吸净囊液,完整剥除囊肿,边界清,取出围纱,冲洗创面,以 3-0 可吸收线缝合重塑右侧卵巢;检查右侧输卵管无异常,左侧附件无异常,再次冲洗盆腔,将宫体还纳腹腔,并将宫颈复位。分别自左 / 右侧角开始以 2-0 可吸收线缝合阴道黏膜及后腹膜,缝至中点相互打结,留置盆腔引流管一条,阴道塞纱 2 块。术后 24 小时取出阴道塞纱,检查盆腔引流管见暗红色引流液约 10ml,予以拔除。术后病人恢复良好,病理提示:(右侧)卵巢成熟性囊性畸胎瘤。病人于 2015 年 4 月 7 日病愈出院。

(汪 洪　陈莉婷　杨 超)

第二节　经阴道输卵管结扎术

经阴道输卵管结扎术在 20 世纪 50 年代到 70 年代曾经是输卵管结扎术的常见手术途径。以后随着计划生育工作的开展,需进行输卵管结扎的人群增加较多,基层医院承担了较多的输卵管结扎的工作,开腹手术由于路径比较适应人们传统观念,逐渐成为输卵管结扎术的主流。而经阴道手术由于术野小,手术难度相对较大,培训周期长,逐渐被淡出了妇科手术学的范畴。近 20 多年来,随着微创技术的兴起,非脱垂子宫经阴道切除术越来越显示了微创技术的优点,人们对经阴道手术重新焕发了热情,各种新开拓的经阴道系列手术应运而生,经阴道的附件手术已经不再是困难的手术,也在适时显示出经阴道手术的优势。

【手术适应证】

1. 育龄女性,有节育要求,又希望采取微创手术者。

2. 与某些经阴道手术同时进行,如阴道前、后壁修补术、经阴道子宫肌瘤剔除术、经阴道卵巢囊肿剥除术等,同时行输卵管结扎术。

3. 腹部不适合开放性手术,如腹部切口附近有皮肤感染、皮肤病,腹壁过度肥厚等。

4. 子宫活动度好,盆腔无粘连征象。

5. 阴道宽松度好。

【手术禁忌证】

1. 阴道急性炎症。

2. 子宫活动受限,有盆腔炎或盆腔子宫内膜异位症病史。

3. 阴道紧,弹性欠佳。

【手术风险评估】

1. 一般经阴道保留子宫的附件手术最好是从阴道后穹窿进入盆腔,因为阴道后壁比较宽松,盆腔后部比较宽大,没有前盆腔耻骨弓的阻挡。

只有极个别病人子宫前倾前屈位,活动度好,子宫不大,可以经阴道前穹窿手术。

(1)直肠损伤的风险:经阴道后穹窿进入腹腔时,分离子宫-直肠间隙和打开后腹膜时,如果层次分离不清,手术中损伤直肠的风险增加。

(2)膀胱损伤风险:经前穹窿进入腹腔时,分离子宫-膀胱间隙和打开前腹膜时,如果层次分离不清,手术中损伤膀胱的风险增加。

(3)感染风险:阴道是多种微生物聚集的地方,术前若存在阴道炎或者阴道准备不充分,会使感染的风险增加。

(4)出血的风险:因子宫没有切除,输卵管的位置较高,牵拉输卵管时力度及方向要合适,否则将引起输卵管系膜撕裂,导致出血。

2. 减少风险的对策

(1)排除手术禁忌证。对检查发现有外阴、阴道炎症,需治愈后施行手术。

(2)选择合适的病人:对有盆腔炎、盆腔子宫内膜异位症等病史,术前检查子宫活动受限,或附件包块,估计阴道穹窿切开后盆腔分离困难者,不宜采取经阴道途径结扎;对有剖宫产病史,尤其是多次剖宫产病史的病人,因往往存在切口部位粘连,经阴道钳取输卵管困难,不建议行阴道手术。

(3)肥胖病人,尤其是阴道壁松弛,阴道较深,暴露子宫困难的病人,采取阴道手术需谨慎。

(4)手术者经阴道手术技巧熟练。

【手术步骤】

1. 缝合两侧小阴唇,暴露阴道口(图9-2-1)。
2. 金属导尿管导尿(图9-2-2)。

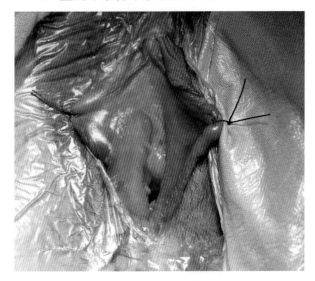

图 9-2-1　缝合两侧小阴唇暴露阴道口

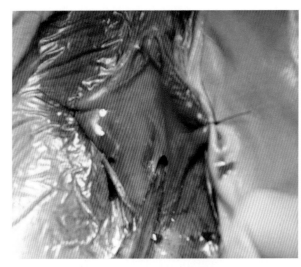

图 9-2-2　金属导尿管导尿

3. 拉钩暴露阴道,宫颈钳向上提拉宫颈,暴露阴道后壁(图9-2-3,图9-2-4)。

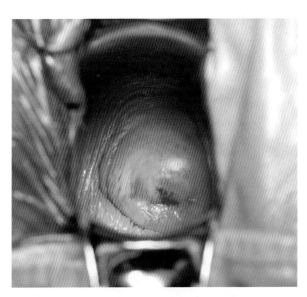

图 9-2-3　拉钩拉开阴道前后壁暴露宫颈

4. 于拟切开的阴道后壁黏膜下注水(图9-2-5)。
5. 切开宫颈上阴道穹窿黏膜。后位子宫切开阴道后穹窿黏膜,前位子宫切开阴道前穹窿黏膜(图9-2-6)。
6. 锐性加钝性分离子宫-直肠间隙(图9-2-7)。
7. 剪开子宫-膀胱腹膜反折或子宫-直肠腹膜反折进入盆腔(图9-2-8)。
8. 暴露子宫及附件。阴道拉钩拉入前盆腔或者后盆腔,另一拉钩在相对位置将宫颈下压或者上提,暴露子宫及附件。用无齿卵圆钳或Allis钳将输卵管下拉至阴道内(图9-2-9,图9-2-10)。

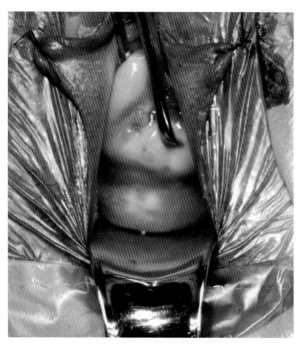

图 9-2-4 宫颈钳向上提拉宫颈,暴露阴道后壁

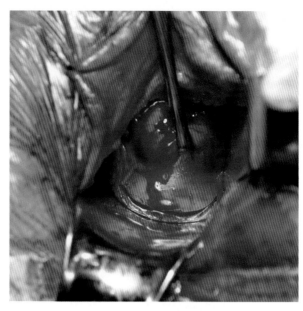

图 9-2-6 切开阴道后壁黏膜

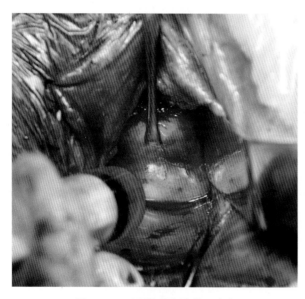

图 9-2-5 阴道后壁黏膜下注水

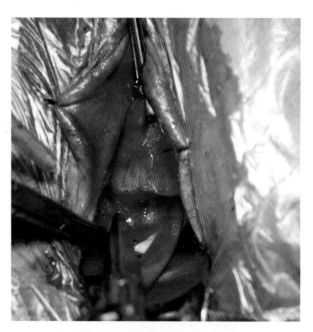

图 9-2-7 分离子宫 - 直肠间隙

9. 结扎输卵管。用 Allis 钳钳夹输卵管峡部向下牵拉,使峡部呈屈曲状,在距输卵管折叠顶端 1cm 处用 4 号丝线双重结扎近远端输卵管,于结扎线外剪除 0.5cm 折叠屈曲的输卵管,对侧输卵管同法处理(图 9-2-11~ 图 9-2-18)。

10. 仔细检查输卵管结扎处有无活动性出血,冲洗手术野、消毒手术创面,将输卵管送回盆腔(图 9-2-19~ 图 9-2-21)。

11. 缝合宫颈筋膜(经后穹隆进入盆腔则可以不单独缝合)。

12. 从两角开始向中央全层缝合盆腔腹膜和阴道黏膜(图 9-2-22~ 图 9-2-24)。

13. 术毕停留尿管,适当用抗生素预防感染。

【手术难点与对策】

1. 术中切口的选择 对于大部分的阴式输卵管结扎术,应该采取经阴道后壁切口,方便取出输卵管,因为阴道后壁比较宽松,盆腔后部比较宽大,没有前盆腔耻骨弓的阻挡。只有由极个别病人子宫前倾前屈位,活动度好,子宫不大,可以经阴道手术。

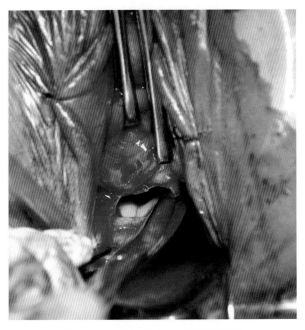

图 9-2-8　剪开子宫 - 直肠腹膜反折

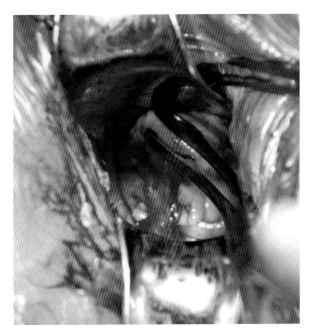

图 9-2-9　卵圆钳钳夹右侧卵巢将附件拉至阴道

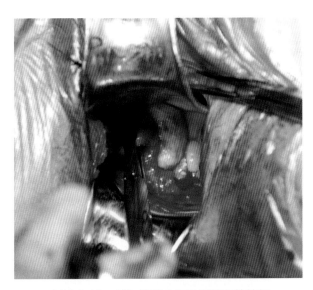

图 9-2-10　Allis 钳钳夹至右侧输卵管峡部

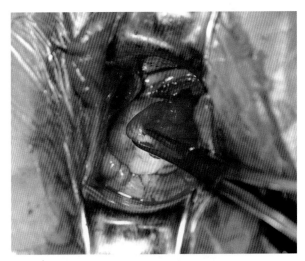

图 9-2-11　Allis 钳钳夹左侧输卵管峡部向下
　　　　　　牵拉呈屈曲状

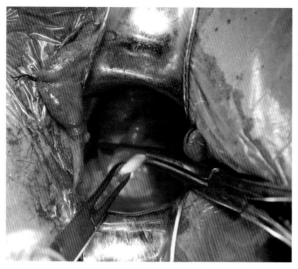

图 9-2-12　将左侧输卵管峡部折叠

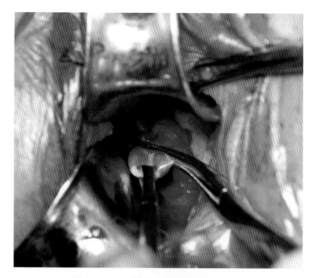

图 9-2-13　将右侧输卵管峡部折叠

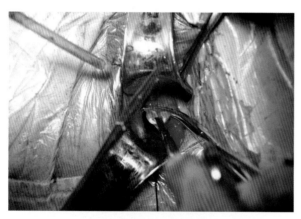

图 9-2-14　于右输卵管折叠顶端下 1cm 系膜处
4 号丝线缝合 1 针

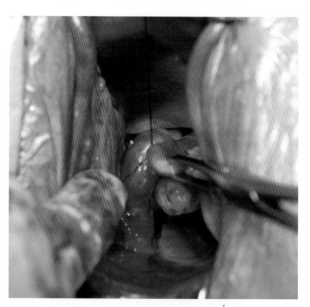

图 9-2-15　结扎折叠处右输卵管近远端

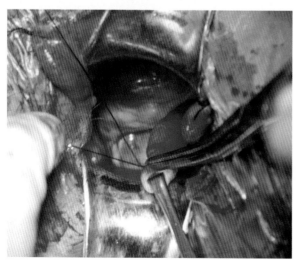

图 9-2-16　结扎折叠处左输卵管近远端

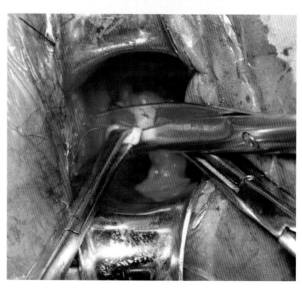

图 9-2-17　剪除 0.5cm 折叠屈曲的右输卵管

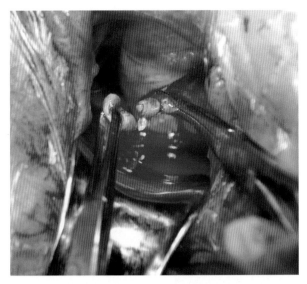

图 9-2-18 剪除 0.5cm 折叠屈曲的左输卵管

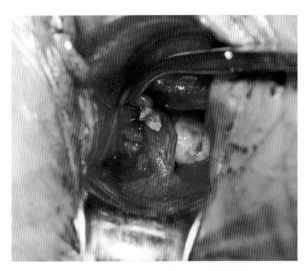

图 9-2-19 检查右侧输卵管结扎残端

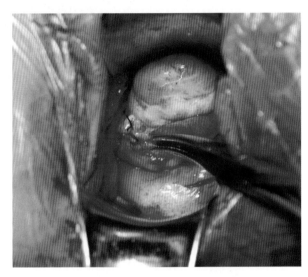

图 9-2-20 检查左侧输卵管结扎残端

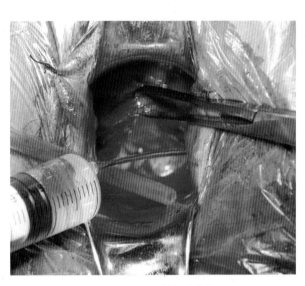

图 9-2-21 冲洗手术野

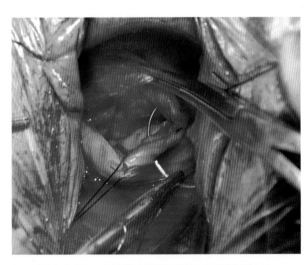

图 9-2-22 全层缝合阴道黏膜切缘及腹膜左角

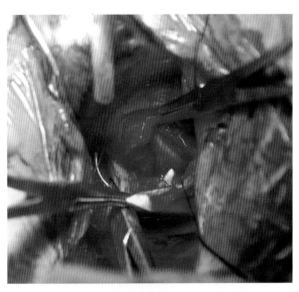

图 9-2-23 缝合阴道黏膜切缘及腹膜右角

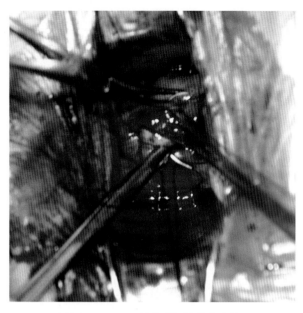

图 9-2-24 阴道黏膜切缘缝合完毕

2. 分离子宫 - 直肠间隙和子宫 - 膀胱间隙 分离时层次要清楚,否则容易发生直肠或膀胱损伤。子宫前后间隙注水有助于间隙的分离,减少损伤。如盆腔、子宫后壁与附件有膜性粘连,可在直视下紧贴子宫壁锐性或者钝性进行分离。

3. 先暴露子宫,再暴露输卵管 阴道拉钩拉入前盆腔或者后盆腔,另一拉钩在相对位置将宫颈下压或者上提,正常大小子宫即可暴露在术野中。用无齿卵圆钳或阴道侧壁拉钩将子宫拨向右侧,暴露左侧附件;将子宫拨向左侧,暴露右侧附件。

4. 牵拉输卵管 要轻柔,以免输卵管系膜损伤引致出血。

5. 防止感染 手术结束冲洗和消毒手术野后再进行关腹,可明显减少感染的机会。

【典型病例介绍】

病人黄××,女,29岁,因"要求行双侧输卵管结扎"于2016年1月23日入院。病人平素月经规律,5~6/28~30天,量中,无痛经及血块。2010年、2013年分别剖宫产1次,因无生育要求要求行双侧输卵管结扎,现月经干净后3天,门诊收入院。平素体健,无高血压、糖尿病、血液病等病史,孕5产2,足月剖宫产2次,人工流产3次。入院查体:生命体征平稳,心肺听诊未闻及明显异常,腹平软,无压痛及反跳痛,耻骨联合上2横指可见长约10cm横行陈旧手术瘢痕,妇科检查:外阴发育正常,阴道通畅,宫颈光滑,质地中等,宫体前位,正常大小,无压痛,活动度一般。双侧附件区未扪及明显异常。入院予完善相关检查,血常规、凝血功能、肝肾功能、白带分析、阴道分泌物培养等未见明显异常。于2016年1月24日在腰硬联合麻醉下行经阴道双侧输卵管结扎术,术中于阴道后壁黏膜疏松与致密交界处注入肾上腺素生理盐水打水垫后于该处横行切开阴道后壁黏膜,提起黏膜后弯剪紧贴宫颈钝锐性分离、打开直肠宫颈间隙,缝合标记后腹膜。暴露宫体见子宫后位,前壁拉钩压住宫颈,卵圆钳推开子宫体后暴露左侧输卵管,轻柔牵拉逐渐拉出后折叠法结扎,同法处理右侧输卵管。检查输卵管残端未见出血,冲洗腹腔后连续缝合关闭后壁阴道黏膜与后腹膜,阴道塞碘仿纱块2块,24小时后拔出,病人术后2天痊愈出院。

(汪洪 陈莉婷 杨超)

第三节 经阴道附件切除术

在腔镜技术日益成熟的今天,大多数单纯的附件切除术经腹腔镜手术有较多的优越性。但由于腔镜设备的高昂费用,在中国的许多基层医院腔镜技术还没有普及,单纯的附件切除术大多数还是选择开腹手术。其实,对于正常大小的子宫而言,经阴道附件切除术是可行的,并也能充分体现微创技术的优点。但大多数的经阴道附件切除术还主要是使用在经阴道子宫手术的同时。

【手术适应证】

1. 早期输卵管妊娠病人,内出血不多(内出血 <300ml),要求行输卵管切除术,并同意采用经阴道手术者。经阴道行输卵管修复术没有比腹腔镜手术更有优越性,故如果病人要求保留输卵管和输卵管整形的,有条件的地方还是选择腹腔镜手术为宜。

2. 年老病人,与某些经阴道手术同时进行,经阴道子宫切除术、阴道前、后壁修补术、经阴道子宫肌瘤剔除术、经阴道卵巢囊肿剥除术等同时行附件切除。

3. 腹部不适合开放性手术,如腹部切口附近有皮肤感染、皮肤病,腹壁过度肥厚等。

4. 尽量选择经阴道后穹窿进入盆腔,极个别不适宜经后穹窿进入盆腔者,估计有条件经阴道前穹窿进入盆腔方可采用阴式手术,否则选用腹腔镜手术对病人更有利。无腔镜设备及技术的地方宁可开腹。

5. 子宫活动度好,盆腔无粘连征象。

6. 阴道宽松度好。

【手术风险评估】

1. 对于输卵管妊娠病人,选择内出血不多(内出血 <300ml),要求行输卵管切除术者。对于内出血超过 300ml 的输卵管妊娠病人以腹腔镜手术或开腹手术为宜。

2. 尽量排除有慢性盆腔炎病史和盆腔子宫内膜异位症病史病人,特别子宫活动度较差,疑子宫后穹窿有粘连的病人。

3. 排除过度肥胖病人,尤其是阴道壁松弛,阴道较深,暴露困难的病人。

4. 因卵巢囊肿切除附件的病人,术前需评估卵巢肿瘤的良恶性,排除恶性的可能。

5. 保留子宫的单纯附件切除术要警惕由于牵拉输卵管导致输卵管系膜撕裂,或者较高位的卵巢悬韧带撕裂,血管回缩没有发现导致的内出血。

6. 膀胱、直肠损伤的风险同其他经阴道子宫手术。

【手术步骤】

1. 缝合两侧小阴唇,暴露阴道口;金属导尿管导尿。

2. 拉钩暴露阴道,牵拉宫颈;于拟切开的阴道前壁或者后壁黏膜下注水。

3. 切开宫颈上阴道穹窿黏膜。后位子宫切开阴道后穹窿黏膜,前位子宫切开阴道前穹窿黏膜。

4. 分离子宫-膀胱间隙或子宫-直肠间隙。

5. 剪开子宫-膀胱腹膜反折或子宫-直肠腹膜反折进入盆腔。

以上手术步骤见本章第二节经阴道输卵管结扎术。

6. 暴露子宫及附件:阴道拉钩拉入前盆腔或者后盆腔,另一拉钩在相对位置将宫颈下压或者

上提,正常大小子宫即可暴露在术野中。用无齿卵圆钳或阴道侧壁拉钩将子宫拨向右侧,暴露左侧附件;将子宫拨向左侧,暴露右侧附件(图 9-3-1,图 9-3-2)。

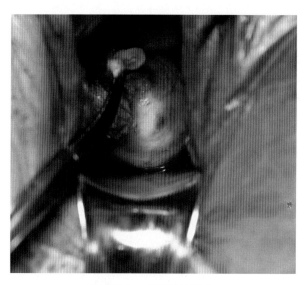

图 9-3-1　暴露右侧附件

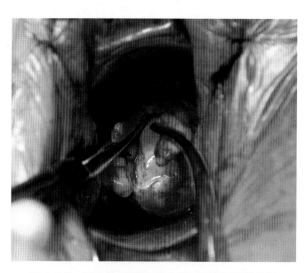

图 9-3-2　钳夹输卵管系膜、切断,逐渐切除输卵管

7. 将附件拉至阴道内:用无齿卵圆钳或者 Allis 钳将输卵管钳夹拉至阴道内。全部钳夹住输卵管系膜后逐渐切除输卵管,4 号丝线缝合输卵管系膜残端 2 道。若切除附件,下拉并组织钳钳夹并切断卵巢固有韧带及输卵管峡部,7 号丝线进行固定结扎,继续钳夹切断卵巢悬韧带,7 号丝线进行固定结扎后切除卵巢,继续使用 7 号丝线进行固定缝扎断端处,并检查有无出血发生(图 9-3-3~图 9-3-8)。如果是较大卵巢囊肿(直径≥4cm),则需要先将卵巢囊肿进行处理后再处理输卵管(图 9-3-9)。

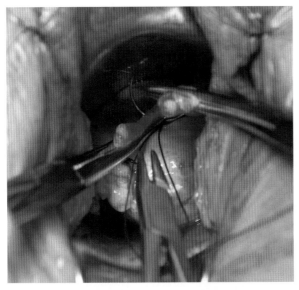

图 9-3-3 4 号丝线缝扎系膜残端

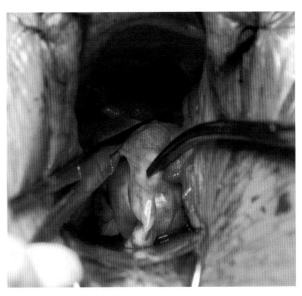

图 9-3-4 继续钳夹输卵管系膜、切断,逐渐切除输卵管

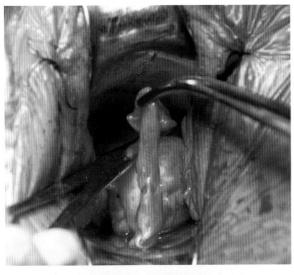

图 9-3-5 切断输卵管

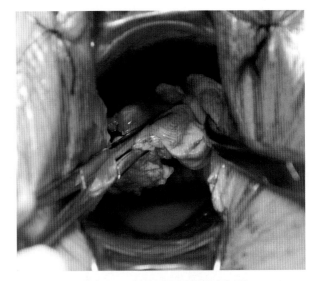

图 9-3-6 钳夹切断卵巢固有韧带

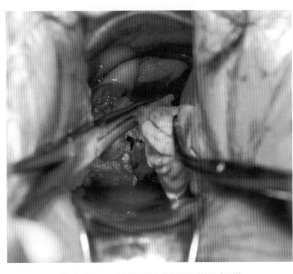

图 9-3-7 继续钳夹切断卵巢悬韧带

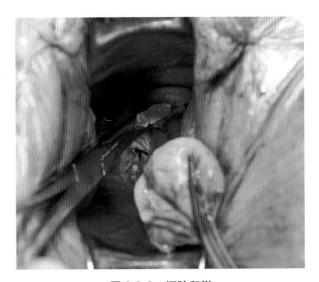

图 9-3-8 切除卵巢

8. 仔细检查附件有无活动性出血,冲洗手术野、消毒手术创面(图 9-3-10)。

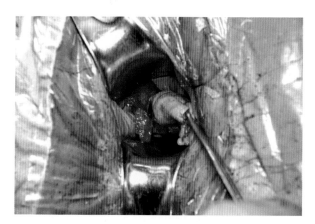

图 9-3-9　先处理卵巢囊肿

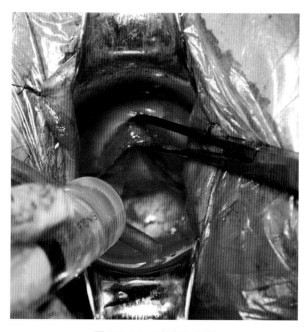

图 9-3-10　冲洗手术野

9. 缝合宫颈筋膜(经后穹窿进入盆腔可以不单独缝合)。

10. 从两角开始向中央全层缝合盆腔腹膜和阴道黏膜(图 9-3-11)。

11. 术毕停留尿管,适当用抗生素预防感染。

【手术难点与对策】

1. 若为保留子宫的单纯附件切除术,要根据子宫的位置选择经阴道前穹窿或者后穹窿进入盆腔,以利输卵管的暴露(见本章第二节经阴道输卵管结扎术)。若为卵巢囊肿的手术,一般采取经阴道后穹窿进入盆腔。

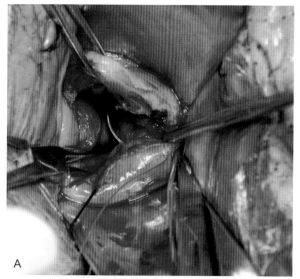

A

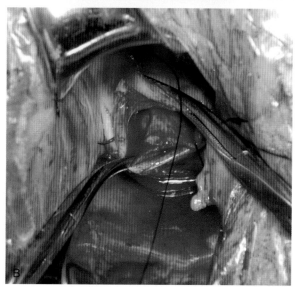

B

图 9-3-11　缝合阴道切缘及腹膜
A. 自左角向中间全层缝合阴道黏膜及腹膜;
B. 自右角向中间全层缝合阴道黏膜及腹膜

2. 术中注意保护术野。对输卵管妊娠的病人,要预防妊娠病灶脱落盆腔导致持续性宫外孕的发生。在暴露输卵管过程中,动作要轻柔,不要挤压或者钳夹病灶位置;在切开输卵管或者切除输卵管时,在输卵管四周围纱,预防手术时病灶脱落难以寻找。

3. 输卵管和卵巢分别切除可减少残端滑脱的风险。即钳夹切断输卵管系膜,切除输卵管;再钳夹卵巢固有韧带和卵巢悬韧带,切除卵巢。这样各残端组织少,结扎牢靠,出血风险降低。

4. 保留子宫的附件切除术,因为子宫没有切除,附件的位置较高,牵拉附件时力度及方向要合适,否则将引起输卵管系膜或者卵巢悬韧带的撕裂,导致出血。

5. 切除子宫后的附件切除术,宫角附着处的组织蒂中包含卵巢固有韧带、圆韧带、输卵管,向对侧牵拉结扎的缝线即可暴露附件。再分别切除输卵管和卵巢。

(汪　洪　陈莉婷　杨　超)

【参考文献】

1. 才金华,闫梅,陈豫中,等.妇科阴式手术临床应用价值研究.人民军医,2012,55(8):740-741.

2. 张云,侯彩英,赵恩锋,等.卵巢良性肿瘤经阴道手术术式探讨.现代肿瘤医学,2014,01:161-163.

3. 邓凯贤,柳晓春,谢庆煌,等.经阴道子宫肌瘤剔除术后妊娠结局分析.中国实用妇科与产科杂志,2013,06:447-449.

4. 于昕,朱兰,郎景和,等.阴式子宫肌瘤剔除术可行性和安全性分析.中国实用妇科与产科杂志,2013,04:288-290.

5. 杨慧敏.未破裂型输卵管妊娠经阴道手术的临床分析.中国医学创新,2015,11:52-55.

6. 杨华,格央,朱兰.子宫肌瘤全子宫切除术后性生活质量调查研究.中国实用妇科与产科杂志,2017,03:312-314.

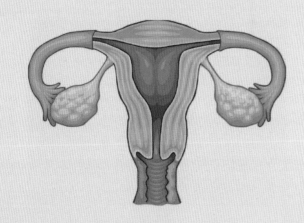

10

第十章
经阴道常见盆腔器官
脱垂手术的难点与对策

第一节 经阴道前盆腔脱垂的手术

一、传统的阴道前壁修补术

【概述】

阴道前壁脱垂是一种常见的盆腔脱垂性疾病,多因膀胱和尿道膨出所致,可以伴发尿频症状,以膀胱膨出常见,常伴有不同程度的子宫脱垂或阴道后壁脱垂。其危险因素有妊娠、阴道分娩损伤、长期腹压增加(咳嗽、肥胖)、先天缺陷及盆底肌肉退化薄弱,以支持盆底器官的盆底结构和功能异常为主要因素。据统计,60岁以上的女性,至少有1/4会罹患不同程度的盆腔脏器脱垂(pelvic organ prolapse,POP),绝经后女性是POP的易患人群,在POP的病人中,60%以上发生于绝经后,严重影响女性的健康和生活质量。在经产妇中,阴道前壁脱垂很常见,但很少会引起症状,当脱垂加重后,症状也会随着加重,这就需要干预治疗。非手术治疗可以缓解很多病人的临床问题,但都需要病人持续的功能训练、物理或药物治疗,一旦中断可能引起复发。手术治疗有其相对"一劳永逸"的优点,因而备受手术医师推崇。近年来,盆底修补和重建有了较大的进步,网片在阴道前后壁修补、盆底重建手术中的应用取得了较好的效果,但由于治疗费用昂贵、网片侵蚀、暴露等问题,尚未在临床得到广泛的推广。传统的阴道前壁修补术(或加经阴道子宫切除)对于阴道前壁膨出或合并子宫脱垂者是目前国内治疗前盆腔脱垂的较常用方法,阴道前壁膨出是由于阴道黏膜下覆盖于膀胱壁的耻骨宫颈筋膜过度伸展变薄,该术式正是基于此而设计,方法较简单,易于掌握,术中、术后并发症少,但因其解剖学校正效果较差,故术后复发率较高。部分病人需再次手术。

【手术指征】

症状性Ⅱ度以上阴道前壁脱垂。

【手术的改进要点】

阴道前壁膨出又称膀胱膨出或尿道膨出,而膀胱膨出与尿道膨出并非一定同时发生,即阴道前壁松弛可单独存在,或同时合并尿道膨出,或合并直肠膨出和/或子宫脱垂等。故在多种缺陷同时存在时,务必考虑确定阴道前壁膨出是否单独存在,还是与其他膨出、脱垂合并发生,这是首要关键点。

其次,即使单纯阴道前壁膨出—膀胱膨出,亦有前膀胱膨出(近端尿道和膀胱颈膨出)和后膀胱膨出(膀胱底膨出)之分。前者是膀胱颈、近端尿道及两者接合部所形成的正常尿道膀胱角解剖结构丧失,尿道膀胱颈和膀胱周围的韧带筋膜支持组织失去对腹压的抗力,从而产生尿液不自主地流出,形成压力性尿失禁(stress urinary incontinence,SUI)。轻者可考虑盆底肌肉锻炼,以改善症状或治愈。中、重度SUI,无疑应行手术矫治其缺陷——支持阴道前壁下端的弓状腱膜、耻骨尿道韧带所连接组织和筋膜损伤修复。而后膀胱膨出或真性膀胱膨出,除有"肿物"脱出阴道口外,则常无不适症状。所以,完全无症状的膀胱膨出不需手术。如果后膀胱膨出严重,此种情况下近端阴道前壁(较远端活动度高)可因膀胱被尿液充盈前凸而使尿道弯曲受压而发生排尿困难,所存残余尿可致慢性膀胱炎症。此种情况也宜手术进行膀胱膨出矫治。膀胱膨出无论有无症状,凡伴有子宫脱垂或后膀胱膨出伴有前膀胱膨出,均宜进行阴道前壁修补术。重度膀胱膨出可无尿失禁症状,然而手术修补对病人有益。

膀胱膨出若伴有尿失禁表现,是否需要手术,须鉴定是真性SUI或是逼尿肌功能不调所致。如果为后者则不需要手术。

术前强调仔细评估旨在鉴别出可不手术者,不要随意行阴道前壁修补,因为手术修补不当可发生真性SUI,因为,手术未必能使尿道膀胱角足够抬高并永久性维持。另外,阴道前壁修补术在分离尿道和膀胱颈周围组织时可损伤交感神经和副交感神经,使尿道和逼尿肌失去部分神经支配,并产生自主收缩,最终发生包括压力性尿失禁、逼尿肌功能失调等各种各样的膀胱功能障碍。因此,阴道前壁修补术的操作技巧也是关键问题。

针对前述阴道前壁修补术后并发真性SUI的两个主要原因,寻找手术成功之所在。

1. 要严格把握阴道前壁修补术的指征：

（1）确定单纯后膀胱膨出，还是同时伴前膀胱膨出。如果前、后膀胱均膨出则阴道前壁缝合术必须纠正尿道膀胱角，并抬高至耻骨联合后。如仅为后膀胱膨出，单纯作膀胱修补术是不够的，而应该按膀胱尿道膨出修补术进行，即将膀胱颈、近端尿道同时作折叠缝合，重建尿道膀胱角以纠正膀胱颈和尿道近端的向后下突出。这样可避免或减少术后 SUI 的发生。那么，如何界定单纯后膀胱膨出和同时伴前膀胱膨出？可通过超声或放射影像检查确定是否存在膀胱颈和近端尿道向后下方突出来判断，有之则为后膀胱膨出。但即使存在单纯后膀胱膨出，其手术亦宜重建尿道膀胱角并将其抬至足够高度。

（2）对阴道前壁膨出较轻，而真性 SUI 明显的病人，应放弃阴道前壁修补术，而宜选择耻骨上阴道尿道固定术，如 Burch 手术，也就是说经耻骨上手术（经腹或腹腔镜）使阴道尿道悬吊后，可将近端尿道和膀胱颈矫治到腹腔内——正常的耻骨后位置，并高于盆膈，而使尿失禁治愈。但当今，经阴道 TVT、TVT-O 可更简单、安全，快速将尿道中段无张力悬吊，完成 SUI 手术，效果肯定。目前文献有报道在盆底重建手术中，在经阴道修补前阴道壁同时行 TVT 或 TVT-O 手术。

（3）手术操作技术至关重要。为修复筋膜和肌肉对膀胱颈和尿道的支持作用，保证近端尿道和膀胱尿道连接部抬高至耻骨后达腹腔内，务必将尿道和膀胱颈周围的筋膜，尤在尿道旁与膀胱旁筋膜彻底分离，有足够活动度，从而再小心地进行近端尿道 - 尿道膀胱连接部的间断、垂直褥式折叠缝合 3~4 针，使耻骨膀胱筋膜及尿道耻骨韧带折叠于膀胱颈和近端尿道下。这样，近段和中段功能性尿道总长度缩短，尿道周围松弛的筋膜被加强，尿道内压增加而提高尿道关闭功能。但也需注意，避免手术将后膀胱膨出拉得太高，即使尿道膀胱角仅减小 15°（《铁林迪妇科手术学》中述，手术效果好的平均减少 34°），也容易成为直接流出性尿失禁。

2. 为保证近端尿道、膀胱颈部肌肉与筋膜持久的支持作用，在分离、缝合膨出膀胱下的阴道膀胱间隙时，首先应重视只分离阴道黏膜（识别其内侧光滑、发白、无明显血管走行），将耻骨膀胱宫颈筋膜留在膀胱肌肉上，使其有足够厚的筋膜便于修复缝合。为保证修复的持久支持作用，实践证

明用合成不吸收缝线进行膀胱颈和正常尿道下方牢固的筋膜皱襞缝合最佳，且增厚的筋膜有利于避免不吸收缝线被缝进膀胱内（应避免进入），否则，将会增加膀胱结石形成并导致膀胱慢性炎症。为此，在分离阴道黏膜前常规于其阴道黏膜下注射无菌生理盐水（不加稀释去甲肾上腺素或缩宫素），使其层次清楚，在剥离阴道黏膜时用手术刀或示指缠纱布将耻骨膀胱宫颈筋膜从阴道黏膜内侧完整剥离，而附着于尿道膀胱肌层。

根据笔者临床经验，膀胱颈部缝线不宜过多（3~4 针为宜），过多将可能导致缝合区域形成过多瘢痕，使尿道关闭不全而出现不自主漏尿。所以，在用不吸收缝线缝合 3 针后，常规用可延迟吸收缝线包盖缝合第一层，有可能避免形成过多瘢痕组织。

3. 阴道前壁修补术成功与否，与病人个体差异也有关系。如局部组织损伤、缺陷程度、组织厚度、弹性张力、伸展性与有无萎缩，以及术前原有的排尿动力学差异情况等。

对于支持尿道膀胱角的技术有过不少阐述，以往有用网片缝在膀胱颈下加强支持较为方便，但近年有学者将阴道旁缺陷的手术矫正方法用于阴道前壁缝合术中以矫正尿道膀胱膨出而获得成功。

【手术基本步骤及操作技巧】

阴道前壁松弛膨出修补术，因可伴后膀胱膨出和 / 或前膀胱、尿道膨出，在术前除详细了解其症状，相关检查确诊为膀胱膨出不伴 SUI 外，术时需再次检查诊断无误，不伴子宫脱垂及尿道旁组织缺陷者施行此术。以往单纯阴道前壁膨出修补术是取经典传统的 Kelly 阴道前壁折叠缝合修补术。然而，近年来通过临床及相关研究发现，膀胱膨出其缺陷多数是固定膀胱两侧的盆筋膜腱弓（ATFP）及宫颈周围环筋膜的断裂、分离所造成，也就是说，缺陷的发生是由于侧方、中线、顶端（横向）3 个部位，尤其阴道侧旁组织缺陷是重要因素，故修补重建手术务必是缺陷引导下的修补。为了叙述方便，阴道前壁旁组织缺陷修补术单独列题叙述。此处，仅叙述针对中央型与横向型缺陷所致阴道前壁及膀胱膨出而进行的手术修补，除 Kelly 阴道前壁折叠缝合术外，阴道前壁远端切口超越膀胱尿道横沟，一是为了进一步修补膀胱旁组织缺陷，便于阴道两侧壁的分离；二是术中行耻骨尿道韧带后部膀胱颈处的间断褥式缝合，以预防术

后可能发生的尿道膨出或 SUI。

1. **适应证** 阴道前壁膨出（膀胱膨出或尿道膨出），不伴阴道旁组织缺陷及 SUI。

2. **麻醉与体位** 取硬膜外阻滞麻醉或腰硬联合麻醉，或全身麻醉。体位取膀胱截石位。

3. **术前准备** 常规阴道手术前准备。但值得重视的是有阴道壁溃疡的阴道膨出病人予 1:5 000 高锰酸钾溶液坐浴，至溃疡愈合。对已绝经病人，术前常规每日给予雌激素口服 7~10 天或长至 1 个月，或阴道局部涂擦雌激素软膏，待阴道上皮增厚、红润时手术，利于手术时阴道前壁分离与术后创面恢复。

4. **手术步骤**

（1）阴道与膀胱、尿道间隙注水垫：Allis 钳或宫颈钳钳夹宫颈前唇向外牵引，于阴道与膀胱间隙注入无菌生理盐水（可不加血管收缩剂，但国内对无高血压病人仍习惯于用 1:2 000（0.1mg/200ml）的肾上腺素生理盐水溶液，有利于间隙寻找与层次分离（图 10-1-1，图 10-1-2）。

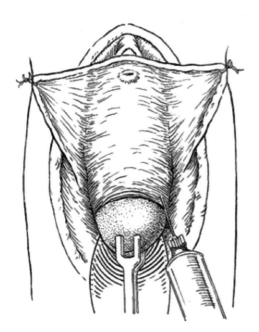

图 10-1-1　于膀胱间隙注入无菌生理盐水

（2）切开阴道前壁黏膜，向下牵拉宫颈钳，使膨出的阴道前壁伸展，于膀胱宫颈附着部稍下方横行切开阴道黏膜，深达阴道黏膜下层。

（3）分离阴道膀胱间隙（图 10-1-3），向下牵拉宫颈钳使前阴道壁伸展，用剪刀锐性在阴道黏膜切口下层分离达阴道与膀胱间隙。若间隙正确不出血，且脑膜剪刀（弯曲朝上）易于插入，之后撑开

剪刀使其间隙分离，并于正中剪开一部分。如此操作至尿道外口下 1cm，即超越阴道横沟处。

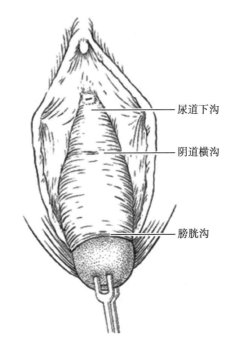

图 10-1-2　注入水垫后结构标志

（右图标注）
尿道下沟
阴道横沟
膀胱沟

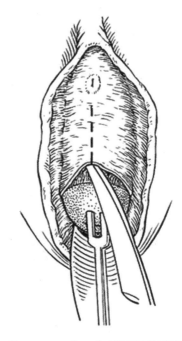

图 10-1-3　剪刀分离阴道膀胱间隙

（4）向两侧分离阴道黏膜（图 10-1-4）：用 Allis 钳分别钳夹切开阴道黏膜切缘前部及后部，用刀柄或剪刀，或示指缠纱布向外侧分离阴道黏膜下层（剥离面光滑、发白、无血管）与膀胱之间的结缔组织至膀胱侧边，使膀胱与阴道黏膜游离。注意

紧贴阴道黏膜下分离,使间隙之筋膜组织全部贴附于膀胱壁上,以便后续修复缝合,一侧分离完毕再分对侧。

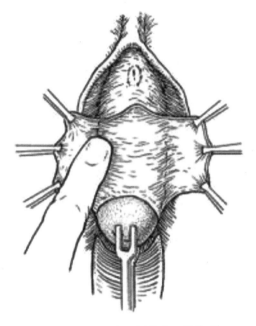

图 10-1-4　向两侧分离阴道黏膜

(5)分离膀胱(图 10-1-5):膀胱前部、侧部阴道黏膜已分离,此时用无齿大镊子提夹附着于宫颈处之膀胱,用脑膜剪刀锐性于子宫颈附着处剪开膀胱宫颈韧带(纤维结缔组织),从而使膀胱自宫颈部游离。膀胱宫颈间隙找准后,用示指(或手指缠纱布)紧贴宫颈可较容易地将膀胱(筋膜留在膀胱上)推离宫颈至阴道切线上部(图 10-1-6)。

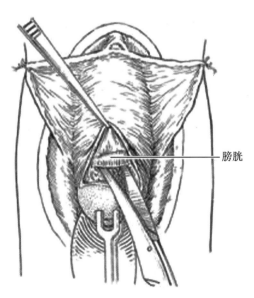

图 10-1-5　分离膀胱

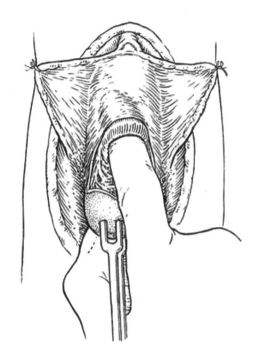

图 10-1-6　向两侧分离膀胱

(6)分离尿道旁组织(图 10-1-7):将尿道旁阴道黏膜向两侧分离,使尿道上部两侧显露。尽可能用示指在耻骨支下方分离尿道和膀胱周围间隙。

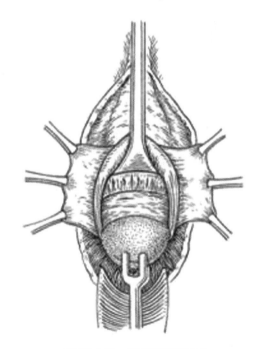

图 10-1-7　分离尿道旁组织

(7)尿道膀胱颈旁筋膜缝合:于膀胱内置 Foley 导尿管充盈水囊后外牵,可明显触清膀胱颈部位。之后用 4 号丝线(或 2-0 不吸收合成线)于尿道旁

膀胱

作"U"形褥式缝合尿道旁可活动性筋膜1~2针后,于膀胱尿道颈部处再加缝1针缝线,固定于耻骨尿道韧带后部,使后尿道与膀胱颈部抬高。缝线打结时,如果尿道内已置Foley导尿管,可直接打结。否则宜置一中号血管钳于尿道、膀胱后壁,以防结线扎紧压迫尿道壁引起狭窄或坏死。

(8)缝合膀胱筋膜:用4号丝线贴近阴道壁之膀胱两侧边,按前述作间断垂直"U"形褥式折叠缝合,或作横向间断褥式缝合膀胱表层有弹性的筋膜3~5针(按膀胱膨出程度)。注意进针不可过深,避免进入膀胱内或伤及输尿管膀胱段。最后一起依次打结,使膀胱上提并固定在宫颈上部较高位置。必要时,宜再用延迟吸收缝线间断褥式缝合第二层,包盖第一层不吸收缝线,以防术后刀口积液与感染。如有多余阴道黏膜,则应适当纵行切除(避免过多切除致阴道狭窄),后用2-0可延迟吸收缝线间断缝合,应不留死腔以防渗血、渗液或感染(图10-1-8)。

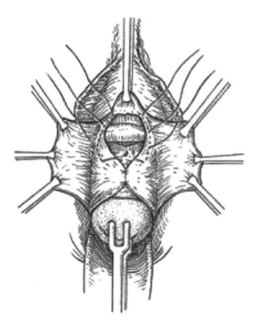

图10-1-8 尿道膀胱颈旁筋膜及膀胱筋膜缝合

(9)缝合阴道黏膜切口(图10-1-9):如无阴道旁缺损,间断缝合阴道黏膜切口,此术即告结束。

二、阴道前壁旁侧修补术

【手术适应证】

阴道前壁及膀胱膨出,除有中央区域缺损外,存在阴道旁组织缺陷,伴或不伴有SUI者和/或子宫脱垂者。

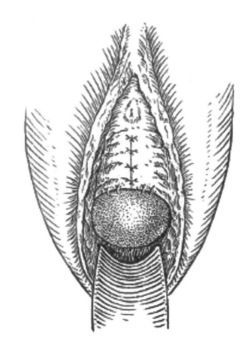

图10-1-9 缝合阴道黏膜切口

【手术风险评估】

1. 务必建立、重视阴道前壁和膀胱膨出修补时阴道旁组织缺陷的诊断及正确修补。

(1)必要性:1911年,White首先提出阴道前壁和膀胱膨出是阴道壁和膀胱的支持组织缺陷,而且强调两侧固定膀胱的耻骨宫颈筋膜自盆筋膜腱弓(白线)处撕脱导致阴道旁组织缺陷,并提出相应手术。而后至1976年得到Richardon等证实85%~90%的膀胱膨出是因阴道旁组织缺陷引起。又至1994年Shull等报道了尸解研究和临床手术发现阴道旁组织缺陷有3种状态,以及有关经阴道行阴道旁修补(VPVR)手术。从而不仅证实阴道旁组织缺陷确实存在,而且又说明传统的阴道前壁和膀胱膨出修补术—Kelly折叠缝合术,仅仅对中央区域缺陷修补有效,而同时存在阴道旁组织缺陷者术后有高的复发率,甚至折叠缝合牵拉后导致旁组织缺陷加重。故针对合并阴道旁组织缺陷进行修补,确实能够较好地纠正阴道前壁和膀胱膨出。因此,对于POP病人,尤其需要治疗阴道前壁和膀胱膨出者,术前、术中应仔细检查是否存在阴道旁组织缺陷,有者务必进行旁侧修补。但目前存在的问题是,对POP解剖和功能的新理念,医师缺乏足够的了解和认识,未能建立、重视阴道旁组织缺陷的存在,诊断被忽略,膀胱膨出缺陷的修补则必然遗漏,和/或未能掌握VPVR手术技术而妥善进行缺陷修补。

（2）阴道旁组织缺陷的术中诊断在术前评估中已作了较全面的阴道旁组织缺陷的介绍，不再重复。此处强调的是术前诊断评估不能替代术中的进一步检查确诊。因为术前通过临床确诊阴道旁缺陷受到一定限制，阳性预测值不高，故应在术中进一步触摸检查盆腔内筋膜和白线状态。

（3）妥善修补阴道旁组织缺陷性 VPVR 手术有相当难度，手术医生宜经培训具备术检查诊断、辨认不同的盆筋膜腱弓（白线）缺损改变。如白线的走行——触摸耻骨结节沿耻骨下支走行至坐骨棘之间的白线，因为白线缺陷存在 3 种表现：①白线附着于骨盆侧壁，而耻骨宫颈筋膜自白线分离；②白线从骨盆壁分离，但耻骨宫颈筋膜仍与白线相连；③白线裂开，分别与盆壁及耻骨宫颈筋膜相连。如此可见，术中修补医生应掌握针对不同表现而取灵活手术方式。如前述手术步骤是属已明显可辨的白线缺陷之操作。如果白线裂伤不易触摸或难以暴露，可使用带光源拉钩外，按 Shull 和鲁永鲜等经验，先缝合尿道膀胱连接水平处的第 1 针，并将坐骨棘前上方 1cm 处作为第 2 针（此两处定位相对容易），两针之间连线处即属难辨缺损的白线，在连线处每隔 1~1.5cm 间缝合 1 针，共缝合约 3~4 针，这样修补较方便。如白线缺陷属于裂开表现，则将裂开白线缝合则可完成旁组织缺陷修补。另外，关于骨盆侧壁的筋膜缝至膀胱筋膜应缝多少，应视病人情况个体化对待，如膀胱膨出严重者，多缝一些膀胱筋膜组织，反之则少缝些；旁缺陷修补后膀胱仍有部分膨出，示中央区域缺陷，则加折叠缝合修补中央区域缺陷。

2. 预防手术并发症

（1）预防出血：阴道前壁和膀胱膨出修补的出血来自分离间隙不正确或损伤间隙的血管丛而引起。如阴道膀胱、阴道宫颈间隙分离过程中层次不准而深度过深偏向膀胱而损伤膀胱壁。尤其是膀胱侧静脉较多者，宜在直视下钝性分离；或行阴道旁侧分离至耻骨后间隙，因有丰富的静脉丛，如操作不慎，也易引起出血，其发生率在 3%~19%，有时可多达 1 000ml 以上。为避免发生出血应重视解剖技巧——切开阴道壁前先使组织伸展绷紧，在张力下切开，弹性阴道回缩，显露出解剖层面。如有损伤瘢痕存在，如阴道膀胱粘连在一起，此时关键是将阴道、膀胱向相反方向牵引伸展，紧张的瘢痕胶原切开后回缩，即可显露阴道与膀胱

的平面（后壁直肠亦同），切记瘢痕组织避免用手指钝性分离。遇出血者先用纱布压迫止血，表浅出血者电凝止血，明显血管出血则应钳夹、细丝线缝扎。止血应彻底，有利于术后伤口愈合，避免间隙渗血、血肿形成而发热或增加感染。

（2）预防膀胱和输尿管损伤：

1）膀胱损伤：阴道前壁和膀胱膨出修补术易发生膀胱损伤，见于：①横行切开阴道黏膜切口位置偏高，切伤膀胱，而不是于膀胱宫颈附着处的下方，即其界限未掌握好，如能在横切前，Allis 钳钳夹宫颈进行左右旋转，或者牵拉后送回以观察宫颈膀胱附着交界处（详见 TVH）则可避免，这对无阴道手术经验者非常有好处。②阴道膀胱间隙分离有误，仍然是剪刀位置偏深或脑膜剪刀弯头不是向阴道壁而是向膀胱侧，间隙找不准，表现为出血且组织间隙也不疏松。为避免此类情况，宜先用中号血管钳钝性寻找间隙，注意弯钳尖向阴道黏膜，间隙准确则组织疏松不出血，阴道黏膜剥离面光滑，呈白色。③剪开膀胱宫颈筋膜时，剪刀偏向膀胱而损伤。为避免损伤，可采用金属导尿管置膀胱内作引导，对初学者应是明智之举。看清其界限后用剪刀锐性将膀胱宫颈附着处纤维结缔组织剪开，之后剪刀弯头着力点向宫颈，试行用力钝性上推可较易找寻膀胱宫颈间隙。膀胱一旦损伤，应仔细辨清是部分肌层损伤出血，还是已达膀胱黏膜（外凸），或已切开膀胱黏膜而尿液外溢。辨别有困难者可膀胱内注入亚甲蓝稀释液确诊。无论损伤膀胱肌层还是已达其黏膜层，均应按层次进行修补。

2）输尿管损伤：其损伤概率要比膀胱少，有则发生于分离阴道膀胱两侧壁过深，随后缝合过深而缝扎输尿管。因为输尿管随子宫脱垂（或宫颈被牵拉）、膀胱膨出后，也随之下移弯成钩状进入膀胱，也就是说输尿管距膀胱膨出手术创面很近，据 Hofmeidter 测量阴道前壁修补术时，输尿管的最近距离为 0.9cm。所以，在缝合时两侧部不宜过深过高，且缝合只穿过筋膜便可，医用可吸收线。如怀疑手术可能损伤输尿管，可在术毕静脉注射靛蓝二磺酸钠 5ml，膀胱镜观察两侧输尿管喷尿可确知。当然，一旦输尿管损伤应拆除缝线，伤侧置输尿管导管引流尿液。

3）预防术后发生尿潴留：VPVR 手术后有可能发生尿潴留，鲁永鲜等行 25 例此术发生 2 例，1 例重者持续时间很长。究其原因：一是术后拔管前

忽视常规残余尿测量(残余尿量多宜延长留置尿管时间)。该病人还伴有糖尿病,术前即存在排尿困难,术前未能进行尿动力学检查排除神经源性膀胱。而且,手术广泛分离膀胱周围是否损伤分布的膀胱神经,也值得怀疑。二是考虑 VPVR 手术缝合腱弓的第 1 针,即尿道膀胱颈连接水平处是否过高有关。如果第 1 针缝合不当致尿道膀胱连接处过度抬高,可致术后尿潴留。

4)预防感染:术前充分准备,治愈膨出阴道的溃疡,围绝经期或已绝经妇女适当补充雌激素使阴道上皮增厚增加抵抗力、愈合能力之外,其他均同 TVH。

【手术难点与对策】

1. 阴道旁组织缺陷如何诊断

首先,在妇科检查时重视观察阴道侧沟是存在,还是消失。若消失,是单侧(右侧多于左侧),还是双侧。若在膀胱截石位检查时,单叶阴道拉钩牵拉阴道后壁,正常时阴道壁的尿道膀胱联合处横沟展平,提示失去侧方支持而侧沟不复存在,即应怀疑阴道旁支持组织损伤。如果用双叶阴道扩张器检查时,前阴道壁从撑开处塌陷,提示有显著的阴道旁缺陷。

其次,用弯头卵圆钳检查判断。Richardson等介绍,用一把弯头卵圆钳张开钳头伸入阴道前壁侧面沿侧盆壁白线一直到两侧坐骨棘,嘱病人屏气向下用力,卵圆钳弯头向后侧方(指向坐骨棘),向上抬高阴道前壁以替代盆腔筋膜及白线对阴道壁的支持作用。如阴道前壁抬高后,膨出的阴道前壁能明显减轻或纠正,那么,就提示存在阴道旁缺陷。否则,若膨出不能明显减轻,则提示还存在中央(线)区域或上部远端横向的耻骨宫颈筋膜缺陷。

再次,是在术中进一步检查评估判断。据国内鲁永鲜等研究认为手术中对盆腔内筋膜和白线的观察和触摸来判断阴道旁缺陷,比术前检查更为重要。据她的经验,临床检查阴道旁缺陷的阳性预测值不高。在她的研究中,92% 的病人为重度阴道及膀胱膨出,其阴道旁和中央区域呈联合缺陷。所以,在阴道旁检查与修补术中应同时注意中央区域缺陷的判断与修补。

总之,对阴道旁缺陷的诊断,既不可忽视术前的临床检查价值,更要重视术中对白线缺陷的触摸确诊检查。术中检查不是术前检查所能取代的。

2. 如何保证阴道旁侧缺陷修补手术成功

首先考虑阴道旁侧缺陷的类型。

(1)确定单纯后膀胱膨出,还是同时伴前膀胱膨出。如果前、后膀胱均膨出则阴道前壁缝合术必须纠正尿道膀胱角,并抬高至耻骨联合后。而仅为后膀胱膨出,单纯作膀胱修补术是不够的,而应该按膀胱尿道膨出修补术进行,即将膀胱颈、近端尿道同时作折叠缝合,重建尿道膀胱角以纠正膀胱颈和尿道近端的向后下突出。这样可避免或减少术后发生 SUI。那么,如何界定单纯后膀胱膨出和同时伴前膀胱膨出?此可通过超声或放射影像检查,确定是否存在膀胱颈和近端尿道向后下方突出来判断,有之则为后膀胱膨出。但即使存在单纯后膀胱膨出,其手术亦宜重建尿道膀胱角并抬至足够高度。

(2)对阴道前壁膨出较轻,而真性 SUI 明显的病人,应放弃阴道前壁修补术,且宜选择耻骨上阴道尿道固定术,如 Burch 手术。也就是说经耻骨上手术(经腹或腹腔镜)使阴道尿道悬吊后,可将近端尿道和膀胱颈矫治到腹腔内—正常的耻骨后位置,并高于盆膈,而使尿失禁治愈。但当今,经阴道 TVT、TVT-O 可更简单、安全,快速将尿道中段无张力悬吊,完成 SUI 手术,效果肯定。目前文献有报道在盆底重建手术中,如经阴修补前阴道壁同时行 TVT 或 TVT-O 手术。

(3)手术操作技术至关重要。为修复筋膜和肌肉对膀胱颈和尿道的支持作用,保证近端尿道和膀胱尿道连接部抬高至耻骨后达腹腔内,务必将尿道和膀胱颈周围的筋膜,尤在尿道旁与膀胱旁筋膜彻底分离,有足够活动度,从而再小心地进行近端尿道 - 尿道膀胱连接部的间断、垂直褥式折叠缝合 3~4 针,使耻骨膀胱筋膜及尿道耻骨韧带折叠于膀胱颈和近端尿道下。这样,近段和中段功能性尿道总长度缩短,尿道周围松弛的筋膜被加强,尿道内压增加而提高尿道关闭功能。但也需注意,避免手术将后膀胱膨出拉得太高,即使尿道膀胱角仅减小 15°(《铁林迪妇科手术学》中述,手术效果好的平均减少 34°),也容易成为直接流出性尿失禁。

其次,为保证近端尿道、膀胱颈部肌肉与筋膜持久的支持作用,在分离、缝合膨出膀胱下的阴道膀胱间隙时,首先应重视只分离阴道黏膜(识别其内侧光滑、发白、无明显血管走行),将耻骨膀胱宫颈筋膜留在膀胱肌肉上,使有足够厚的筋膜便于修复缝合。为保证修复的持久支持作用,实践证明用合成不吸收缝线进行膀胱颈和正常尿道下方牢固的筋膜皱襞缝合最佳，且增厚的筋膜有利于不吸收缝线被缝进膀胱内（应避免进入），否则，增加膀胱结石形成于导致膀胱慢性炎症。为此，在分离阴道黏膜前常规于其阴道黏膜下注射无菌生理盐水（不加稀释去甲肾上腺素或缩宫素），使其层次清楚，在剥离阴道黏膜时用手术刀或示指缠纱布将耻骨膀胱宫颈筋膜从阴道黏膜内侧完整剥离，而附着于尿道膀胱肌层。

实践也提示手术者，膀胱颈部缝线不宜过多（3~4 针为宜），过多者将可能招致缝合区域形成过多瘢痕，使尿道关闭不全而出现不自主漏尿。所以，在用不吸收缝线缝合 3 针后，常规用可延迟吸收缝线包盖缝合第一层，有可能避免形成过多瘢痕组织。

再次，阴道前壁缝合术成功与否，与病人个体差异也不无关系。如局部组织损伤、缺陷程度、组织厚度、弹性张力、伸展性与有无萎缩，以及术前原有的排尿动力学差异情况等。

对于支持尿道膀胱角的技术有过不少阐述，以往有用塑料网片缝在膀胱下加强支持较为方便，但近年有学者将阴道旁缺陷的手术矫正用于阴道前壁缝合术中以矫正尿道膀胱膨出的手术而得到支持。

3. 关于阴道前壁和膀胱修补术后复发问题

术后复发意味手术失败，它受诸多因素的影响。如病人年龄、病情轻重程度、是否伴有糖尿病、病人以往是否接受过修补术等情况外，重要的是本节开篇时强调的对阴道前壁和膀胱膨出，术前及术中对其膀胱周围筋膜组织缺陷，如中央区域缺陷、横向缺陷、远端缺陷、阴道旁缺陷是否作了全面诊断，而术中是否行缺陷全面修复重建。以往失败的原因最多的是仅仅修复了中央区域缺陷，而遗漏了 85%~90% 同时伴有的旁组织缺陷的修复。所以，本节特别强调阴道旁缺陷的修复—仅采用 VPVR 手术。但 VPVR 手术有相当难度，欲正确掌握此术，尚需经一定的培训。如果 VPVR 手术达不到正确操作修复，肯定是影响成功的重要因素。如此，采取开腹行 PVR 修复则可能容易成功。因此，手术者技术水平的差异，无疑会影响其成功率。另外，阴道前壁和膀胱膨出很少单独存在，往往同时伴中盆腔和 / 或后盆腔组织缺陷，即使前盆腔组织缺陷中，除阴道前壁和膀胱膨出外，也可同时伴 SUI，在阴道前壁修补术中除以往膀胱筋膜折叠缝合外，特别将阴道黏膜纵切

口延至尿道外口内 1cm，并对尿道与膀胱颈筋膜适当缝合，意在预防隐性 SUI，也可纠正轻、中度 SUI。手术后复发所致手术失败，与术后随访时间也有关系，近期随访失败率也较低，反之则高。

三、生物补片阴道前壁旁侧修补术

【概述】

传统的盆底重建手术采用自身薄弱的组织和韧带进行加固，常导致 POP 和 SUI 复发。为提高治疗效果，人工合成网片和生物补片广泛用于修复重建盆底组织。随着盆底整体理论、吊床学说及女性盆底支持结构 3 个水平理论的确立，手术器械的改进以及植入材料的发明应用，盆底重建手术的目标不仅是修复受损的组织，而是在修复的基础上通过提供各种形式的支持物使组织替代和再生。人工合成的不可吸收补片材料坚固，应用方便，但可能发生感染、排斥和侵蚀等并发症，生物相容性较差，导致更复杂的外科问题，需要更高的治疗费用。而生物材料补片利用组织工程学技术，将异体组织通过脱细胞处理后，得到的一种天然的细胞外基质。生物材料补片因脱去了细胞，且为动物组织来源，增加了组织相容性，目前在妇科领域中较广泛应用于盆底修复及重建手术。使用生物补片进行阴道前壁旁侧修补手术简单、易于操作，侵蚀、感染等并发症少疗效确切，复发率低，值得推广。

【手术适应证】

1. 重度阴道前壁脱垂（或膀胱膨出），自身组织薄弱；

2. 经治疗后盆腔器官脱垂复发的阴道前壁脱垂病人。

【手术禁忌证】

1. 外阴、阴道炎症、重度宫颈糜烂，应在炎症控制后手术；

2. 经期、妊娠期、哺乳期妇女；

3. 严重内科并发症不适宜手术者。

【手术风险评估】

1. 经阴道途径进行阴道旁修补术，可能损伤阴部神经血管束。有研究发现在坐骨棘前缘水平，阴部神经血管束距离肛提肌平均 4.4mm，由于此处肛提肌的厚度仅为 3~4mm，因此在其前方 2cm

处进行缝合,应格外小心。缝合处应选择距离上述部位 >2cm 处,避免损伤阴部神经血管束。

2. 术前应阴道局部常规使用雌激素软膏,增加阴道黏膜厚度,术中生物补片应根据病人阴道前壁面积适当修剪并平铺,以尽量降低暴露及侵蚀率。

3. 缝合膀胱尿道连接处应谨慎,高度选择不当,可造成尿道膀胱连接处过度抬高而导致术后尿潴留。

【手术难点与对策】

1. 对于绝经时间长,阴道黏膜较薄病人,术前 2 周应阴道局部使用雌激素,让阴道黏膜生长变厚,术中分离阴道壁时不至于过薄,且应尽量保留膀胱筋膜,以降低网片暴露和侵蚀的发生率。术中膀胱侧间隙打水垫后利于组织分离及盆筋膜腱弓的暴露(图 10-1-10)。

2. 缝合补片两侧于双侧盆筋膜腱弓固定,第一针位于平尿道开口下 2cm 水平;补片顶端中央缝合于距尿道外口下 2cm 处膀胱筋膜;补片底部缝合固定于膀胱筋膜最低缘;或两侧角缝合于双侧骶棘韧带或髂尾肌;缝线宜采用 4 号不可吸收丝线(图 10-1-11~ 图 10-1-18)。

3. 放置网片时应尽量平铺,并且应根据病人阴道前壁面积酌情修剪网片,使缝合后处于无张力状态。

4. 缝合膀胱尿道连接处的第 1 针的高度应适中,缝合不当可造成尿道膀胱连接处过度抬高而导致术后尿潴留。

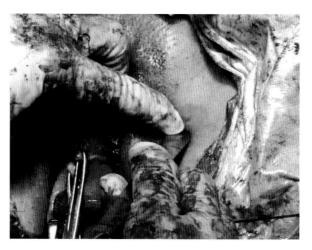

图 10-1-11 选定穿刺点

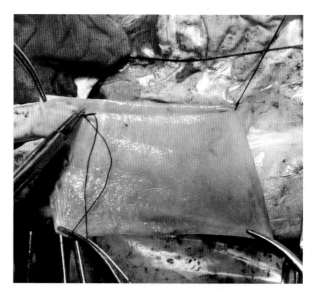

图 10-1-12 放置网片 4 号丝线固定四角

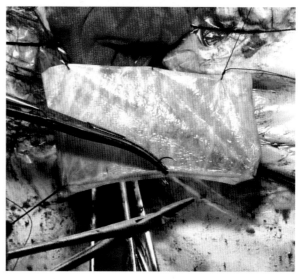

图 10-1-13 网片上下缘中点缝 4 号丝线固定

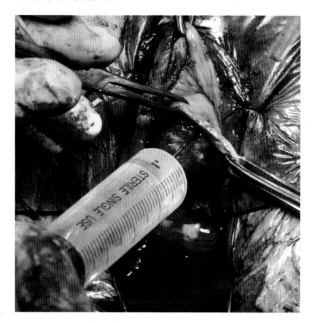

图 10-1-10 切除子宫后,于膀胱侧间隙注入生理盐水

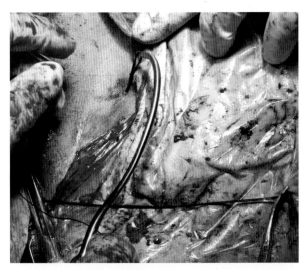

图 10-1-14 用特制钩形穿刺器从第一穿刺点垂直穿入，转向内侧穿过闭孔膜和腱弓，自耻骨降支下方穿出，将补片左右上方的丝线卡入卡口内牵出皮肤外

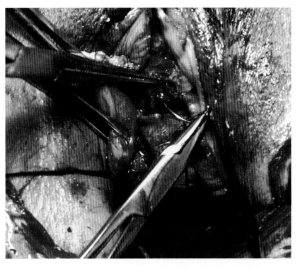

图 10-1-17 将补片上缘中点缝线缝固于膀胱筋膜上缘黏膜，深层可带缝上补片

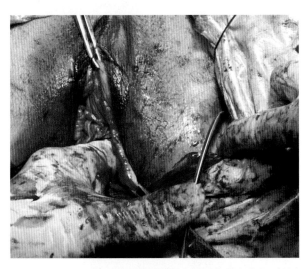

图 10-1-15 用钩形穿刺器从第二穿刺点垂直穿入，经过骶棘韧带，从耻骨降支下段穿出

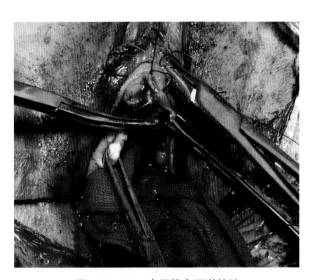

图 10-1-18 全层缝合阴道前壁

四、骶主韧带复合体与耻骨阴道肌交叉缝合术

【概述】

骶主韧带复合体与耻骨阴道肌交叉缝合术是将两侧骶主韧带复合体悬吊于耻骨联合下方耻骨阴道肌处，是 Campbell 手术的改良术式。法国 Campbell 教授首次报道了 Campbell 手术，其将两侧子宫骶韧带交叉悬吊于耻骨联合下方。骶主韧带复合体与耻骨阴道肌交叉缝合术在 Campbell 手术的基础上充分游离骶主韧带复合体，极大加强了悬吊的力量，从而使手术疗效更确切。

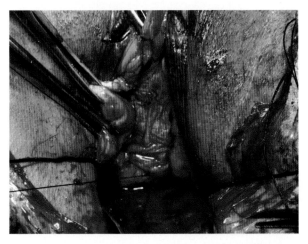

图 10-1-16 将补片下缘中点缝固于膀胱筋膜最低缘，最低缘，并将补片两下角的缝线带出皮肤穿刺孔

【手术适应证】

因阴道旁侧缺陷所造成的阴道前壁及膀胱膨出,均是该术式的适应证。术前临床检查主要依靠对阴道皱襞的观察(脱出阴道壁组织阴道皱襞存在提示旁侧缺陷为主,而阴道皱襞消失提示中央型缺陷为主)和卵圆钳实验(将卵圆钳的两叶分别置于盆筋膜腱弓的走行方向上,嘱病人盆腔用力,阴道前壁不再脱垂,提示旁侧缺陷为主,若阴道前壁仍脱垂则提示中央型缺陷为主)。对于有阴道及膀胱重度膨出的病人,通常有阴道旁和中央区域的联合缺陷,也是旁侧修补的适应证。

【手术禁忌证】

1. 外阴、阴道炎症应在炎症控制后手术;
2. 经期、妊娠期、哺乳期妇女;
3. 严重内科合并症不适宜手术者。

【手术风险评估】

1. 骶主韧带复合体与耻骨阴道肌交叉缝合时有可能导致阴道狭窄和输尿管折角,从而发生排尿困难及输尿管损伤。

2. 若病人自身骶主韧带或耻骨阴道肌已松弛,两者缝合后支撑力不够,容易导致复发。

【手术难点与对策】

1. 膀胱阴道间隙充分游离,以便于向阴道侧壁隐窝方向提拉组织。

2. 充分解剖游离骶主韧带复合体,过短难与耻骨阴道肌交叉缝合,且容易发生阴道狭窄和输尿管折角,从而发生排尿困难(图 10-1-19)。

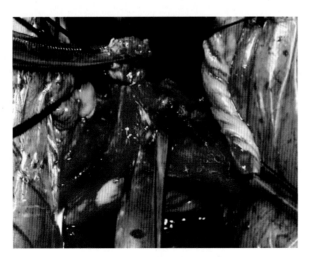

图 10-1-19　游离左右两侧骶主韧带约 3.5~4.0cm

3. 耻骨联合下方耻骨阴道肌的解剖分离应游离至耻骨联合的前面和部分进入耻骨后间隙,这样才能有足够的空间完成耻骨联合下方与耻骨阴道肌的缝合。(图 10-1-20)。

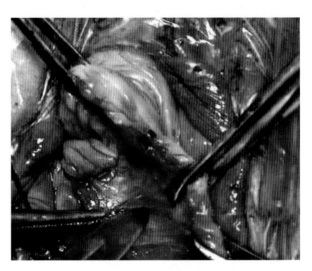

图 10-1-20　分离左右侧耻骨下缘的耻骨阴道肌附着处

4. 对于悬吊线的缝合,一般在病人左侧缝第1针较为容易。持针器夹持缝针垂直于耻骨下支进针,缝针轻擦骨质部分约 1~2cm 后出针,持针器夹持拔针。必须确认缝针未穿透阴道壁。如缝合遇到困难,可用 Allis 钳夹持阴道侧壁隐窝处,以便更容易确定进针位置。惯用右手者,缝合左侧第1针时可从前向后进针,但是右侧这一针穿透阴道壁的风险更大。缝合完成后应牵拉缝线以检查缝合的牢固程度(图 10-1-21)。

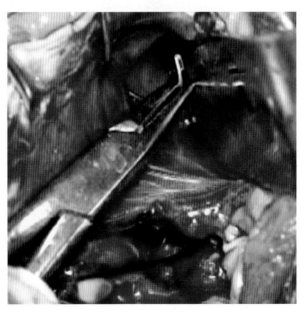

图 10-1-21　将左侧的骶主韧带残端缝固于右侧的耻骨阴道肌附着处,同法处理对侧

5. 悬吊时应比较两侧骶主韧带复合体的长度,较短者先悬吊,较长者很容易跨过先悬吊的韧带。两侧骶主韧带复合体在耻骨联合下方交叉,右侧子宫骶韧带悬吊于左侧缝线,左侧悬吊于右侧缝线,悬吊的顺序需根据术中决定。用不可吸收缝线穿过子宫骶韧带缝合两次。第 1 针在子宫骶韧带结扎处后方穿过,第 2 针将得到结扎线支持,从而使悬吊更牢固。

6. 可同时用不可吸收线在膀胱外筋膜层由内向外做 1~2 个荷包缝合,整复膨出的膀胱。

【典型病例介绍】

病人张 ×,68 岁,农民,因"绝经 20 年,阴道脱出肿物 5 年,加重 3 月"于 2014 年 2 月 11 日入院。既往体健,无高血压、糖尿病等内科合并症,无慢性咳嗽、便秘史。顺产 3 胎,无巨大儿分娩史及难产史,产后无正常产休。末次月经 1994 年 5 月。入院前 5 年开始自觉阴道脱出肿物,约拇指大小,休息后能自行回缩,入院前 3 月阴道脱出肿物逐渐增大,干重活、长时间行走后加重,伴走路时摩擦感,平卧及休息后仍能部分回缩。无排尿困难,无尿频、尿急、咳嗽漏尿等症状。绝经后无不规则阴道流血、阴道排液。入院专科检查:外阴老年性改变,加腹压时见宫颈及部分宫体脱出至处女膜缘外,宫颈柱状上皮异位 Ⅰ 度;阴道前、后壁松弛,部分脱出至处女膜缘外,会阴体缩短,肛提肌变薄分离,肛门括约肌完整。双合诊:子宫萎缩,双侧附件区未扪及包块。压力实验阴性。POP-Q 分类法测量结果:Aa+2,Ba+3,Ap-1,Bp-1,C+2,D-2,gh 5,pb 1.5,TVL 8。入院诊断:①子宫脱垂 Ⅲ 度;②阴道前壁脱垂 Ⅲ 度;③阴道后壁脱垂 Ⅱ 度;④会阴陈旧性裂伤 Ⅱ 度。入院后完善相关检查,未发现明显手术禁忌证,于 2014 年 2 月 14 日在腰硬联合麻醉下行阴式全子宫切术 + 阴道前后壁修补术 + 双侧骶主韧带复合体与耻骨阴道肌交叉缝合术。按常规手术步骤切除子宫后修补前壁,充分游离左右两侧骶主韧带约 3.5cm,分离左右侧耻骨下缘的耻骨阴道肌附着处,左右各缝合两针,两者交叉打结。再按常规步骤修补阴道后壁及会阴体。术后应用双联抗生素预防感染。术后恢复良好,第 6 天痊愈出院。出院后 1 个月、3 个月、6 个月及 1 年遵嘱随访,病人脱垂症状消失,无排尿困难,偶有性生活,基本满意,POP-Q 评分正常范围。

五、阴道前壁黏膜瓣旁侧修补术

【概述】

阴道前壁旁侧悬吊术用于治疗阴道旁侧组织缺陷引起的严重膀胱膨出的病人。手术方法除前面所介绍的几种方法外,经阴道途径的阴道前壁黏膜瓣悬吊术也是其中有效简单的手术方法之一。主要用于绝经后妇女重度阴道前壁膨出的病人(图 10-1-22)。

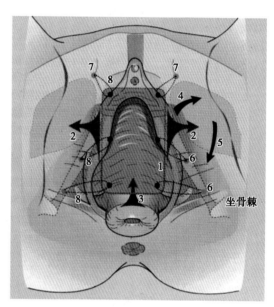

图 10-1-22 阴道前壁黏膜瓣旁侧悬吊术示意图
(法 M.Cosson)

1.阴道前壁黏膜瓣悬吊术切口;2.解剖膀胱阴道间隙;3.解剖膀胱子宫间隙;4.打开膀胱侧窝;5.用手指扩大膀胱侧窝;6.解剖盆筋膜腱弓,缝合悬吊;7.解剖耻骨联合后间隙;8.缝合悬吊线

施行阴道前壁黏膜瓣悬吊术的前提条件,必须有较多的阴道前壁组织,以足够形成阴道黏膜瓣。阴道黏膜瓣附着在膀胱上,悬吊阴道黏膜瓣后缝合关闭阴道前壁,覆盖阴道黏膜瓣。阴道前壁黏膜瓣的大小取决于膨出的阴道壁组织的多少。对于中度膀胱膨出的病人,留取阴道黏膜瓣后可能会导致阴道狭窄。本术式既有阴道旁侧悬吊术治疗阴道旁侧缺陷的优点,又可利用自身组织-阴道黏膜瓣加固膀胱下组织缺陷治疗中央型膀胱膨出的优势。但由于阴道黏膜组织可能存在的分泌功能,可能形成继发性黏液囊肿,故不用于绝经前期妇女。

【手术适应证】

1. Ⅲ度 - Ⅳ度阴道前壁脱垂病人,存在阴道旁组织缺陷,伴或不伴中央缺陷;

2. 绝经后妇女。

【手术步骤】

1. 病人取膀胱截石位,消毒外阴阴道,铺无菌巾(图 10-1-23)。

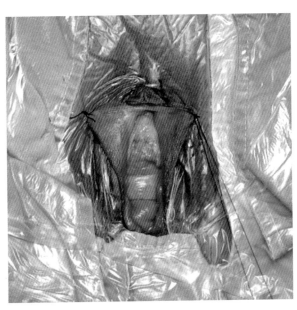

图 10-1-23　膀胱截石位,固定两侧小阴唇

2. 用丝线将小阴唇分别固定于大阴唇外侧皮肤上,固定小阴唇。阴道拉钩显露阴道及宫颈。金属导尿管导尿(图 10-1-24)。

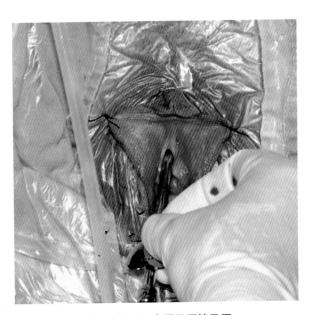

图 10-1-24　金属导尿管导尿

3. 选定预留的黏膜瓣:暴露脱垂的阴道前壁,用 4 把 Allis 钳钳夹选定切除的阴道前壁黏膜瓣四角,黏膜瓣的大小根据前壁脱垂的程度选定,长和宽分别不小于 5cm 和 4cm。黏膜瓣太小可能导致无法完成旁侧修补。黏膜瓣太大可能导致阴道狭窄(图 10-1-25)。

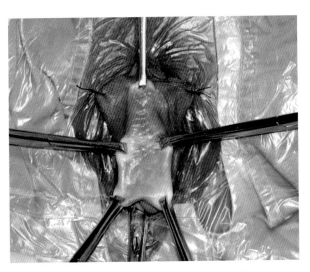

图 10-1-25　选定拟保留黏膜瓣大小

4. 注射水垫:于阴道前壁黏膜下两侧膀胱侧方的间隙中注入含肾上腺素或缩宫素的生理盐水,直至进入阴道侧壁隐窝和膀胱侧窝。因为要保持阴道黏膜瓣与膀胱附着面不分离,因此黏膜瓣下不需注射水垫(图 10-1-26)。

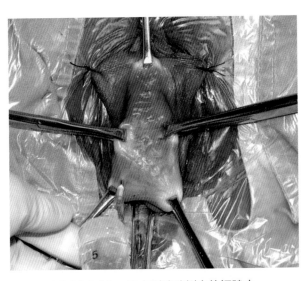

图 10-1-26　注水到膀胱侧方的间隙中

5. 切开阴道前壁,保留黏膜瓣:宫颈钳钳夹宫颈向下牵拉,放射状牵拉 4 把 Allis 钳,展开阴道壁,切开钳夹部位之间阴道黏膜。

6. 分离膀胱阴道侧间隙：提起黏膜瓣外侧阴道壁切缘，向两侧及上下分离阴道壁黏膜与膀胱筋膜间隙，直至进入耻骨后间隙，再紧贴耻骨联合，在 2 点及 10 点处用剪刀分别打开左、右膀胱侧窝。再沿耻骨降支扩大间隙，手指触摸到耻骨结节，沿耻骨下支分离盆腔内筋膜直至坐骨棘前 1cm 处，显露盆筋膜腱弓。因盆筋膜腱弓的外观为白色，又称为白线。手术过程见图 10-1-27~图 10-1-32。

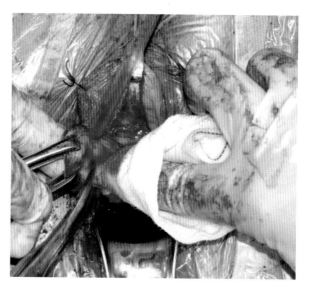

图 10-1-29　分离膀胱右侧间隙

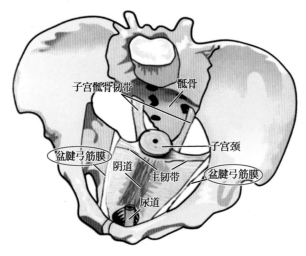

图 10-1-27　盆筋膜腱弓图示

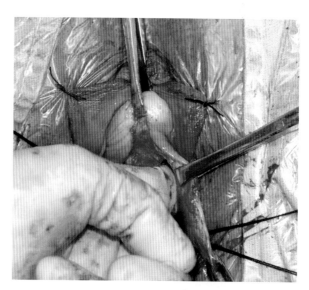

图 10-1-30　分离膀胱左侧间隙

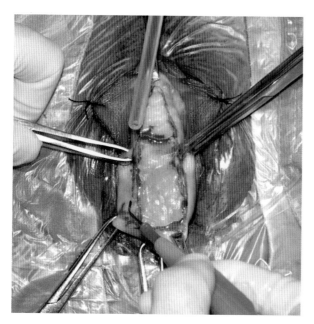

图 10-1-28　阴道前壁黏膜瓣悬吊术切口

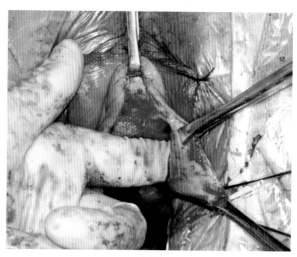

图 10-1-31　继续分离扩大膀胱左侧间隙

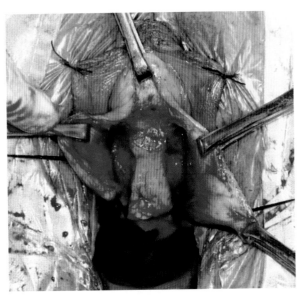

图 10-1-32 膀胱两侧间隙分离完毕
暴露保留的阴道前壁黏膜瓣

7. 用单极电凝热透法电凝黏膜瓣表面的黏膜组织,以黏膜组织发白即可。功率太小,术后可能形成潴留囊肿;功率过大,可能损伤膀胱(图 10-1-33)。

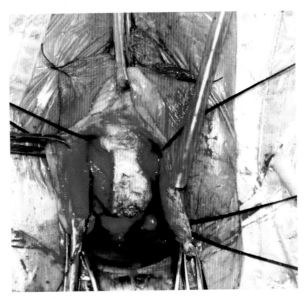

图 10-1-33 电凝黏膜瓣表面的黏膜组织

8. 阴道黏膜瓣左右两侧各有 3 个悬吊点,第 1 个悬吊点是将阴道前壁黏膜瓣的最上角悬吊于耻骨支下方。其余两个悬吊点分别是中部和最下角,分别悬吊点于坐骨棘前方粗壮的盆筋膜腱弓上。第 1 个悬吊点缝合较为容易。用阴道压板将

膀胱拨向内侧。用 7 号丝线垂直于耻骨降支下部缝合,必须确认未穿透阴道壁。并牵拉缝线检查缝合的牢固性。由于空间限制,缝合第 2、第 3 针难度较大。此时需用手指触摸到盆筋膜腱弓,引导进针及出针(图 10-1-34~ 图 10-1-37)。

9. 对侧同法缝合。待 6 个悬吊点都缝好后,从上至下逐一打结。膨出的膀胱随即被缩回、抬高(图 10-1-38,图 10-1-39)。

10. 用 1-0 可吸收线连续缝合阴道前壁黏膜组织,覆盖阴道黏膜瓣(图 10-1-40,图 10-1-41)。

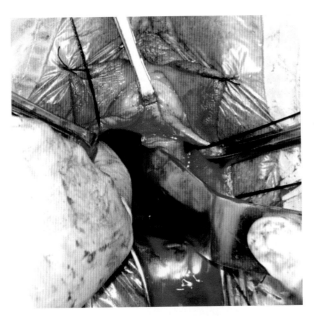

图 10-1-34 缝合右侧耻骨降支

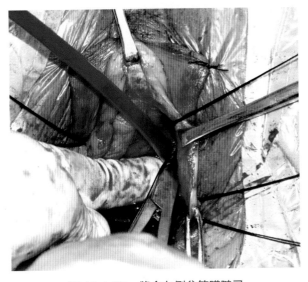

图 10-1-35 缝合左侧盆筋膜腱弓

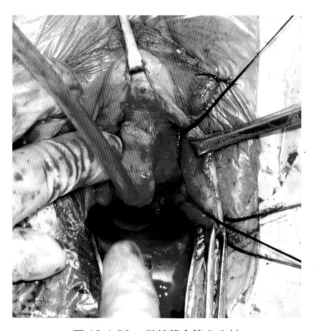

图 10-1-36 继续缝合第 2、3 针

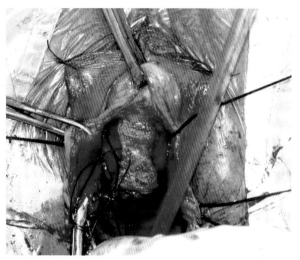

图 10-1-37 盆筋膜腱弓缝线与黏膜瓣相对缝合

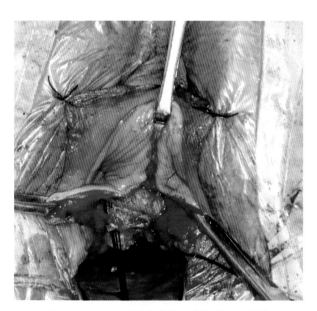

图 10-1-38 同侧黏膜瓣及盆筋膜腱弓缝线
相对打结

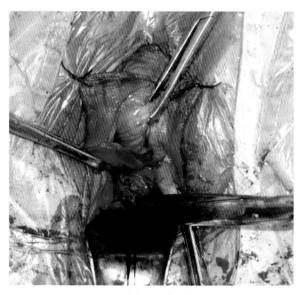

图 10-1-39 同侧黏膜瓣及盆筋膜腱弓缝线全部相对
打结后膨出的膀胱随即被缩回、抬高

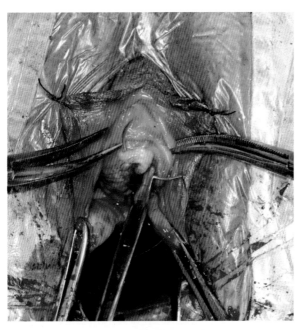

图 10-1-40　连续缝合阴道前壁组织
覆盖阴道黏膜瓣

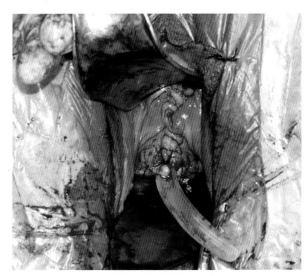

图 10-1-41　术后阴道前壁回缩

【手术风险评估】

1. 出血　手术分离阴道侧壁及膀胱筋膜间隙进入耻骨联合后方时可能损伤静脉丛,导致出血。耻骨后是静脉丛丰富的区域,收集膀胱、尿道、阴道的静脉血。分离间隙不正确,可能致出血多。尤其是膀胱侧静脉较多,宜在直视下钝性分离。遇出血时,先用纱布压迫止血,表浅出血电凝止血。如果时明显血管出血,可用可吸收线缝扎止血。

2. 膀胱损伤　分离阴道膀胱间隙如果位置偏深,或间隙找不准时易发生膀胱损伤。

3. 输尿管损伤　因为输尿管会随着膀胱膨出位置相应下移,所以离手术创面较近。如果分离阴道膀胱两侧壁过深,可能缝扎到输尿管,所以在缝合两侧时不宜过深、过高。

4. 尿潴留　术中广泛分离膀胱周围,损伤膀胱神经可能是造成尿潴留的原因之一。另外,阴道黏膜瓣第 1 个悬吊点缝合过高,可能造成尿道膀胱连接处过度抬高,致术后尿潴留。

（柳晓春　郑玉华　王玉玲　陈永连
肇丽杰　胡路琴　陶春梅　强　荣）

第二节　中盆腔脱垂常见经阴道手术的难点与对策

一、传统的中盆腔脱垂手术——全子宫切除术

中盆腔脱垂,即子宫脱垂,阴道顶端脱垂。根据病人脱垂程度、年龄、有无生育要求及全身健康情况采取个体化治疗。对子宫脱垂 POP-Q Ⅲ度以上或症状性Ⅱ度病人,可考虑手术治疗,手术的主要目的是缓解症状、恢复正常的解剖位置和脏器功能。经阴道的脱垂子宫全切手术,是治疗中盆腔脱垂的传统手术之一。

【手术适应证】

1. 年龄较大、无需考虑生育功能,子宫脱垂 POP-Q 分度Ⅲ度、Ⅳ度或症状性Ⅱ度病人。

2. 脱垂子宫合并子宫病变,需切除子宫的病人。

【手术步骤】

1. 病人取膀胱截石位,予安尔碘消毒外阴、阴道等,铺无菌消毒巾。

2. 固定小阴唇:用丝线将两侧小阴唇分别固

定于大阴唇外侧皮肤上,阴道拉钩暴露阴道和宫颈,以宫颈钳牵拉宫颈(图10-2-1)。

为减少手术出血,该步骤手术也可放在子宫切除后(即步骤10后)进行。

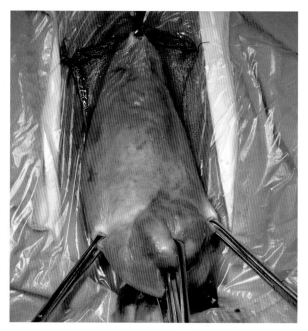

图 10-2-1　钳夹宫颈撑开阴道前壁

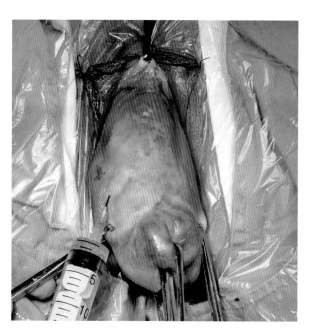

图 10-2-2　阴道前壁黏膜下注水

3. 用金属导尿管导尿,并了解膀胱底在宫颈的附着部位。

4. 切除膨出之阴道前壁黏膜以3把皮钳于膨出之阴道前壁黏膜作一个"△"标记,顶点在尿道外口下,底边在宫颈外口上膀胱附着稍下处。以1:2 000(0.1mg/200ml)的肾上腺素生理盐水溶液注入"△"区域内的阴道壁黏膜下,如合并有高血压的病人则改用催产素生理盐水(100ml 生理盐水含催产素10U),其作用主要可减少术中剥离面的出血,并且通过液压将黏膜层与膀胱筋膜层分离,便于以下手术的操作。以电刀在三点间连线切开阴道黏膜,自三角形顶端开始自上而下将阴道黏膜剥下,暴露膀胱宫颈筋膜(图10-2-2~图10-2-4)。剥离时要注意找到正确的解剖层次。过浅,此时解剖层次还在较致密的黏膜下组织,剥下阴道黏膜困难;过深,则已到了膀胱筋膜层,此时分离易损伤膀胱,甚至造成膀胱穿孔;如果解剖层次准确,是很容易将阴道黏膜剥下(图10-2-5)。另外剥除阴道黏膜的多少,也即作"△"标记面积的大小是根据阴道前壁膨出程度而定,切除过多,术后可发生阴道狭窄,尤其对还有性生活要求的病人;切除过少,则术后易再次发生脱垂。

注:由于该步骤术后膀胱筋膜层裸露,进行以下步骤手术时可因创面渗血而致手术出血增加,

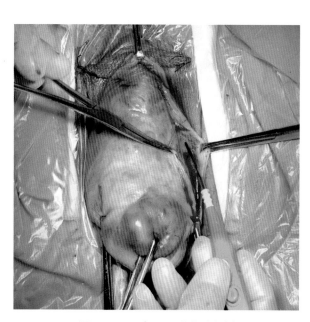

图 10-2-3　切开阴道前壁左侧

5. 游离膀胱　自膀胱附着宫颈的下端开始,以皮钳提起膀胱筋膜,以弯剪钝性并锐性分离子宫 - 膀胱间隙,同时用手指上推膀胱,达子宫 - 膀胱腹膜反折(图10-2-6)。

6. 沿宫颈环形切开阴道侧壁和后壁黏膜,以弯剪和手指同前分离子宫 - 直肠间隙达子宫 - 直肠腹膜反折(图10-2-7~图10-2-10)。

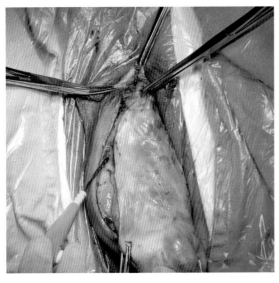

图 10-2-4　切开阴道前壁右侧

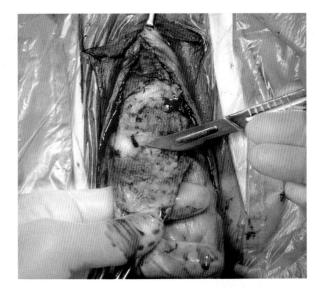

图 10-2-5　剥除多余的阴道壁

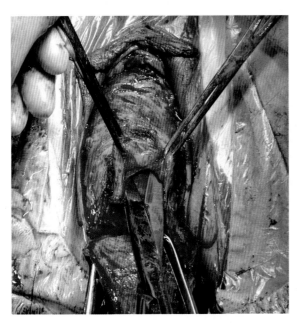

图 10-2-6　分离子宫 - 膀胱间隙

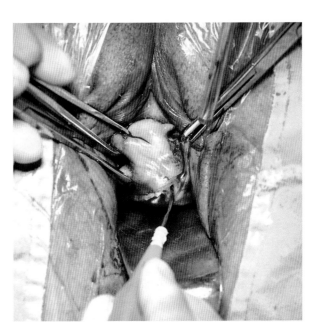

图 10-2-7　切开宫颈旁阴道侧壁黏膜

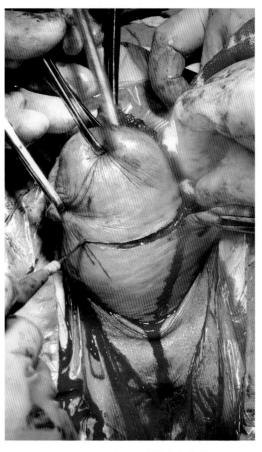

图 10-2-8　切开阴道后壁黏膜

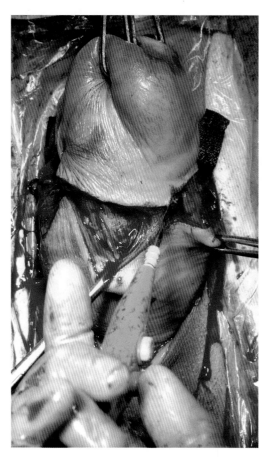

图 10-2-9　继续扩大阴道后壁黏膜切口

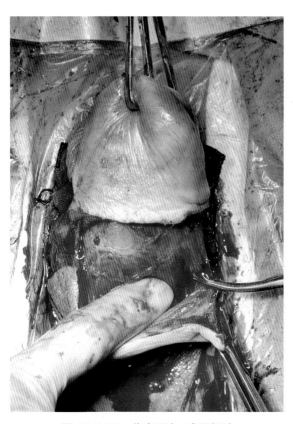

图 10-2-10　分离子宫 - 直肠间隙

7. 处理子宫骶韧带 将宫颈向一侧牵拉,暴露对侧子宫骶韧带,用弯血管钳钳夹骶韧带并切断,残端以 7 号丝线双重缝扎,留线作标志;同法操作对侧(图 10-2-11)。

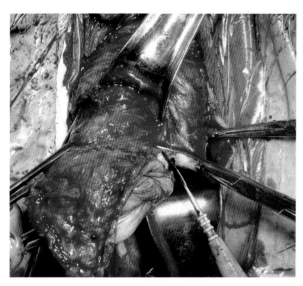

图 10-2-11 切断子宫骶韧带

8. 打开前后腹膜 用拉钩伸进膀胱宫颈间隙,暴露子宫 - 膀胱腹膜反折,以无齿长镊提起该处腹膜,剪开一小口,确认进入腹腔后,向两侧扩大切口,于腹膜中点缝一针 4 号丝线牵引作标志(图 10-2-12,图 10-2-13)。向上牵引宫颈,暴露子宫 - 直肠腹膜反折,同法处理该处腹膜,进入盆腔。

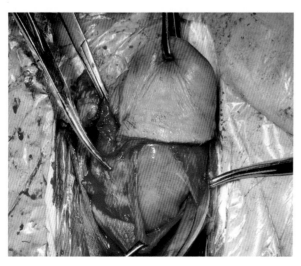

图 10-2-12 剪开子宫 - 直肠腹膜反折

9. 处理主韧带和子宫血管 将宫颈向下及一侧牵拉,暴露对侧主韧带,用示指和拇指触摸主韧带,辨明无输尿管在其中,以弯血管钳贴宫颈钳夹主韧带达宫颈峡部水平,切断后以 7 号丝

线双重缝扎残端,留线作标记;同法操作对侧(图 10-2-14)。后继续向上钳夹切断缝扎双侧子宫血管(图 10-2-15)。

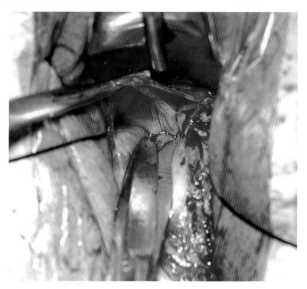

图 10-2-13 剪开子宫 - 膀胱腹膜反折

10. 处理附件 向下牵拉子宫,靠宫体以直可卡钳钳夹一侧输卵管峡部、卵巢固有韧带和部分阔韧带,在钳内侧切断,以 7 号丝线双重缝扎残端,留线作标记;同法操作对侧。子宫随之被切除(图 10-2-16~ 图 10-2-19)。

11. 缝合盆腔腹膜 将前面保留的腹膜标记线提起,暴露腹膜切口边缘,以 2-0 可吸收线从一侧角的后腹膜边缘开始,经圆韧带和附件缝线内侧的腹膜,再由前腹膜缘穿出打结,然后连续缝合腹膜,同法缝闭对侧角,关闭盆腔。将子宫附件及各韧带残端留线置于腹膜外(图 10-2-20)。

12. 修补膨出之膀胱 在膀胱外筋膜层以 4 号丝线由内向外作 1~2 个荷包缝合,和 / 或作 2~3 个“U”形缝合,整复膨出之膀胱。然后以 2-0 号可吸收线自尿道口下端开始连续或间断缝合阴道黏膜,近底缘时改为前后缝合(图 10-2-21~ 图 10-2-24)。

进行该步骤手术时还须了解病人是否伴有张力性尿失禁和阴道旁缺陷,如果有,应加做尿道折叠、膀胱颈悬吊、以及各种自体、异体或合成材料的无张力尿道吊带术等,以及阴道旁修补术和加用补片的阴道前壁修补术(以下章节下叙述)。

13. 将附件和骶主韧带断端留线对应打结,以加强盆底托力(图 10-2-25,图 10-2-26)。

14. 连续缝合阴道前壁黏膜切缘(图 10-2-27~ 图 10-2-29)

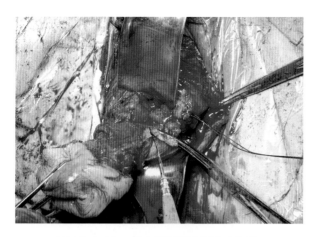

图 10-2-14 钳夹切断缝扎子宫主韧带

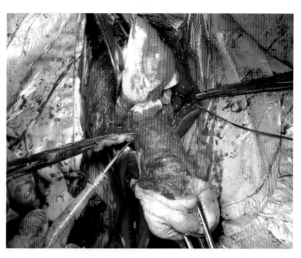

图 10-2-15 钳夹切断缝扎子宫血管

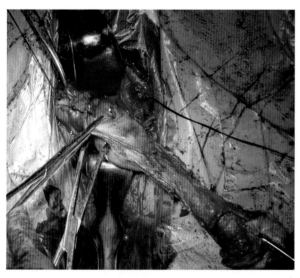

图 10-2-16 固有韧带钩形钳将右侧附件勾出撑开

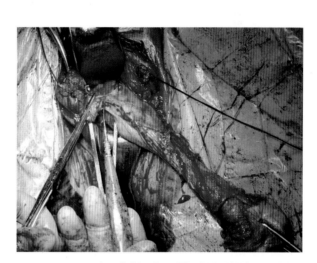

图 10-2-17 直可卡钳于钩形钳间钳夹附件切断、缝扎

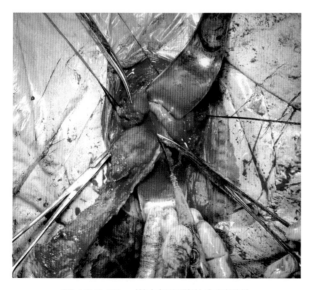

图 10-2-18 钳夹切断缝扎左侧附件

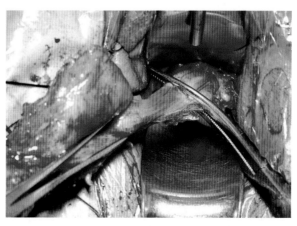

图 10-2-19 钳夹切断缝扎左侧附件切除子宫

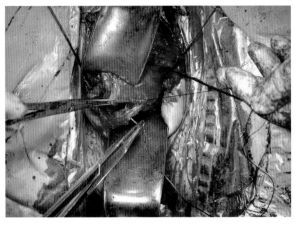

图 10-2-20　连续缝合前后盆腔腹膜,关闭腹腔,将子宫
附件及各韧带残端留线置于腹膜外

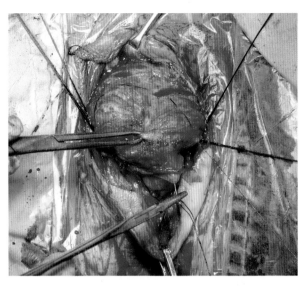

图 10-2-21　荷包缝合膨出的膀胱筋膜

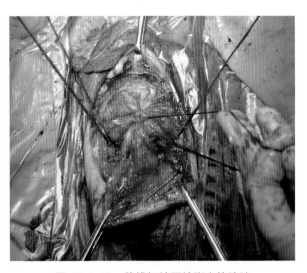

图 10-2-22　缝线打结回缩膨出的膀胱

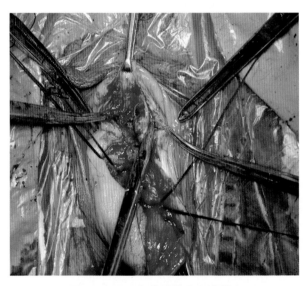

图 10-2-23　"U"形缝合回缩膀胱

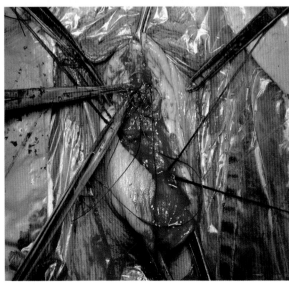

图 10-2-24　继续"U"形缝合膀胱筋膜

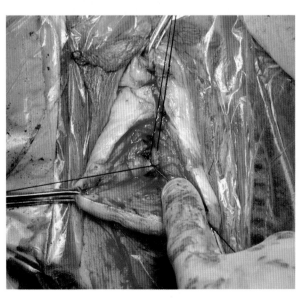

图 10-2-25　附件残端相对打结

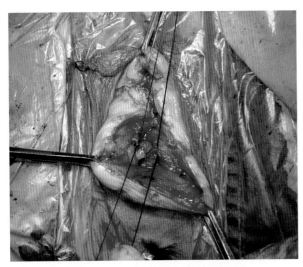

图 10-2-26　骶主韧带残端相对打结

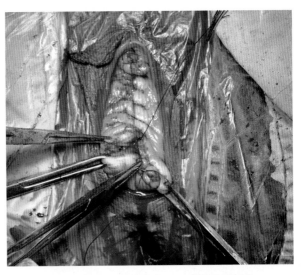

图 10-2-29　横行缝合阴道顶端黏膜切缘

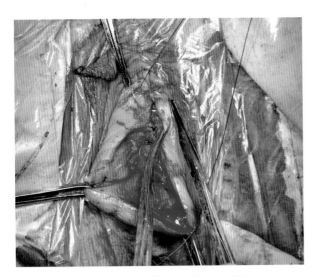

图 10-2-27　连续缝合阴道前壁黏膜切口

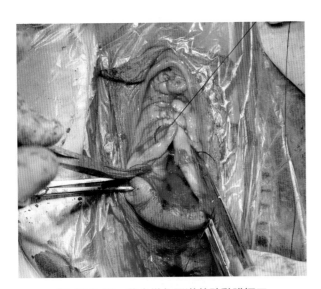

图 10-2-28　缝合纵行阴道前壁黏膜切口

15. 修补膨出之直肠　用两把皮钳分别钳夹两侧小阴唇下端作标记,其间距视膨出程度而定,一般为 3~5cm,切开两钳间的阴道壁黏膜与会阴皮肤边缘(图 10-2-30)。

16. 以弯剪紧贴阴道黏膜分离阴道黏膜与直肠间隙,分离长度视膨出程度而定;以"△"形切除多余的阴道后壁黏膜(图 10-2-31~ 图 10-2-32)。

17. 以 4 号丝线在直肠外筋膜层作 1~2 个荷包或"U"形缝合,整复膨出之直肠(图 10-2-33)。

对严重、巨大的直肠及阴道后壁膨出,自身组织薄弱,以及曾手术又复发者可行加补片的阴道后壁修补术以达到更牢固的支持作用。补片可根据后壁膨出范围的大小裁剪成长方形或长椭圆形,顶端固定于子宫骶韧带,侧边固定于两侧盆内筋膜,底端固定于会阴体。

18. 7 号丝线向两侧缝合缝合肛提肌肌束 2 针,对应打结(图 10-2-34~ 图 10-2-36)。

19. 以 2-0 号可吸收线连续或间断缝合阴道后壁黏膜,再以 4 号丝线间断缝合会阴皮肤及皮下组织(图 10-2-37,图 10-2-38)。术后和术前病人外阴比较(图 10-2-39)。

【手术风险评估】

经阴道切除脱垂子宫看似比非脱垂子宫容易,实则不然,因为整个盆底的松弛,盆腔器官移位,盆腔脏器间的解剖关系发生了改变,使手术损伤的风险增加,且除子宫切除外,还要做各种缺陷的全面、正确修复与重建,手术操作复杂、技术要求高、时间长、出血也较多等,再加上此类病人大多数年龄较大,手术的风险更高。

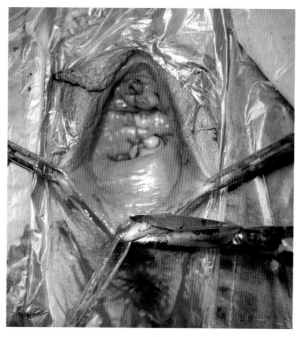

图 10-2-30　剪除阴道壁黏膜与会阴皮肤边缘

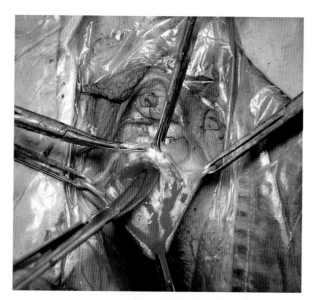

图 10-2-31　分离直肠 - 阴道间隙

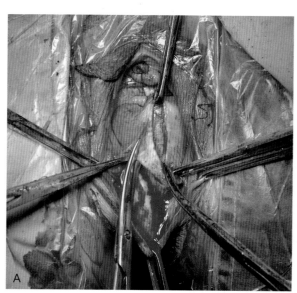

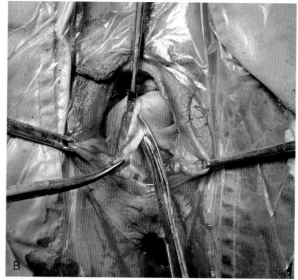

图 10-2-32　修剪多余的阴道后壁黏膜

A. 修剪右侧多余的阴道后壁黏膜；B. 修剪左侧多余的阴道后壁黏膜

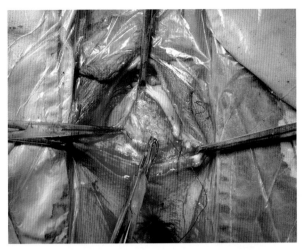

图 10-2-33　4 号丝线 "U" 形缝合直肠筋膜

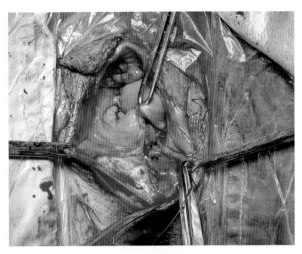

图 10-2-34　缝合左侧肛提肌

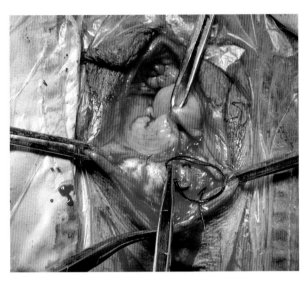

图 10-2-35　缝合右侧肛提肌

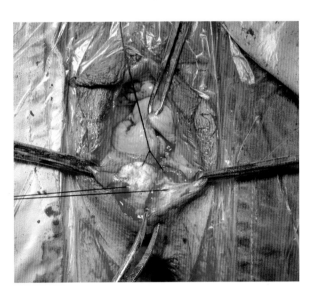

图 10-2-36　肛提肌对合打结

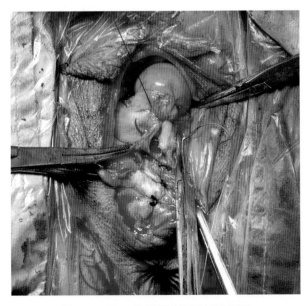

图 10-2-37　连续缝合阴道后壁黏膜

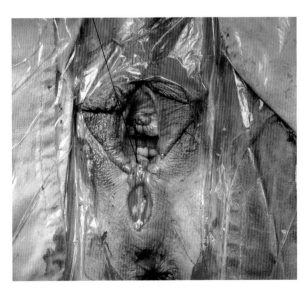

图 10-2-38　间断缝合会阴皮肤皮下

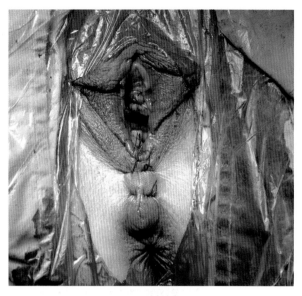

图 10-2-39　会阴修补完毕

1. 老年疾病非手术风险增加　与非脱垂子宫不同,脱垂子宫需要手术者,往往年龄较大,全身器官存在退行性变,合并常见的老年性疾病,例如糖尿病、高血压、心脏病、白内障等,术前需要全面检查,内科医生及麻醉医生需共同评估手术的风险。

2. 输尿管损伤的风险　子宫脱垂病人多伴有膀胱膨出,或膀胱尿道同时膨出。膀胱膨出一般发生在与阴道相密接的部分,在子宫颈前侧形成一狭长的袋形,输尿管随子宫脱垂亦向下移位,形成钩状再进入膀胱,若分离子宫膀胱间隙未将两侧的膀胱宫颈韧带向两侧及上方推开,输尿管损伤的风险增加。

3. 寻找子宫膀胱腹膜反折困难　子宫脱垂时,膀胱子宫陷凹的位置也随之下降,正常情况下,膀胱子宫陷凹与阴道前穹窿的距离约2cm,子宫脱垂时,由于宫颈延长,此距离也可增加达4~5cm或更长。经阴道手术时,寻找宫颈-膀胱反折处腹膜,宫颈越长困难越大(图10-2-40,图10-2-41)。

4. 寻找子宫-直肠腹膜反折困难　由于肛提肌及会阴体失去支持功能,使直肠子宫陷凹有不同程度的下降,突出于阴道壁与直肠之间,可形成直肠子宫陷凹疝,要注意与直肠膨出鉴别,二者可单独存在,也可同时存在。正常情况下,阴道后穹窿与直肠子宫陷凹腹膜贴得很近,通常切开后穹窿的阴道壁即可看见直肠子宫陷凹的腹膜。子宫脱垂(不伴有直肠子宫陷凹疝)时,由于宫颈延

长,直肠子宫陷凹腹膜与后穹窿的距离亦变远,可达 3~4cm,手术寻找此处腹膜可能会遇到困难(图10-2-42,图10-2-43)。

5. 出血量相对增多　阴道壁由于受摩擦而角化,筋膜层组织增厚,血管丰富且多扩张,手术过程中分离阴道壁时,如层次不准确,易发生出血和造成损伤。

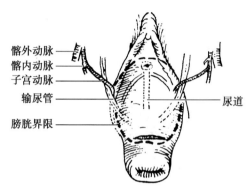

图 10-2-40　宫颈延长,膀胱腹膜反折上移

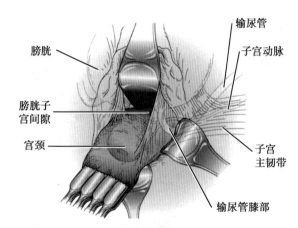

图 10-2-41　阴式手术牵拉宫颈时输尿管的位置

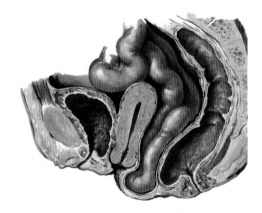

图 10-2-42　子宫脱垂及直肠脱垂

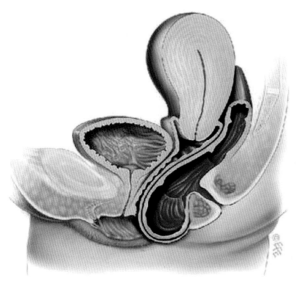

图 10-2-43　直肠膨出

【手术难点与对策】

1. 膀胱损伤　子宫脱垂时,常常合并膀胱中、重度脱垂,在切除子宫时,在三个步骤容易损伤膀胱:①膀胱附着于宫颈处,横向切开阴道黏膜层时,切口位置过高容易损伤膀胱。在切开阴道黏膜前,要前后推动宫颈,反复确认膀胱沟位置,必要时置金属导尿管于膀胱,探明其界限是必要的,确定阴道黏膜切口,在膀胱沟水平或稍上处切开阴道黏膜。②分离膀胱 - 宫颈间隙时深度掌握不当,剪刀误入膀胱。分离膀胱宫颈间隙时,要拉紧宫颈,剪刀弯头紧贴宫颈筋膜,"闭合→伸入→撑开"三步骤,钝性分离间隙,减少损伤膀胱的机会。③膀胱分离不充分,将推离变薄的膀胱误认为是腹膜反折,剪开时损伤膀胱。在阴道 - 膀胱间隙及膀胱 - 宫颈间隙注入肾上腺素生理盐水,有高血压及心脏病的老年病人用生理盐水,则容易分离间隙,减少出血。同时子宫脱垂合并不同程度宫颈延长,反折腹膜的位置比非脱垂子宫的位置要高,可用金属导尿管确认膀胱位置,避免损伤。以上几个步骤若仍怀疑有膀胱损伤时,均可行亚甲蓝膀胱充盈实验,明确有无损伤,术中及时修补。

2. 输尿管损伤　子宫脱垂时,输尿管往往随着膀胱下移,弯成钩状再进入膀胱,在处理骶韧带、主韧带及子宫血管时,操作不当时容易损伤。所以,在上推膀胱时,也要向两侧充分推开膀胱宫颈韧带,使输尿管上移。在钳夹、切断韧带及血管

时,阴道拉钩要尽量拉开膀胱,紧靠宫颈筋膜进行操作。怀疑有输尿管损伤时,可进一步行输尿管镜检查,及时处理。

3. 直肠损伤　多见直肠膨出较重的病人,分离阴道 - 直肠间隙时操作不当。为防止损伤,要分清层次,动作轻柔;必要时可从先打开膀胱 - 宫颈间隙,外翻子宫,暴露后腹膜,直视下打开后腹膜,避免损伤。

二、经阴道骶棘韧带固定术(VSSLF) (保留子宫和不保留子宫)

【概述】

经阴道子宫切除术 + 阴道前后壁修补术为传统手术,临床应用已久,但部分病人于手术后若干年后会出现阴道顶端的再次脱垂。1951 年 Amreich 提出了将脱垂的阴道顶端缝合固定在骶结节韧带上,使阴道复位这一构想得以实现。1958 年 Sederl 首次使用这种方法治疗子宫切除术后的阴道穹窿脱垂。1967 年 Richter 改进了该手术,将阴道顶端固定于骶棘韧带上,即骶棘韧带固定术(sacrospinous liganment fixation,SSLF)又称 Richter procedure。1971 年美国的 Nichols 和 Randall 有关 SSLF 治疗阴道顶端脱垂的临床总结报告进一步推动了此手术在美国及欧洲各国的广泛应用,成为了盆底修复手术中的重要术式之一,是治疗阴道穹窿脱垂和子宫阴道脱垂的有效方法。

【手术适应证】

1. 子宫脱垂 POP-Q 分度为 Ⅲ ~ Ⅳ 度(图 10-2-44,图 10-2-45)。

2. 子宫切除术后,阴道顶端在牵引下可脱垂至阴道口或阴道口外者。

3. 主骶韧带明显松弛、薄弱,无法利用其作为支持物。

4. 年龄较轻的子宫脱垂病人,要求保留子宫。

5. 既往已切除子宫,阴道顶端脱垂者。

【手术禁忌证】

1. 阴道炎、阴道溃疡等生殖道急性炎症者。
2. 合并盆腔恶性肿瘤者。
3. 合并严重内科疾病不能耐受手术者。

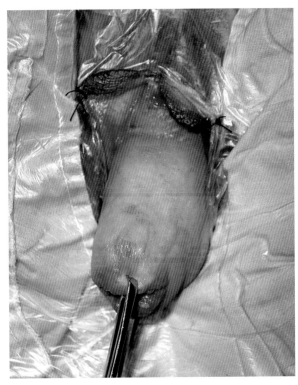

图 10-2-44 子宫脱垂Ⅳ度

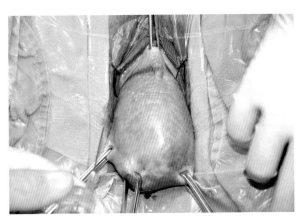

图 10-2-45 阴道顶端脱垂Ⅳ度

【手术风险评估】

1. 骶棘韧带周围有丰富的血管,主要为阴部内动脉、骶丛血管等的损伤,一旦损伤易引起出血和血肿。骶丛血管出血无法缝合,一般采用压迫止血,若压迫止血无效,还需要行介入血管栓塞止血,或开腹行髂内动脉结扎止血,有文献报道术中出血可达 1 500~5 000ml。如出血未处理好,可发生局部血肿形成,而血肿未控制好又可继发脓肿,较罕见的有:坐骨直肠间隙脓肿、会阴部感染坏死等。

2. 骶棘韧带固定术直肠损伤发生率约 2.5%,重在预防,采用液压分离法可以有效预防直肠损

伤的发生,手术结束时常规行直肠指检,及时发现,及时修补,术后无渣饮食,一般预后良好。

3. 骶棘韧带邻近的主要神经为坐骨神经和阴部神经,还有周围众多的细小神经及其分支,暴露骶棘韧带过程中可能会损伤这些神经,表现为病人术后出现一侧或双侧(与手术同侧)臀部和或腰骶部疼痛,可伴下肢麻木感。如为细小神经的损伤,病人的不适感多可自限性,给予消炎、止痛等对症处理后,多于术后数天或 6 周后自行缓解,个别需数月才好转;如果疼痛明显不能缓解,可能损伤了坐骨神经或阴部神经,必要时可以拆除缝线。

4. 术后有一定再发风险,再发阴道顶端脱垂多是由于骶棘韧带缝合线结松解,或是缝合的骶棘韧带组织薄弱,由于牵拉、切割断裂而发生,病人通常有局部崩裂感,可以再次手术治疗。

【手术步骤】

1. 麻醉 一般采用腰麻硬膜外麻联合麻醉,其他详见第四章经阴道手术的麻醉要求及方式选择。

2. 体位 病人取膀胱截石位,如需切除子宫按常规方法行经阴道子宫切除术;如为顶端脱垂或需保留子宫只切开宫颈右侧的阴道黏膜,分离暴露右侧骶主韧带。

3. 打水垫 子宫切除后,于右侧(也可左侧或双侧)阴道后壁顶部中、外 1/3 交界处黏膜下注入生理盐水,并逐渐向直肠侧间隙深入,一边注水一边进针,注水量可达 200ml~300ml,如果病人无高血压等禁忌疾病,可用 1:2 000 肾上腺的生理盐水可以减少创面出血。该操作俗称"打水垫",通过液压法将直肠和盆壁间隙分开(图 10-2-46)。

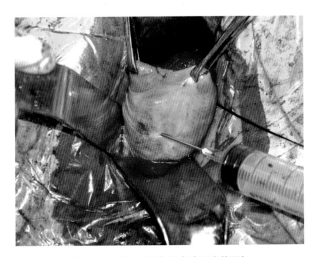

图 10-2-46 液性分离直肠侧间隙

4. **切口选择** 选择右侧阴道后壁顶部的中、外 1/3 的黏膜,纵形长约 3cm~4cm;如果是行左侧骶棘韧带固定术,则选择左侧阴道后壁切口;如果是双侧骶棘韧带固定术,则选择双侧切口(图 10-2-47)。

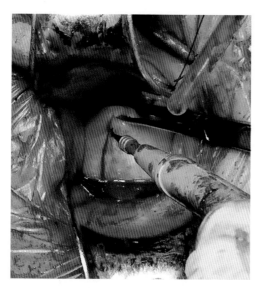

图 10-2-47 选择切口(右侧切口)

5. **暴露骶棘韧带** 纵形切开阴道后壁黏膜 3~4cm,钝性和锐性分离阴道壁和直肠侧间隙,以示指将直肠壁向内侧推移,示指很容易进入直肠侧间隙,即可触及坐骨棘,向内下滑动即为骶棘韧带,置入阴道前后壁拉钩,暴露坐骨棘突与第四、五骶骨侧缘之间的骶棘韧带(图 10-2-48~图 10-2-50)。

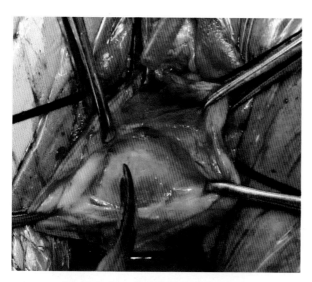

图 10-2-48 分离阴道壁和直肠间隙

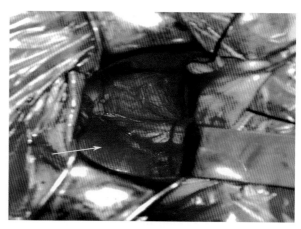

图 10-2-49 暴露骶棘韧带(箭头所示)

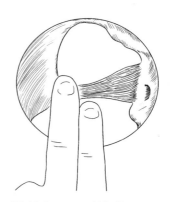

图 10-2-50 骶棘韧带示意图

6. **骶棘韧带挂线** 应用我们自行改制的骶棘韧带缝合器(图 10-2-51,图 10-2-52)以不可吸收缝线(10 号丝线或相似的不可吸收缝线)将阴道顶端缝合于骶棘韧带距坐骨棘突内侧 1~1.5cm 处缝挂第 1 针,第 2 针缝挂于第 1 针内约 1cm 处,打结,将阴道顶端上提并固定于骶棘韧带上;保留子宫者则将缝线缝合于同侧的骶主韧带上,打结后,将宫颈上提并固定于骶棘韧带上(图 10-2-53,图 10-2-54)。

7. **缝合阴道黏膜** 以 2/0 可吸收线连续缝合阴道壁黏膜(图 10-2-55,图 10-2-56)。

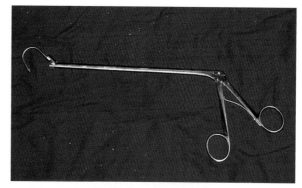

图 10-2-51 骶棘韧带缝合器

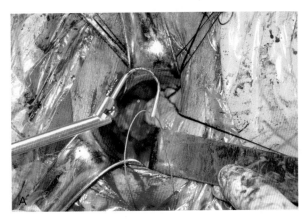
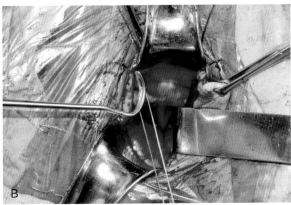

图 10-2-52　使用骶棘韧带缝合器示意图
A. 缝合器穿线；B. 穿好线后拟缝合

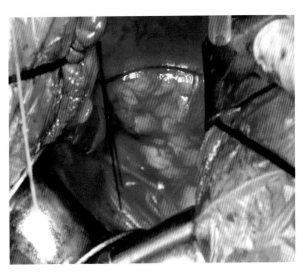

图 10-2-53　缝合骶棘韧带 1 针示意图

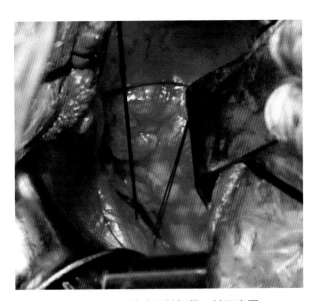

图 10-2-54　缝合骶棘韧带 2 针示意图

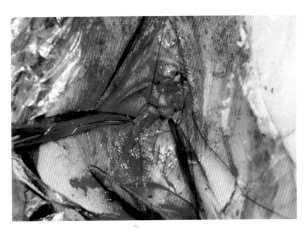

图 10-2-55　缝合阴道壁黏膜

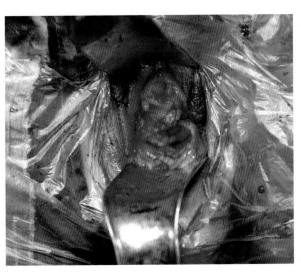

图 10-2-56　手术完成后

8. 一般仅行单侧的骶棘韧带固定术即可,因大多数人习惯用右手,加上左侧有乙状结肠干扰,所以多数选用右侧的骶棘韧带固定,如果阴道顶端足够宽,也可行双侧的骶棘韧带固定术(图10-2-57)。

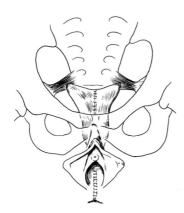

图 10-2-57　双侧固定术后效果示意图

9. 如有其他盆腔器官脱垂(如前/后壁膨出,张力性尿失禁等)可同时行相应的矫正术。

10. 术后常规阴道填塞碘伏纱块,留置导尿管 24~48 小时后取出,应用抗生素 3~5 天。

【手术难点与对策】

1. 骶棘韧带周围有直肠和丰富的血管神经,术中有血管神经损伤和直肠周围血肿的可能,所以切开阴道黏膜前,我们的经验是在直肠与盆壁间隙注入生理盐水 200~300ml,液性分离该间隙,利于骶棘韧带的暴露及能明显减少术中出血。

2. 避免不适宜牵扯和切除,减少或避免术后并发症。

3. 缝合骶棘韧带时进针的深浅、距离要合适,缝合过深,可能会损伤坐骨神经和血管,造成术后一侧大腿疼痛和术中大出血;缝合过浅,则强度不够,容易发生撕裂,导致手术失败;一般缝合厚度在 5~8mm 为宜;我们常规缝合 2 针,以增加其接触面达到加强其支撑的效果,缝合第 1 针要在距离坐骨棘 1~1.5cm 处,第 2 针于第 1 针内约 1cm 处,避免损伤阴部神经和血管。

4. 在手术中要特别注意对阴道结构及其周围组织、筋膜和韧带的保护和恢复。传统的观念是切除脱垂的器官,而新的观念是"建设"支持结构。强调组织的维护和支持力的恢复,避免阴道的缩短及对性生活的影响。应避免将阴道顶端向前固定以防止阴道后壁上段暴露在腹腔内压力下而增加肠膨出的危险。如果阴道穹窿过宽,最好行双侧骶棘韧带固定术。

【典型病例介绍】

病人喻××,50 岁,农民,因"阴道脱出肿物 7$^+$ 年,加重 1 年"于 2017 年 12 月 15 日入院。既往体健,无高血压、糖尿病等内科合并症,无慢性咳嗽、便秘史。孕 5 产 4,足月顺产 4 胎,无产钳助产、胎头吸引等难产史,无巨大胎儿分娩史,但 7 年内顺产 4 胎,1995 年行经腹双侧输卵管绝育术。现已绝经 2 年,绝经后无异常阴道流血、流液。7 年前开始用力负重后阴道有一肿物膨出,约 2cm×2cm 大小,无腹胀及疼痛,无咳嗽漏尿,平卧及休息后可自行还纳,未就诊。阴道脱出肿物逐年增大,一年前始站立时间长后自觉阴道脱出肿物增大约 5cm×5cm 大小,休息或平卧时不能完全自行还纳,无伴尿频,尿急,无咳嗽漏尿,无大便困难,无阴道流血、排液等,阴道肿物脱出时偶有排尿困难,还纳后顺畅。入院体查:生命体征平稳,心肺听诊未闻及明显异常,腹平软,无压痛及反跳痛,耻骨联合上两横指见一长约 3cm 横形手术瘢痕,脊柱四肢无畸形,四肢肌力 V 级,肌张力正常。专科检查:外阴发育正常,会阴体陈旧性裂伤长约 1cm,肛提肌收缩弱,肛门括约肌完整,阴道通畅,阴道前、后壁松弛,部分脱出至处女膜缘外。宫颈完全脱出阴道口外,表面 II 度糜烂样改变,无接触性出血。宫体大小正常,质地中,无压痛,活动度好(屏气时,见大部分阴道前壁脱出至阴道口外,宫颈及全部宫体脱出阴道口外)。双侧附件区未扪及包块,无增厚,无压痛。膀胱充盈状态下嘱病人用力咳嗽,未见尿液溢出。POP-Q 评分:Aa+2,Ba+3,Ap-1,Bp-1,C+2,D-1,gh 5,pb 1.5,TVL 8。入院诊断:①子宫脱垂 III 度;②阴道前壁脱垂 III 度;③阴道后壁脱垂 II 度;④会阴陈旧性裂伤 II 度。

入院后完善相关检查,血常规、凝血四项、肝肾功能、白带常规、阴道分泌物培养及宫颈 TCT 等检查均无异常。于 2017 年 12 月 18 日在腰硬联合麻醉下行经阴道全子宫切除术+阴道顶右侧骶棘韧带固定术+阴道前后壁修补+会阴陈旧裂伤修补术,常规步骤切除子宫后,以鼠齿钳在尿道口下方 3cm 处夹持阴道前壁,自此处开始作切口,沿两侧向下斜行剪开,形成三角形切口,切口深度达膀胱筋膜外。沿切口顶端自上而下分离切除阴道前壁,将膀胱向上推移,4 号丝线荷包缝合膀胱筋膜,2-0 可吸收线连续缝合阴道前壁黏膜切口,阴道前壁修补后,可吸收线连续缝合阴道前后黏膜及前后腹膜;于阴道顶向下纵形切开阴道后壁右侧上段约 4cm,钝、锐性分离直肠右侧与盆壁间隙,分离并暴露右侧坐骨棘,用阴道压板将直肠从盆侧壁分离,充分暴露右侧骶棘韧带,用骶棘韧带缝合器以 10 号不可吸收线缝合右侧骶棘韧带两针,留线,再将留线缝合于右侧骶主韧带复合体残端上,打结,阴道顶端明显抬起位于坐骨棘水平上,缝合阴道黏膜,桥式修补阴道后壁和会阴体:两把组织钳钳夹阴道口下方两侧,切除两钳间皮肤黏膜,分离阴道后壁黏膜与直肠间隙,电刀楔形划开阴道后壁下 1/3 黏膜,范围 3cm×5cm 大小,电刀破坏楔形处的阴道后壁,4 号丝线间断桥式缝合阴道后壁,4 号丝线 U 形缝合阴道后壁创面,2-0 可吸收线连续缝合阴道黏膜,7 号丝线缝合肛提肌 2 针,间断缝合皮肤切口 2 针,阴道内填塞碘垫纱布 2 块,24 小时取出,术后应用抗生素预防感染,恢复良好,无右下肢和臀部疼痛不适,大小便正常,术后第 6 天痊愈出院。

三、经阴道坐骨棘筋膜固定缝合术

【概述】

盆腔器官脱垂是盆底支持结构缺陷所致,其表现可以从无症状的解剖学改变到组织器官完全脱出,进而引起排尿、排便和性功能的各种障碍。随着体内移植物进行盆底重建术引发的并发症的增高,人们越来越倾向于利用自身组织进行盆底重建术,同样收到了良好的手术效果。

以往用于第一水平支持的重建术式有比较经典的经阴道路径包括骶棘韧带固定缝合术、髂尾肌筋膜悬吊术、子宫骶韧带悬吊术等,各种手术方法各有利弊,近年开展的坐骨棘筋膜悬吊术也有优势之处。

骶棘韧带位置深难以暴露和操作,且血管和神经损伤的风险较高;而子宫骶韧带悬吊术损伤输尿管的风险又高,因此限制了临床应用。髂尾肌筋膜的最大拉力与阴道穹窿相似,且变化范围较大,而且坐骨棘前下方 1cm 处的髂尾肌距离其深部的阴部内血管和阴部神经很近,深缝合时容易损伤这些血管和神经,浅缝合时的拉力又不满

意,由于其位置更靠近阴道的外口使阴道长度更短等缺点,因此髂尾肌筋膜悬吊仍不是一个较为理想的术式。

坐骨棘筋膜固定术利用自身组织进行重建,手术效果肯定,手术较骶棘韧带悬吊术容易操作,血管、神经损伤相对较少,安全性高,有其独特的一些优点。坐骨棘筋膜悬吊术固定点为坐骨棘最突出点前外侧 1cm 处的坐骨棘筋膜,由于坐骨棘筋膜的位置较骶棘韧带靠前,容易暴露和缝合,不需要特殊器械,且缝合牢靠、抗拉力强等优点,因此较 SSLF 更容易操作。

坐骨棘最突出点至其前外侧 1cm 的肌肉筋膜组织即为坐骨棘筋膜,厚约 3mm,深部为坐骨骨膜,容易缝合且牢固有力(图 10-2-58)。

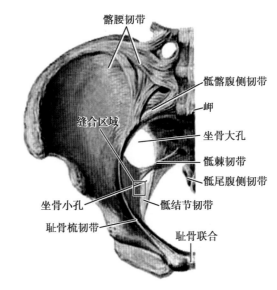

图 10-2-58　坐骨棘筋膜的缝合位置(方框范围)

【手术适应证】

1. 完成生育的妇女,子宫脱垂、阴道穹窿膨出或阴道前后壁膨出病人 POP-Q 分度Ⅲ度以上或症状性Ⅱ度脱垂者(图 10-2-59)。

2. 伴骶主韧带松弛且要求保留子宫者,尤其是年轻女性病人,可不切除子宫,行阴道前、后壁修补后加做坐骨棘筋膜固定,合并宫颈延长者可先行宫颈部分切除术,再行坐骨棘筋膜固定。

3. 阴式子宫切除时,加行坐骨棘筋膜固定的指征:①子宫重度脱垂;②盆底支持组织中-重度松弛,子宫切除后,阴道顶端轻轻牵拉可低至阴道口或阴道口以下水平。

4. 对于寻找骶棘韧带困难且阴道完全膨出者,需要多部位修复的病人。

5. 体质较弱减少手术创伤的病人。

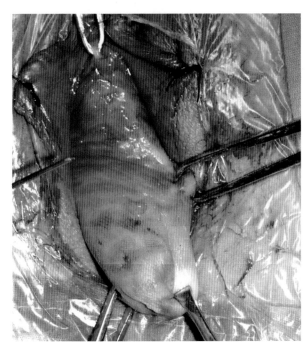

图 10-2-59　阴道穹窿Ⅲ度脱垂

【手术风险评估】

坐骨棘筋膜固定缝合术的手术风险主要为出血、血肿、感染及神经组织的损伤。

术中严重出血的比率仅为 1.9%,也就说,如果严格掌握和熟悉正确的解剖关系,是可以较安全避开此处的静脉丛,达到安全缝合、防止术中大出血及血肿形成的。手术直接损伤神经的可能性较小,因为此处的缝合点较远离坐骨神经和闭孔神经,手术中有时会不可避免地损伤盆底肌肉的细小神经以及变异的阴部神经组织,造成术后下肢和臀部疼痛和活动受限,一般经过术后对症处理后症状可缓解和消失。据报道,坐骨棘筋膜固定术术后 6 周随访,较明显的右侧臀部和大腿疼痛发生率为 6.2%,经保守治疗术后 1 个月内症状消失。坐骨棘筋膜缝合处有丝线侵蚀暴露发生率为 1%,术后新发尿失禁 4.6%,新发性交痛12.5%。

【手术步骤】

1. 于阴道后壁及直肠右侧间隙注水:通过水压使直肠右侧间隙组织疏松,易于分离(图 10-2-60)。

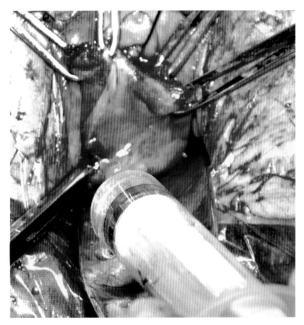

图 10-2-60　阴道后壁直肠黏膜下及直肠侧壁注水

2. 在后穹窿中部偏右纵行切开阴道后壁黏膜约 2~3cm,顶端到达距阴道残端 1cm 处(图 10-2-61)。

3. 锐性加钝性分离右侧阴道直肠间隙直到触及坐骨棘。将周围疏松结缔组织推开,拉钩充分暴露坐骨棘周围区域(图 10-2-62~ 图 10-2-64)。

4. 坐骨棘最突出点至其前外侧 1cm 的肌肉筋膜组织即为坐骨棘筋膜,厚约 3mm,深部为坐骨骨膜,容易缝合且牢固有力。

5. 术者左手示指在坐骨棘筋膜处做指引,右手持针将 10 号不可吸收线缝于该处前外侧 1cm 的坐骨棘筋膜上,留线,于第 1 针内侧 5mm 处缝第 2 针(图 10-2-65~ 图 10-2-67)。

6. 将坐骨棘筋膜留线缝合固定于阴道顶端的偏右侧子宫骶主韧带残端上(图 10-2-68)。

7. 将坐骨棘筋膜缝线与骶主韧带复合体残端缝线相对打结,可明显感觉到线结被顺利推向坐骨棘,阴道顶端被明显吊起(图 10-2-69)。

【手术难点与对策】

从解剖学的角度研究,坐骨棘筋膜是位于坐骨棘最突出点至其外侧 1cm 的筋膜组织,是骶棘韧带、肛提肌腱弓、盆筋膜腱弓和闭孔内筋膜的汇合处,且组织致密,无重要血管及神经的走行,因此作为阴道顶端悬吊点是安全、可行的。将阴道穹窿固定于坐骨棘筋膜,可以恢复阴道顶端的解剖高度,为阴道顶端提供有效的支持。

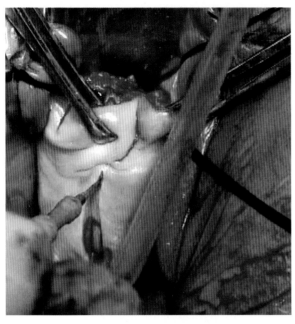

图 10-2-61 纵行切开阴道右后壁约 2~3cm

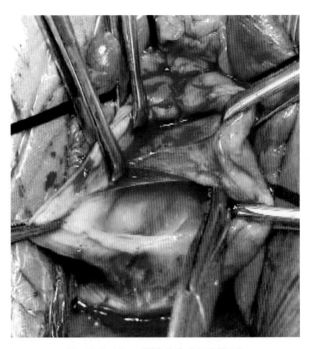

图 10-2-62 锐性分离直肠侧间隙

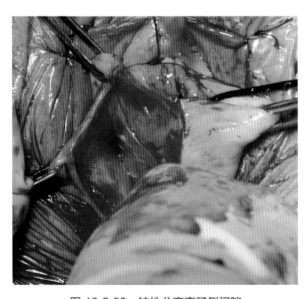

图 10-2-63 钝性分离直肠侧间隙

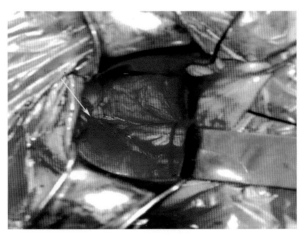

图 10-2-64 暴露坐骨棘周围区域（黄色箭头所指方向为坐骨棘位置）

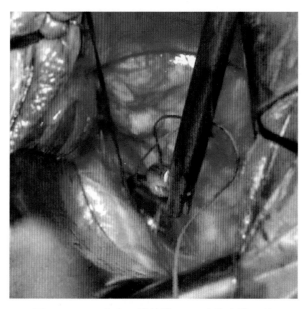

图 10-2-65　在坐骨棘前外 1cm 内缝合第 1 针

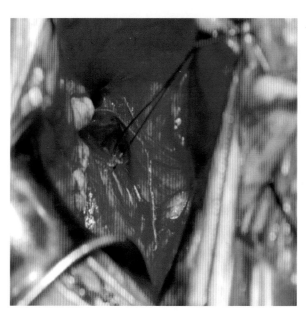

图 10-2-66　第 1 针缝合后

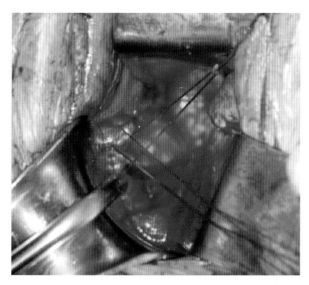

图 10-2-67　在坐骨棘前外 1cm 内缝合第 2 针，
与第 1 针相距 0.5cm

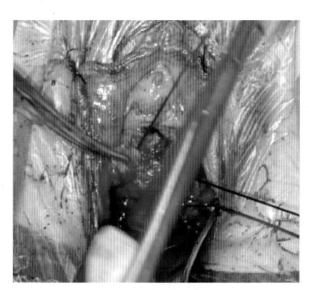

图 10-2-68　将坐骨棘筋膜缝线与骶主韧带
残端相对缝合

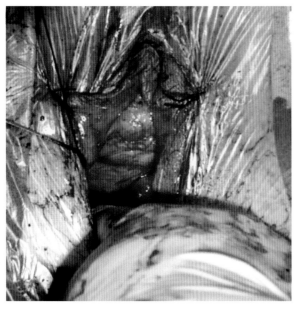

图 10-2-69　坐骨棘筋膜缝线与骶主韧带复合体残端缝合相对打结,将阴道顶端吊起

由于缝合时需要一定的空间,对于阴道比较狭窄或者长度不足的病人缝合此处较困难。因此实施该手术时,对于严重阴道狭窄及长度不足、暴露困难的病人也不适合此术式。

术前病人体位的要求,麻醉松弛程度及术中此韧带的暴露情况应严格掌握,同阴式手术。

坐骨棘筋膜固定缝合术术中、术后最主要的并发症为出血,从理论上讲,坐骨棘内侧有阴部血管绕行,阴部血管走行于坐骨棘前下 1.0~2.0cm 处时,距离髂尾肌最近,坐骨棘筋膜处无重要粗大血管走行,术中出血通常由于阴部血管静脉丛的撕裂造成的,因此要掌握正确的解剖关系,避开血管丛,防止误伤出血,出血最好的处理方法是压迫和填塞。

坐骨棘筋膜内侧有阴部神经束绕行,阴部神经在阴部内血管内侧穿过坐骨小孔仪器进入阴部管,走行于坐骨直肠窝外侧壁的内表面,在阴部管后部发出肛神经,其余在阴部管前部再分成会阴神经和阴蒂背神经两个终支持,坐骨棘的后外侧为坐骨神经,位置较深,位于坐骨大切迹的深部,不宜损伤,坐骨棘的前外侧是闭孔血管神经束,两者相距较远约 4~5cm,且闭孔神经会随着手术拉钩的牵拉暴露坐骨棘而远离缝合处,因此直接损伤的可能性也不大,但有时对于变异的阴部神经损伤或者牵拉造成神经疼痛,必要时需要拆除缝线,因此,手术时充分暴露术野,直视下

缝合避免损伤,使缝线能负担和承载足够的组织张力,最大程度地减少神经损伤所造成的并发症。

坐骨棘筋膜固定缝合术强调坐骨棘筋膜的缝合固定,即坐骨棘最突出点至其前外侧 1cm 的肌肉筋膜组织,厚约 3mm,深部为坐骨膜,容易缝合且牢固有力,因此术中要钝性分离右侧阴道直肠间隙直到触及坐骨棘,将周围疏松结缔组织推开,充分暴露坐骨棘水平向外 1cm 处,于坐骨大切迹 5~6mm 处进针,向前下方缝合,进针宽度最大可达 1cm,深部均为坐骨,且针尖深缝至坐骨棘筋膜再做缝合。此外,不少学者研究发现,应用不可吸收线能提供持久支持,降低复发风险,因此,对于肥胖及盆底组织薄弱的病人,术中应使用不可吸收线缝合,但要防止不可吸收线的侵蚀及肉芽形成。同时,术中需充分水分离,帮助切开阴道黏膜全层等。

四、经阴道髂尾肌筋膜悬吊术

【概述】

阴式子宫切除术加阴道前后壁修补术等传统术式在国内许多医院仍是子宫脱垂和阴道前后壁脱垂的主要手术方式,但重度子宫脱垂经传统的手术后阴道穹窿脱垂复发率高,所以一些较新的手术如骶骨阴道固定术、骶棘韧带固定术(SSLF)、髂尾肌筋膜悬吊术、经阴道后路悬吊带术(posterior intra vaginal sling plasty,PIVS)、全盆底重建术(Prolift 术)等手术仍有还有很大的发展空间和应用前景。

其中骶骨阴道固定术和骶棘韧带固定术是研究最多、应用时间最长、疗效最确切的手术方式。各种使用合成材料的吊带、补片手术也随之不断发展,但因医疗耗材价格昂贵,及补片的侵蚀、感染、瘘等并发症在某种程度上也限制了网片类手术的应用。所以利用人体自身筋膜韧带悬吊固定阴道穹窿的手术方式如骶棘韧带固定术、髂尾肌筋膜悬吊术、坐骨棘筋膜固定术在妇科临床上逐步得到医师的重视。

骶棘韧带固定术(SSLF)是应用时间较久远而且效果较好的术式。但由于坐骨棘周围的解剖特点,由 SSLF 而派生的髂尾肌筋膜悬吊术和坐骨棘筋膜悬吊术在治疗阴道穹窿脱垂或者子宫脱垂上也有较好的临床效果和应用价值。

坐骨棘上有肌肉、韧带、筋膜附着,它是尾骨肌、髂尾肌和骶棘韧带的起点,也是肛提肌腱弓、盆筋膜腱弓和闭孔内肌筋膜的附着处,表面有层较厚的肌肉筋膜组织,牢固有力。

髂尾肌(iliococcygeus)是肛提肌的一部分,位于肛提肌的后外侧部,起于坐骨棘盆面及肛提肌腱弓的后半部分或全部。盆膈上筋膜覆盖于髂尾肌的部分称为髂尾肌筋膜。髂尾肌深部纤维与骶棘韧带盆面的致密结缔组织纤维束相交织而不能完整的分离,因此,髂尾肌筋膜悬吊术与骶棘韧带固定术手术的路径相同,只是在坐骨棘周围进行缝合的"点"稍有不同,手术较SSLF稍容易。髂尾肌筋膜悬吊术的缝合点尾坐骨棘前下方1cm处的深部,隔着髂尾肌走行的是阴部内血管及阴部血管(图10-2-70)。

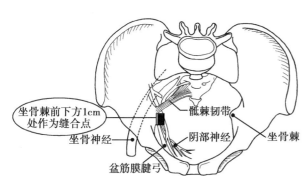

坐骨棘前下方1cm
处作为缝合点

坐骨神经

盆筋膜腱弓

骶棘韧带

阴部神经

坐骨棘

图 10-2-70　髂尾肌缝合的安全区

【手术适应证】

1. 子宫切除术后阴道穹窿膨出;子宫脱垂同时伴主、骶韧带松弛者。

2. 手术创伤小尤其适合年老体弱者以及肥胖、骶棘韧带位置深缝合困难者。

【手术风险评估】

1. 术前应综合病人病情及全身健康状况全面评估,排除相关禁忌证,如生殖道炎症、阴道狭窄、严重内科疾病不能耐受手术等。

2. 术中出血　术中出血及血肿形成的发生率为0.4%。由于骶棘韧带与髂尾肌筋膜的解剖关系密切,在行骶棘韧带固定术时常常是行髂尾肌筋膜的悬吊。因此,术中分离开直肠旁侧,暴露骶棘韧带周围间隙时,灯光直视下可见发白的结构其实是髂尾骨肌筋膜,因为髂尾骨肌上缘通常要高于SSL的上缘,而尾骨肌高于SSL部

分的深面紧贴着臀下血管、阴部内血管及阴部神经等,若在此处进针或出针,则很容易穿透尾骨肌而伤及其下方的血管;神经,所以在缝合时一定要注意通过触摸确保在SSL的表面进针、出针。

3. 损伤　损伤主要包括有直肠损伤和神经损伤。直肠损伤多发生于直肠阴道分离过程中。而神经损伤则多是组织中的小神经分支,常使病人在术后出现会阴或臀部麻痹感或疼痛感。

【手术难点与对策】

1. 手术切口选择　一般多采用经阴道后壁途径。

2. 手术方式　与骶棘韧带固定术相似,不同之处在于固定点的选择。髂尾肌筋膜悬吊术固定点选择的是髂尾肌筋膜,坐骨棘下方约1cm处,相较骶棘韧带,位置较浅,且周围无大的血管神经,手术相对更为安全,难度亦降低。

3. 手术操作步骤　打开阴道后壁黏膜后,分离直肠间隙,两侧分离达坐骨棘,肛提肌,钝性推开直肠,暴露坐骨棘下方的髂尾肌及筋膜,在此区域,用7/10号丝线缝合,再与同侧阴道顶端纤维肌层缝合、打结,可感到阴道顶端被吊到该侧髂尾肌筋膜处。

4. 与骶棘韧带相比而言,髂尾肌筋膜稍显薄弱,缝合时即可考虑缝合些许深部的髂尾肌以增加缝合牢固性,但缝合又不宜过深,过深则将损伤深部的阴部神经、阴部内血管。因坐骨棘前下方至内下方1.2cm处髂尾肌的背面走行阴部内血管、阴部神经、肛神经及肛血管,髂尾肌筋膜悬吊术中宜缝合肌肉的浅层及其表面的筋膜,而不宜垂直进针穿透全层缝合。距离坐骨棘2cm的骶棘韧带下缘处的髂尾肌及其筋膜是相对安全的区域,因为这可以相对远离阴部内血管、阴部神经及肛神经。此处髂尾肌的背侧面是骶结节韧带的下缘,深缝也较安全,而且活体中可清楚地触摸到骶棘韧带,缝合时可从骶棘韧带的下缘进针或出针,即稍微带点骶棘韧带的纤维,还可以增加其牢固性。

5. 暴露骶棘韧带中段或暴露坐骨棘下方1cm的髂尾肌筋膜时,可将拉钩置于12点处,挡住骶韧带、主韧带及里面的盆丛,但拉钩不要钩住韧带盆面的结构用力往前上方牵拉,以免损伤到盆丛及主韧带内的血管,缝合时确保直肠已经被推开,

以免损伤直肠。

6. 行髂尾肌筋膜悬吊术时,常常需要缝到其深部的骶棘韧带,因为髂尾肌筋膜覆盖于骶棘韧带的表面,而且常常要比骶棘韧带宽,在灯光下髂尾肌筋膜呈浅白色,看上去像是韧带,一旦进针超过骶棘韧带上缘以上的尾骨肌及其筋膜上,则因其薄很容易穿透损伤其深部的臀下血管、阴部内血管、阴部神经及骶丛。所以需通过触摸骶棘韧带确保进针、出针均在骶棘韧带上。可选在距离坐骨棘内侧 2~3cm 的髂尾肌筋膜上(下方为骶棘韧带),缝合方向基本垂直于该处髂尾肌肌肉纤维的走行,即从内上往外下缝合。因为

术中缝合时也会带少量肌肉组织。此处可以深缝,缝合时还可稍微带一些骶棘韧带的纤维以增加其牢固性。同时能避免对 SSL 深部的阴部内血管、阴部神经及韧带上方的臀下血管、骶丛的损伤。

7. 手术的不足为术后阴道的长度偏短,当缝合点距离坐骨棘愈远时,阴道缩短程度愈明显,另外更有可能损伤肛提肌神经。故而缝合点的恰当选择是最关键的。

(郑玉华　王玉玲　陈永连
陶春梅　杨　超)

第三节　后盆腔脱垂常见经阴道手术的难点与对策

一、传统的经阴道后壁修补术

【手术适应证】

1. 单纯阴道后壁脱垂,伴不适症状。
2. 阴道后壁脱垂合并子宫脱垂者。
3. 病人主诉阴道松弛,影响性生活质量。

【手术风险评估】

1. 阴道后壁黏膜切除范围选择适当,切除过多则阴道修补缝合后阴道过紧引起性交困难或不适,切除过少影响修补效果。

2. 如分离阴道壁过深,或过于靠近直肠,容易误伤直肠。

3. 阴道后壁修补时肛提肌未缝或缝合不当,影响修补效果。

【手术步骤】

1. 用两把组织钳分别钳夹两侧小阴唇下端做标记,其间距视膨出程度而定,一般 3~5cm,将两钳向中线合拢,阴道口以容 2 指为宜,以达到正常会阴生殖裂孔与会阴体长度。在阴道黏膜和直肠壁之间注入稀释的肾上腺素生理盐水(高血压者慎用)进行"水压分离"(图 10-3-1)。

2. 剪除两钳间皮肤黏膜瘢痕组织,以弯剪刀紧贴阴道黏膜分离阴道黏膜与直肠间隙,分离长度视膨出程度而定,要求达膨出部位以上;并于后壁中线处剪开以便于分离直肠,切除多余的阴道

后壁黏膜(图 10-3-2)。注意分离间隙时弯剪刀用力向阴道壁,用手术刀或手指缠纱布将其上筋膜剥离并留于直肠。切除阴道后壁黏膜多少根据膨出程度而定,避免切除过多导致术后阴道狭窄导致性交痛。

3. 以 4 号丝线在直肠外筋膜层做 1~2 个荷包缝合,也可取横向折叠法,根据膨出程度及术者经验而定,整复膨出之直肠(图 10-3-3)。注意勿穿透直肠黏膜。

4. 以组织钳向两侧阴道黏膜和直肠两侧组织夹持两侧肛提肌,以 7 号丝线缝合两侧肛提肌束 2 针,对应打结,加固盆底支持(图 10-3-4)。

5. 以 2-0 可吸收线连续或间断缝合阴道后壁黏膜;再以 4 号丝线间断缝合会阴皮肤及皮下组织。注意以处女膜环为标记,阴道壁左右两侧对齐。术前及术后病人外阴比较见图 10-3-5,图 10-3-6。术后最好常规做肛门指诊,如发现缝线穿透,立即拆线,清洁创面后重新缝合。

【手术难点与对策】

1. 术前应根据阴道后壁膨出的程度决定分离阴道壁范围及切除的黏膜多少,应以手术结束后病人在麻醉状态下阴道能容纳 2 指为度,否则术后会影响病人的性生活,尤其是绝经后期的病人。病人无性生活要求者除外(如病人年长,配偶已去世)。

2. 于阴道后壁和直肠壁间注入稀释的肾上

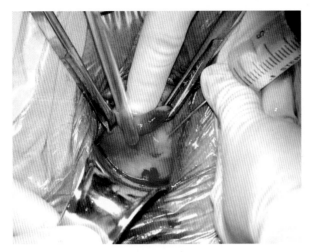

图 10-3-1　后壁阴道直肠间隙打水垫

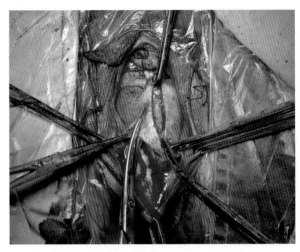

图 10-3-2　分离阴道黏膜与直肠间隙,切除多余的
阴道后壁黏膜

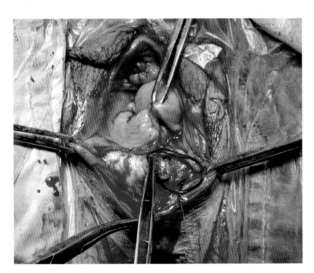

图 10-3-3　缝合直肠外筋膜层

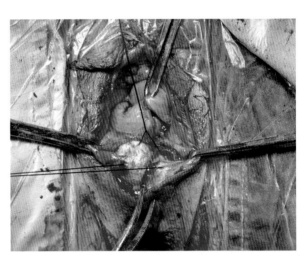

图 10-3-4　缝合两侧肛提肌

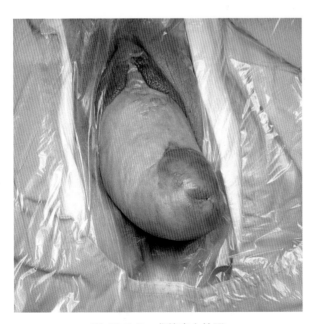

图 10-3-5　术前病人外阴

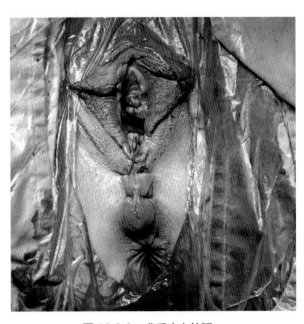

图 10-3-6　术后病人外阴

腺素生理盐水(高血压者慎用)进行"水压分离",分离阴道直肠间隙时弯剪刀刀尖向上,紧贴阴道黏膜,向阴道壁用力,切不可使剪刀尖向下(朝向直肠方向),否则极易损伤直肠。

3. 修补阴道后壁时不可穿透直肠黏膜,手术结束常规做肛门指检,如已穿透直肠黏膜,立即拆除缝线,清洁创面后重新缝合。

4. 手术时缝合阴道后壁黏膜前,注意将两侧的直肠柱、直肠筋膜及肛提肌对合缝合,起到加固作用,可减少直肠膨出的复发。

【典型病例介绍】

病人王×,65 岁,农民,因"绝经 16 年,阴道脱出肿物 5 年"于 2013 年 5 月 10 日入院。既往体健,无高血压、糖尿病等内科合并症,顺产 2 胎,无巨大儿分娩史及难产史。末次月经 1997 年 1 月。入院前 5 年开始自觉阴道脱出肿物,干重活、长时间行走后加重,伴走路时摩擦感,习惯性便秘多年,逐渐加重。无排尿困难,无尿频、尿急、不自主溢尿症状。绝经后无不规则阴道流血、阴道排液。入院专科检查:外阴老年性改变,加腹压时见宫颈及部分宫体脱出至处女膜缘外,宫颈光滑;阴道前、后壁松弛,部分脱出至处女膜缘外,会阴体缩短,肛提肌变薄分离,肛门括约肌完整。双合诊:子宫萎缩,双侧附件区未扪及包块。POP-Q 分类法测量结果:Aa 0,Ba +0.5,Ap+1,Bp−1,C+2,D−1,gh 5,pb 1.5cm,TVL 7。入院诊断:①子宫脱垂Ⅲ度;②阴道前壁脱垂Ⅱ度;③阴道后壁脱垂Ⅱ度;④会阴陈旧性裂伤Ⅱ度。入院后完善相关检查,未发现手术禁忌证,术前阴道灌洗、上药(雌激素软膏涂擦阴道黏膜)3 天,术前一日流质饮食,手术前晚清洁灌肠,于 2013 年 5 月 13 日腰硬联合麻醉下行阴式全子宫切术+阴道前后壁修补术。按常规手术步骤切除子宫后修补阴道前后壁。分离阴道直肠间隙时发现直肠黏膜变薄,立即行肛门指检,发现距离肛门 3cm 处直肠黏膜有一 0.3cm 缺损区。术前肠道准备充分,故立即行直肠修补术。使用 3-0 可吸收线间断缝合直肠黏膜层,再间断缝合直肠肌层和筋膜层。再按常规步骤修补阴道后壁及会阴体。术后应用广谱抗生素预防感染,禁食 3 天,然后全流食过渡到半流食,直至排气排便。术后恢复良好,术后 9 天痊愈出院。

发生原因分析:分离阴道直肠间隙时过于靠近直肠,导致直肠黏膜变薄,以至于损伤。因术前行清洁灌肠,术中即行修补,取得较好疗效。

二、阴道后壁桥式修补术

【概述】

1997 年,澳大利亚 Petros 医生基于盆底整体理论,提出阴道后壁桥式缝合术(vaginal bridge repair),使阴道后壁膨出修补术达到了很好的效果。这一手术摒弃了阴道后壁膨出修补术切除多余阴道后壁黏膜的传统方法,利用自体组织加固了直肠阴道筋膜,并减少了分离黏膜产生的出血,真正体现了"重建"盆底支持结构这一理念。

【手术适应证】

症状性Ⅱ度阴道后壁脱垂或Ⅲ度后壁脱垂。

【手术禁忌证】

1. 外阴、阴道炎症应在炎症控制后手术;

2. 经期、妊娠期、哺乳期妇女;

3. 严重内科合并症不适宜手术者;

4. 阴道后壁重度脱垂(Ⅳ度)及术后再次复发者。

【手术风险评估】

1. 形成桥体的阴道壁组织表面若电凝不充分,有发生潴留囊肿的可能。

2. 阴道后壁修补时肛提肌未缝或缝合不当,影响修补效果。

【手术难点与对策】

1. 术前于阴道后壁和直肠间注入稀释的肾上腺素生理盐水(高血压者慎用)进行"水压分离",阴道直肠间隙时弯剪刀刀尖向上,紧贴阴道黏膜,切不可向下朝向直肠方向,否则极易损伤直肠。

2. 在"桥"体形成中,应注意"桥"体的位置和面积。一般在阴道后壁穹窿的顶端与会阴体之间作一菱形切口,全层切开黏膜及其下方的阴道直肠筋膜层,形成菱形"桥"体。"桥"体大小根据阴道后壁脱出的程度及病人年龄决定,一般大小 2.5~4cm。锐性分离"桥"体两侧阴道黏膜切缘与直肠间隙,两侧阴道黏膜应均匀,以便对合缝合(图10-3-7~图10-3-12)。

3. 应充分电凝"桥"体表面的阴道后壁黏膜,使之丧失分泌功能,若电凝不充分,阴道壁有发生潴留囊肿的可能(图10-3-13)。

4. 2-0可吸收线对缝"桥体"左右缘内翻

电凝处理后的阴道后壁黏膜,使其形成以管状结构。

5. "U"形加固缝合直肠阴道筋膜,将阴道后壁"桥"体两侧的筋膜加固缝于"桥"体上,可吸收线缝合两侧缘阴道后壁黏膜(图10-3-14)。

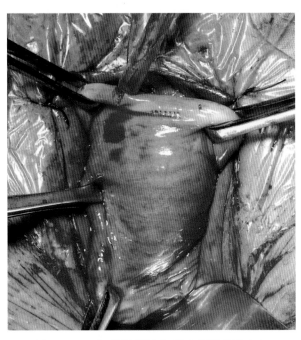

图 10-3-7　评估脱垂程度,选定保留黏膜大小

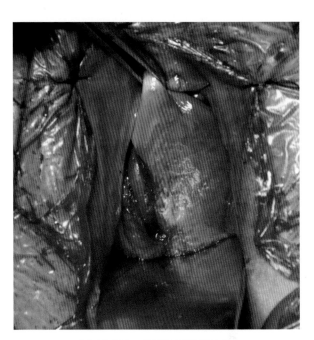

图 10-3-9　切开保留黏膜右侧

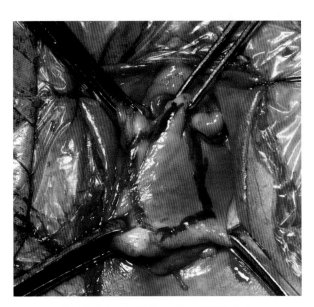

图 10-3-8　选定并标记保留黏膜大小

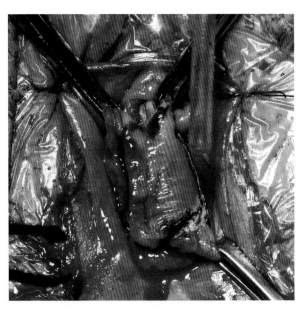

图 10-3-10　切开保留黏膜左侧

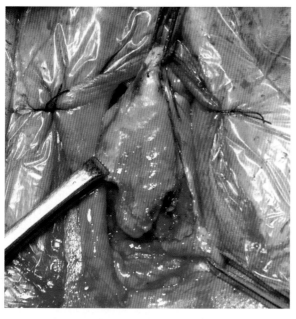

图 10-3-11　保留的菱形黏膜瓣

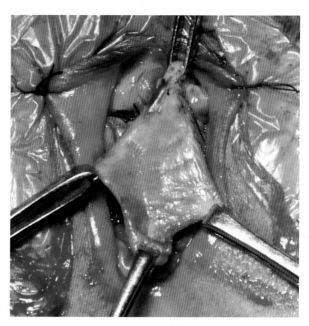

图 10-3-12　展示保留的菱形黏膜瓣

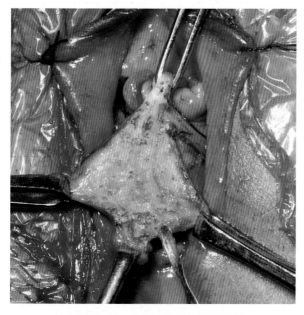

图 10-3-13　电凝保留的阴道黏膜瓣

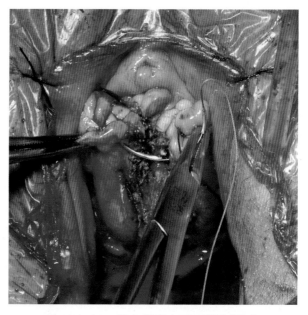

图 10-3-14　缝合"桥"表面阴道黏膜切缘

（柳晓春　肇丽杰）

【参考文献】

1. 谢幸,孔北华,段涛.妇产科学.9 版.北京:人民卫生出版社,2018 年.

2. MINASSIAN, VA, PAREKH, M, POPLAWSKY, D, et al.Randomized controlled trial comparing two procedures for anterior vaginal wall prolapse.Neurourology and urodynamics,2014,1（1）:72-77.

3. 路畅,魏薇,卢丹.经阴道传统手术治疗盆腔脏器脱垂的复发情况及危险因素.中国临床医生杂志,2015,（12）:76-79.

4. 郝秀琴.阴道前壁桥式缝合术修补阴道前壁脱垂的临床观察.实用妇科内分泌电子杂志,2015,（2）:66-67.

5. 曹婷婷,杨欣,孙秀丽,等.生物补片与化学合成网片在全盆重建手术中的临床疗效分析.中国妇产科临床杂志,2017,18（2）:105-108.

6. Bortolami A, Vanti C, Banchelli F, et al.Relationship between female pelvic floor dysfunction and sexual dysfunction：an observational study.The journal of sexual medicine,2015,12(5):1233-1241.

7. 徐玲玲,沈宇飞.应用生物补片治疗盆腔脏器脱垂23例临床分析.现代妇产科进展.2014,23(6):476-477.

8. 陈永连,柳晓春,郑玉华,等.生物补片治疗42例重度盆腔器官脱垂疗效分析.广东医学,2018,39(4):555-558.

9. Michel Cosson.经阴道手术学.熊光武,译.福建:科学技术出版社,2008 :93-95.

10. 谢庆煌,陈永连,柳晓春,等.骶主韧带复合体-耻骨阴道肌交叉缝合联合骶棘韧带悬吊术治疗重度盆腔器官脱垂48例分析.中国实用妇科与产科杂志,2016,32(4):347-352.

11. 陈永连,谢庆煌,郑玉华,等.骶主韧带复合体-耻骨阴道肌交叉缝合联合骶棘韧带悬吊术治疗60例重度盆腔器官脱垂临床疗效分析.妇产与遗传(电子版),2017,7(1):36-42.

12. 朱兰,郎景和.女性盆底学.2版.北京:人民卫生出版社,2014.

13. 谢庆煌,柳晓春.经阴道子宫系列手术图谱.2版.北京:人民军医出版社,2012.

14. 陈永连,柳晓春,郑玉华,等.阴道前壁粘膜瓣悬吊术治疗前盆腔器官脱垂的临床疗效评价.中国性科学,2018,27(4):63-67.

15. 张娅,张娴,李爱华.三种阴式手术治疗子宫脱垂的疗效对比.中华临床医学杂志(电子版),2015,9(10):199-202.

16. 王玉玲,柳晓春,朱兰,等.经阴道坐骨棘筋膜固定缝合术与骶棘韧带固定缝合术治疗盆腔器官脱垂的临床效果评价.中国计划生育和妇产科,2016,8(12):28-32.

17. 韩劲松.骶棘韧带固定术治疗子宫及阴道穹隆脱垂.中华妇产科杂志,2013,48(9):714-715.

18. 吴伟英.经阴道骶棘韧带固定术治疗子宫、阴道穹隆脱垂的临床效果.重庆医学,2014,(6):728-730.

19. 张庆霞,郎景和,朱兰,等.坐骨棘筋膜固定术的临床解剖学研究.中华妇产科杂志,2009,44(5):350-353.

20. Petri E,Ashok K.Sacrospinous vaginal fixation-current status。Acta Obstet Gynecol Scand,2011,90 :429-436.

21. 陈娟,朱兰,郎景和,等.坐骨棘筋膜固定缝合术治疗Ⅲ度盆腔器官脱垂的疗效评价.中华妇产科杂志,2012,47(7):492-495.

22. 王玉玲,柳晓春,谢庆煌,等.坐骨棘筋膜固定缝合术治疗盆腔器官脱垂的疗效评价.实用妇产科杂志,2015,31(8):602-605.

23. 王玉玲,朱兰.探讨经阴道坐骨棘筋膜固定缝合术治疗盆底器官功能障碍的效果评价.中国计划生育和妇产科,2016,8(8):34-37.

24. 潘伟康,顾光华,李怀芳.前盆腔网片重建加阴道后壁桥式修补术治疗子宫脱垂的临床效果.现代妇产科进展,2014,(10):797-799.

11

第十一章
阴道封闭术的手术难点与对策

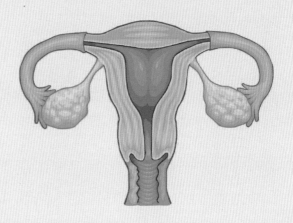

【概述】

女性盆腔器官脱垂(pelvic organ prolapse,POP)发病率达 30%~50%,严重影响中老年女性的健康和生活质量。随着我国老龄人口的迅速增加,关爱老龄妇女的生活健康和生活质量,对社会的和谐发展意义重大。阴道全封闭术/半封闭术作为一种治疗盆腔脏器脱垂的手术方法,是一种治疗盆腔脏器脱垂的有效手段。虽然其不能够达到解剖学复位,但其缓解患者盆腔脏器脱垂症状的效果是比较确切的。阴道封闭术成功率高(90%~100%),有观点认为,对年龄大于 75 岁的严重盆腔脏器脱垂、合并多种内科疾病、已无性生活要求的患者来说,阴道封闭手术比相对复杂的盆底重建术是更合适的选择。

阴道封闭术的历史可追溯到 190 多年前。1823 年,Geradin 最早提出了阴道封闭术,1867 年,Neugebauer 借鉴了 Geradin 的思想,成功剥离了阴道入口处前后壁黏膜(约 3cm×6cm),然后将剥离后的创面与阴道近端缝合,该手术并非真正的阴道封闭术。目前标准的阴道半封闭术是 1877 年由 LeFort 创建的阴道半封闭术发展而来的。LeFort 首次实施该手术,并详细报道了术式,形成经典的部分阴道闭合术,也称 LeFort 手术;1881 年,美国 Berlin 报道了 3 例阴道半封闭术,其中 1 例由于没有进行会阴修补而出现短时间内 POP 复发。1901 年,Edebohls 提出了第一例阴道全封闭术,即阴式全子宫切除术后加阴道全封闭术;1925 年,Dujarier 和 Larget 在 LeFort 手术的基础上完成了完全阴道闭合术。1951 年,Conill 在 LeFort 式式的基础上改良了阴道半封闭术并提出了阴道全封闭的想法。1952 年,Cox 等报道了一种有趣的阴道全封闭术,该术式是在阴式全子宫切除术后将膀胱与直肠固定于盆腔内,阴道腔内放置碘仿纱条,术后 8 天取出。此时阴道腔已萎缩成坚韧的小腔隙,其表面布满肉芽组织,3~4 周后,整个腔隙将会肉芽化及上皮化。Thompson 等报道了 11 例这样的手术患者,其中 10 例术后 5 年未发现 POP 复发。

阴道封闭术具有简便、安全、有效的特点,对于年老体弱、无性生活要求的盆腔脏器脱垂患者是一种良好的术式选择。

【分类】

分为全部或部分阴道封闭术。无论何种称谓,都是指切除全部或部分阴道黏膜后,将阴道前后壁黏膜下组织进行缝合从而达到在处女膜以上关闭阴道的目的。

1. 部分阴道封闭术(阴道半封闭术) 常以其发明人命名而称为 LeFort 部分封闭术或 LeFort 手术。指切除处女膜缘内 2~3cm 至阴道穹窿处的中间部分阴道前、后壁黏膜上皮,前后顶端分别保留 1cm 的阴道上皮以形成通道,多不切除子宫,以阴道前后壁中间部分的黏膜下组织缝合后关闭中间大部分阴道。

2. 全阴道封闭术 指切除从处女膜缘内 2~3cm 至阴道穹窿全部的阴道前后壁黏膜上皮,再将阴道前后壁全长的黏膜下层缝合,以关闭阴道。全封闭术对有子宫的患者先常规经阴道切除子宫。

结合临床需要及为了加强手术效果,阴道封闭术常伴随的手术有抗尿失禁术,肛提肌缝合术,会阴体及扩大或高位的会阴体修补术。

【手术适应证和禁忌证】

由于阴道封闭术是在牺牲阴道功能的基础上治疗 POP,故应严格掌握其适应证。当前和将来无阴道性交要求,POP 程度重而身体又不能耐受手术创伤的年老、体弱妇女通常被认为是阴道封闭术的适应证。选择阴道封闭手术的平均年龄定在 75 岁左右及以上是比较合适的,当然在体弱、有多种内科疾病、自我形象感知下降和对盆底松弛综合征(relaxed pelvic floor syndrome,RPS)有手术禁忌的患者中,其平均年龄还可适当提前,反之,如患者虽年老,但身体状况好,则可将手术年龄推后,由此可极大改善这部分老年人的生活质量。

阴道半封闭术是保留子宫的手术,其适应证为:

(1)没有配偶或没有性生活要求的老年女性;

(2)患重度子宫脱垂(POP-Q 评分 Ⅲ~Ⅳ 度)伴或不伴有阴道前壁或后壁膨出(图 11-0-1);

(3)应用子宫托失败或治疗效果不佳;

(4)患者年老体弱,患有基础疾病,不能耐受长时间手术;

(5)排除宫颈和子宫病变;

(6)最好是无压力性尿失禁者,要警惕隐匿性的压力性尿失禁。

禁忌证:

(1)有不规则阴道流血和绝经后阴道流血史;

(2)严重的阴道和宫颈炎症、感染、溃疡等;

(3)宫颈上皮内病变、宫颈癌和子宫内膜癌可

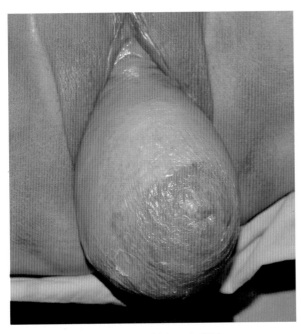

图 11-0-1　Ⅳ度子宫脱垂

疑患者；

（4）严重的慢性疾病暂不能耐受任何手术者。

阴道封闭术对于中盆腔缺陷是最好的选择之一，以 POP-Q 评分为Ⅲ~Ⅳ期子宫脱垂为主，但也可应用于前、中、后盆腔均有缺陷的患者。老年 POP 患者即使 POP-Q 评分为Ⅱ期，但阴道长度过短（<5cm），阴裂长度过长（>8cm），伴有脱垂症状或阴道重建手术失败的患者亦适于行阴道封闭术。

【术前检查和术前准备】

1. 术前常规检查　血、尿常规，生化全项，肝肾功能，凝血功能，血电解质，常规心电图，胸部 X 线正侧位片，盆腔 B 超，白带常规，宫颈液基细胞学检查（TCT）属必需的检查。根据患者基础疾病和临床症状，选做检查 24 小时动态心电图，心脏彩超，肺功能检查，盆腔 MRI，阴道镜及宫颈活组织检查，诊刮子宫内膜检查以排除子宫颈、宫体的癌前病变及癌变。对合并尿失禁患者行尿流动力学检查以明确尿失禁类型。

2. 充分了解患者全身情况，明确适应证，排除禁忌证　术前应详细询问患者病史，了解患者的一般情况，并进行全面的体格检查和妇科检查及辅助检查后评估患者的手术适应证和手术风险。

3. 选择全封闭或者半封闭手术

4. 术前宣教、充分告知及知情同意　对患者及其家属进行详细的术前宣教，使其对选择该手术有充分知情并同意。

5. 阴道准备　每天以 0.5% 聚维酮碘溶液或安尔碘液擦洗阴道 2 次，无禁忌者给予雌三醇软膏阴道局部擦涂 3~5 天；合并阴道炎者根据白带常规的结果和感染类型积极治疗并复查。

6. 积极控制全身慢性病以利于手术　对于慢性疾病患者，邀请各相关科室会诊治疗，术前将高血压患者血压控制在 140~150/90~95mmHg 以下，心功能纠正到Ⅰ~Ⅱ级，糖尿病患者空腹血糖水平控制在 7~8mmol/L 以下。

7. 请麻醉科评估手术麻醉风险

8. 术前肠道准备　术前 3 天患者进无渣半流质饮食，术前 1 天傍晚给予泻药促进排便，术前常规禁食禁水 8 小时，手术当日早晨灌肠 1 次。

【手术步骤】

1. 麻醉：详见第四章经阴道手术的麻醉要求及方式选择。

2. 手术操作要点：手术方法主要是将阴道前后壁各切除一块基本相等大小的近矩形黏膜瓣，然后将阴道前后壁黏膜下组织（膀胱筋膜及直肠筋膜）相对缝合以封闭大部分阴道，形成新的阴道前庭凹陷，可同时行第三水平的会阴体修补术。术后患者生殖道裂隙长度缩小至 2cm，会阴体高度达 5~6cm（图 11-0-2）。

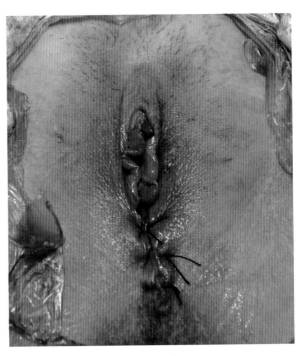

图 11-0-2　阴道封闭及会阴修补后

阴道半封闭术的手术步骤：

(1)患者取膀胱截石位,消毒铺单,导尿。

(2)宫颈钳或组织钳牵引宫颈(图 11-0-3)。

(3)选定预切除的阴道前后壁黏膜切口,用笔划线标识(图 11-0-4,图 11-0-5)。

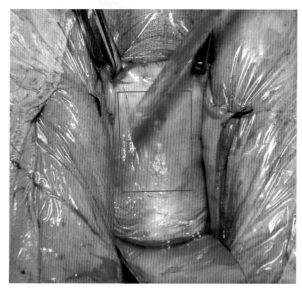

图 11-0-5　划定拟切除阴道后壁黏膜的范围

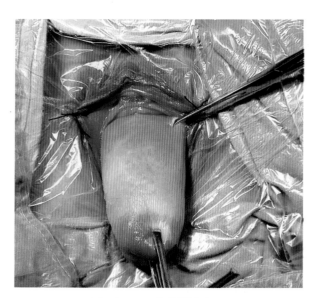

图 11-0-3　宫颈钳夹宫颈

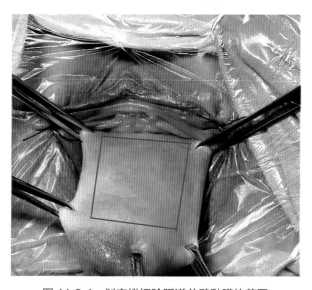

图 11-0-4　划定拟切除阴道前壁黏膜的范围

(4)于阴道前后壁黏膜下注入(0.1mg/200ml)的肾上腺素生理盐水约 30~40ml,扩大阴道与膀胱及阴道与直肠间隙,便于分离,减少出血,如图 11-0-6。

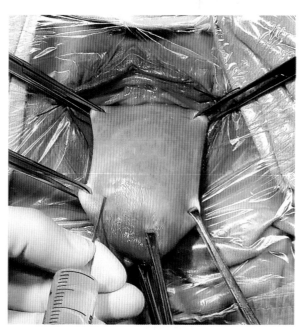

图 11-0-6　阴道黏膜下注水

(5)切开阴道前后壁黏膜:在阴道前后壁作一长方形(约 6cm×3cm)切痕,作为标记界限。前壁下界在尿道口下约 3cm,上界距子宫颈口约 1~2cm,后壁上界距子宫颈口约 1~2cm,下界距阴道口约 2cm。前后壁 2 个长方形应能互相对合,如图 11-0-7。

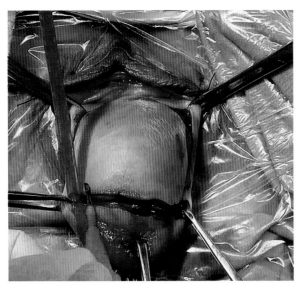

图 11-0-7 在阴道前壁作一长方形切痕

分离阴道膀胱间隙,剥除阴道前壁黏膜:将阴道前壁界限以内的黏膜从下缘切开,用弯剪刀从膀胱分离,剪尖朝阴道壁;也可以钝性分离,直到整块长方形阴道前壁黏膜被剥离、取下(图 11-0-8,图 11-0-9),垫以湿热盐水纱布压迫止血。

(6)分离子宫直肠间隙,剥除阴道后壁黏膜:将子宫颈向前上方牵引,充分暴露阴道后壁,按上法同样切开、剥离并取下长方形的阴道后壁黏膜(图 11-0-10 及图 11-0-11)。

(7)缝合宫颈外口上下预留的阴道黏膜:用 3-0 可吸收线或 4 号丝线间断缝合近宫颈口的阴道黏膜边缘,缝针由阴道前壁创缘的黏膜面进针,越过前后壁新鲜创面,由后壁创缘的黏膜面出针,结扎于光滑的黏膜面(图 11-0-12,图 11-0-13)。

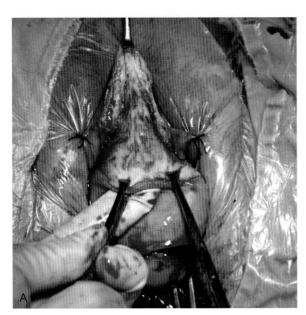

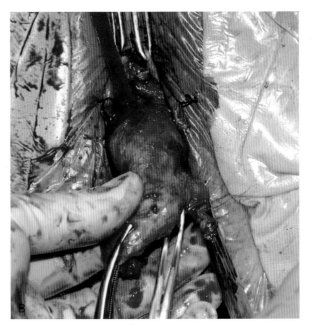

图 11-0-8 剥离阴道前壁黏膜
A. 钳夹阴道前壁黏膜上切缘,锐性＋钝性分离;
B. 继续向下锐性＋钝性分离阴道前壁黏膜

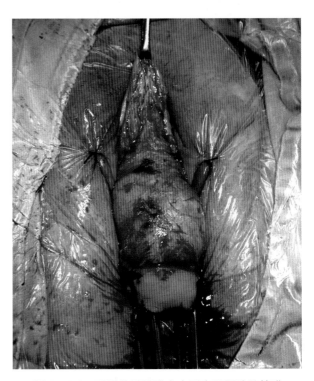

图 11-0-9 阴道前壁黏膜完全剥离暴露膀胱筋膜

(8)相对应缝合膀胱筋膜和直肠筋膜,逐渐封闭阴道:由内向外,3-0 可吸收线或 4 号丝线,间断褥式相对缝合膀胱筋膜和直肠筋膜使前后壁创面紧贴,不留死腔,逐渐封闭阴道(图 11-0-14)。

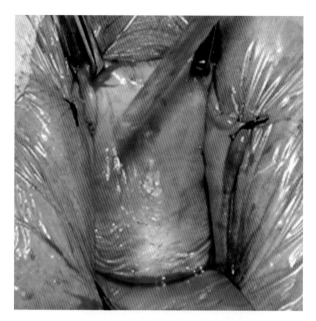

图 11-0-10 上提宫颈暴露阴道后壁黏膜

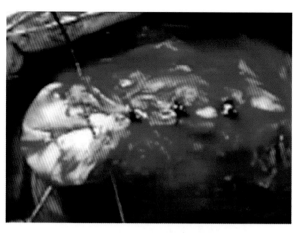

图 11-0-12 间断对位缝合残端阴道壁边缘能包绕宫颈
外口,并形成一条能引流宫颈分泌物的通道

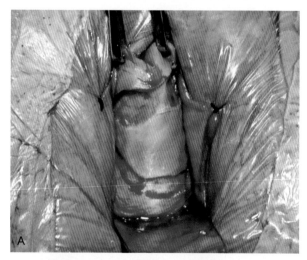

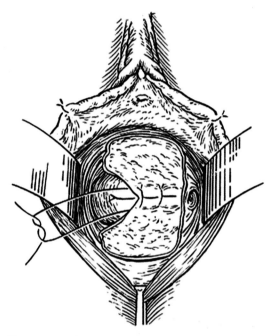

图 11-0-13 间断对应缝合宫颈外口预留的阴道黏膜

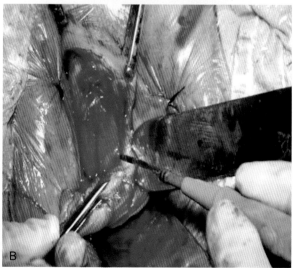

图 11-0-11 剥离阴道后壁黏膜
A. 确定拟剥离的阴道后壁黏膜范围;
B. 锐性 + 钝性剥离阴道后壁黏膜

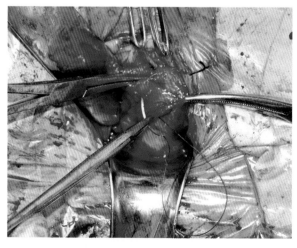

图 11-0-14 相对缝合膀胱筋膜及直肠筋膜

(9) 缝合阴道前后黏膜:用 2-0 可吸收线连续缝合两侧前后阴道壁的黏膜边缘。手术完成后,阴道内两侧留有黏膜孔道,可插入导管(图 11-0-15,图 11-0-16)。

全阴道封闭术的手术步骤:

(1) 患者取膀胱截石位,消毒铺单,导尿。

(2) 宫颈钳或组织钳牵引宫颈或者阴道残端的顶端:全封闭术有子宫时先常规经阴道切除子宫(图 11-0-17~ 图 11-0-20)。无子宫的阴道顶端脱垂,要先确定以往子宫切除的穹窿残端。组织钳钳夹穹窿向下牵引,在穹窿的两侧往往可找到两个小约 0.5cm 的凹陷处,分别予以标记。切除子宫,确定脱垂穹窿顶端(图 11-0-21)。

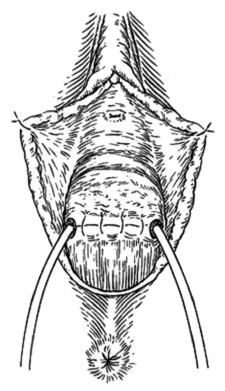

图 11-0-15　手术完成后,阴道内两侧留有黏膜孔道,可插入导管

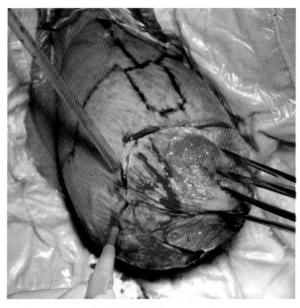

图 11-0-17　宫颈钳加持宫颈切除子宫

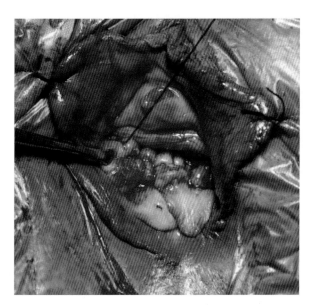

图 11-0-16　缝合前后阴道壁黏膜,阴道两侧留有黏膜孔道

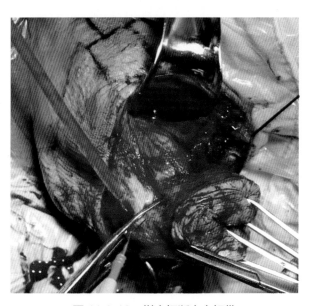

图 11-0-18　钳夹切断宫旁韧带

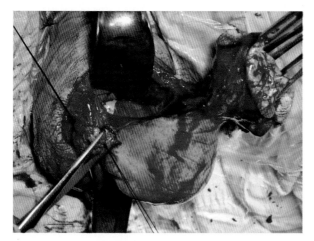

图 11-0-19 钳夹切断右侧附件

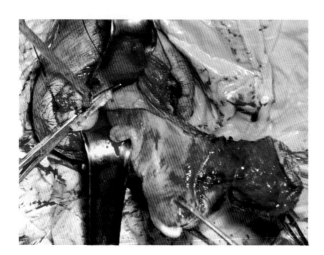

图 11-0-20 钳夹切断左侧附件

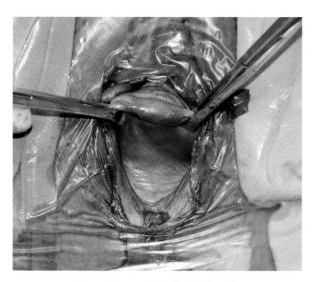

图 11-0-21 确定脱垂穹窿顶端

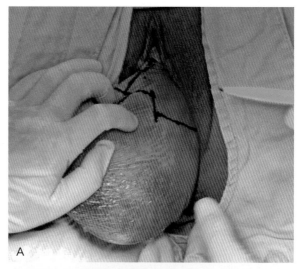

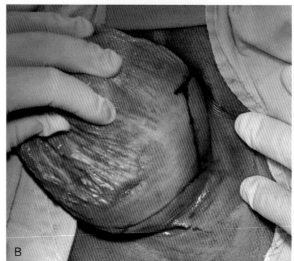

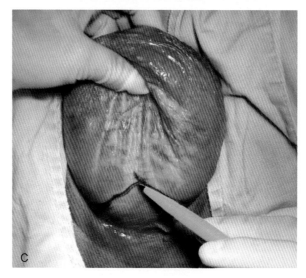

图 11-0-22 划线标识切除阴道黏膜范围

A. 标识前壁切除黏膜范围；B. 标识侧壁切除黏膜范围；
C. 标识后壁切除黏膜范围

（3）选定预切除的阴道前后壁黏膜切口，用笔划线标识（图 11-0-22）。

（4）于阴道前后壁黏膜下注入含 1∶2 000（0.1mg/200ml）肾上腺素生理盐水溶液约

30~40ml,扩大阴道与膀胱及阴道与直肠间隙,便于分离,减少出血(图11-0-23)。

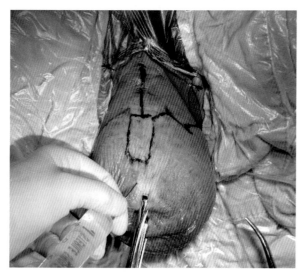

图 11-0-23　黏膜下注水

(5)切开阴道前后壁黏膜:根据阴道前后壁膨出程度计划切除阴道黏膜的多少。脱垂程度严重时阴道黏膜的切除常常为不规则形,并且要分块切除。可以先标记界限,再按界限切开阴道前后壁阴道黏膜。切缘前壁上界从尿道口下约3cm开始横形切开,下界在阴道顶端;后壁上界在阴道顶端,下界距阴道外口约2cm横形切开。两侧边界距处女膜缘约2cm纵行切开,再剥出切缘内的全部阴道黏膜。切开阴道前壁黏膜见图11-0-24及图11-0-25,切开阴道后壁黏膜见图11-0-26。

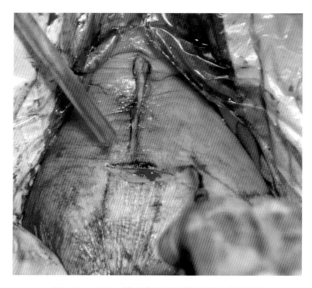

图 11-0-25　横行切开阴道前壁上缘黏膜

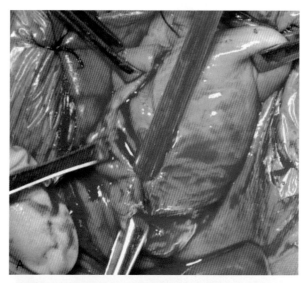

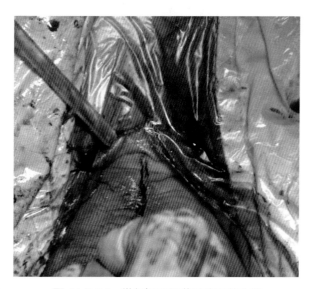

图 11-0-24　纵行切开尿道后壁阴道黏膜

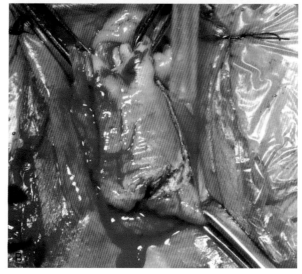

图 11-0-26　切开阴道后壁黏膜
A. 切开阴道后壁黏膜的右侧及下界;
B. 切开阴道后壁黏膜的左侧及下界

　　（6）分离阴道膀胱间隙，剥除阴道前壁黏膜：提起阴道前壁上界黏膜切缘，用弯剪刀或手指，锐性加钝性分离阴道膀胱间隙，逐渐剥离阴道前壁黏膜，直到整块近长方形阴道前壁黏膜片被全部剥离、取下，垫以湿热盐水纱布压迫止血，操作过程见图 11-0-27~ 图 11-0-29。

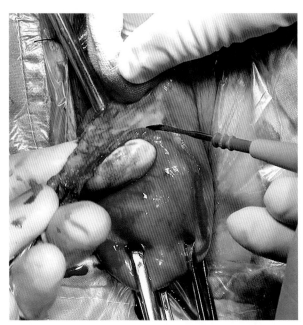

图 11-0-27　逐渐剥离阴道前壁黏膜

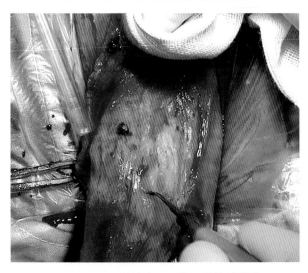

图 11-0-28　继续向下剥离阴道前壁黏膜

　　（7）分离子宫直肠间隙，剥除阴道后壁黏膜：将阴道残端向前上方牵引，充分暴露阴道后壁，锐性加钝性分离阴道直肠间隙，逐渐剥出阴道后壁黏膜，直到整块近长方形阴道后壁黏膜片被全部剥离、取下。分离时应紧贴阴道黏膜，尽可能多地留下膀胱及直肠前筋膜，注意彻底止血，操作过程见图 11-0-30。

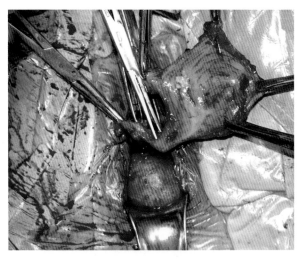

图 11-0-29　剥离的阴道前壁黏膜

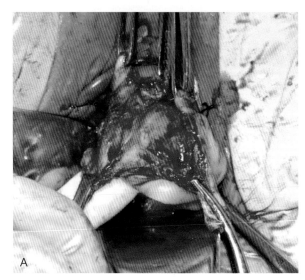

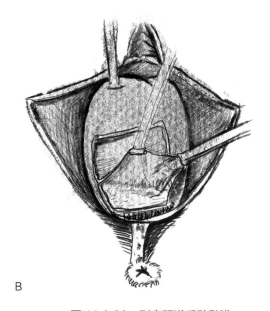

图 11-0-30　剥离阴道后壁黏膜
A. 锐性＋钝性逐渐剥离阴道后壁黏膜；
B. 剥离阴道后壁黏膜

（8）相对应缝合膀胱筋膜和直肠筋膜，逐渐封闭阴道：完全及对称脱垂者，用3-0可吸收线或4号丝线，自穹窿起向阴道外间断褥式相对缝合膀胱筋膜和直肠筋膜使前后壁创面紧贴，将脱垂的阴道前后壁逐渐送回阴道；不完全或不对称的脱垂者，可边缝合边调整阴道前后壁上的进针点，以保证前后壁在同一相应部位的缝合，直至脱垂突出的阴道壁被完全送回盆腔。由内向外，缝合过程中若前后壁筋膜创面过大或还有出血，可间断或"8"字缝合数针，以止血和不留死腔；逐渐封闭阴道腔。暴露膀胱筋膜见图11-0-31及图11-0-32；相对应缝合膀胱筋膜和直肠筋膜，逐渐缩小阴道见图11-0-33。

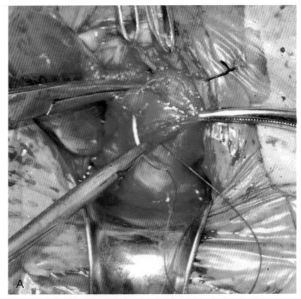

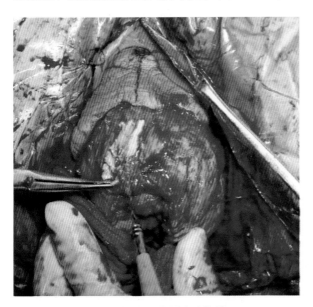

图 11-0-31 暴露膀胱筋膜

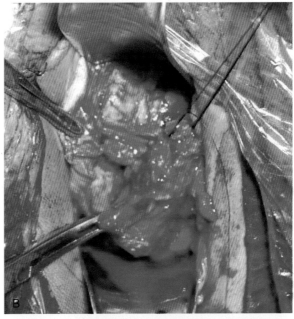

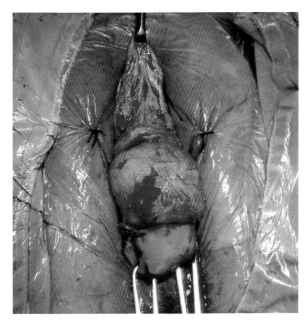

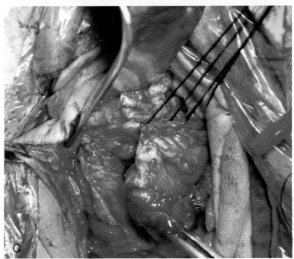

图 11-0-32 暴露膀胱筋膜及尿道后韧带

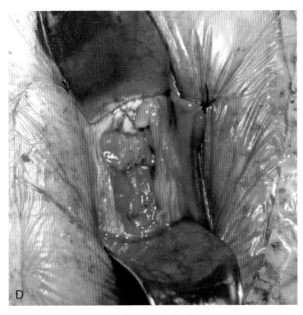

图 11-0-33 相对缝合膀胱筋膜与直肠筋膜

A. 自穹窿起向阴道外间断褥式相对缝合膀胱筋膜和直肠筋膜；B. 缝合过程中调整进针点，使前后壁筋膜在同一相应部位的缝合；C. 缝合时应使前后壁筋膜创面紧贴；D. 缝合完毕后脱垂的阴道前后壁送回阴道

（9）缝合阴道前后壁黏膜切缘：用 2-0 可吸收线横行连续缝合两侧前后阴道壁黏膜边缘，封闭阴道，手术操作过程见图 11-0-34~图 11-0-37。

（10）常规行第三水平的会阴体修补术：封闭术同时行肛提肌 + 会阴体修补可进一步缩窄阴道，加强阴道的关闭作用，尤其是对复发后再次手术者，从而可减少脱垂复发。也有人认为会阴体缝合后，有助于保持尿道在正常位置，甚至可减少术后的压力性尿失禁（stress urinary incontinence，SUI）的发生，操作过程见图 11-0-38。

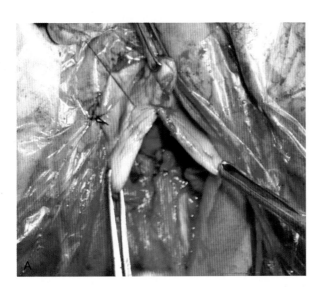

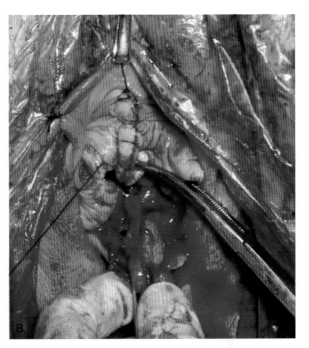

图 11-0-34 纵行缝合尿道后壁阴道黏膜

A. 纵行连续缝合尿道后壁阴道黏膜；
B. 连续缝合至阴道前壁切缘

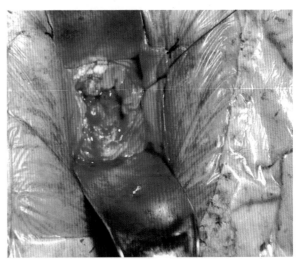

图 11-0-35 横行缝合阴道前后壁黏膜切缘

（11）术前合并张力性尿失禁者可行尿道后韧带折叠或加做无张力尿道悬吊术：TVT-O 或 TVT，操作过程见图 11-0-39~图 11-0-41。

【手术难点与对策】

1. 确认膨出组织的内容及最低点 POP 患者不仅有子宫脱垂、阴道膨出，还有膀胱、直肠等盆腔器官的解剖位置改变，术中要充分检查盆腔器官的结构位置，以免误伤。金属导尿管导尿时可同时查探膀胱的最低位置及其与宫颈、阴道的解剖关系,肛诊了解直肠的位置和膨出情况。

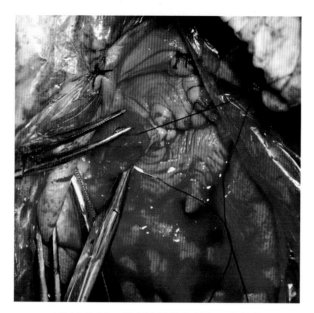

图 11-0-36 横行连续缝合剩余阴道黏膜

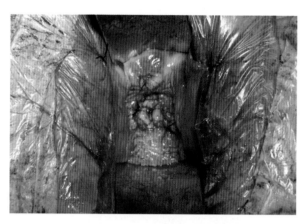

图 11-0-37 阴道封闭完成

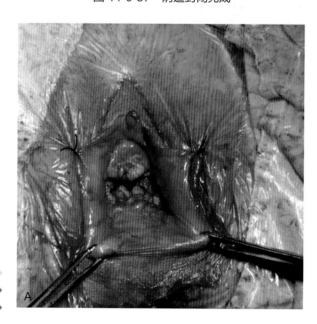

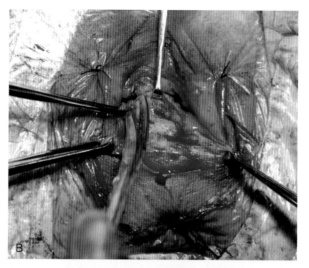

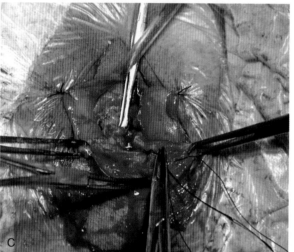

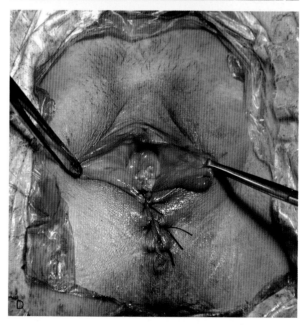

图 11-0-38 会阴修补
A. 两把组织钳分别钳夹两侧小阴唇下端做标记;B. 剪除两钳间皮肤黏膜瘢痕组织;C. 7 号丝线缝合两侧肛提肌束 2 针;D. 缝合后的会阴

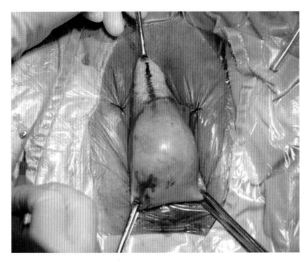

图 11-0-39　尿道后韧带折叠术切口标识

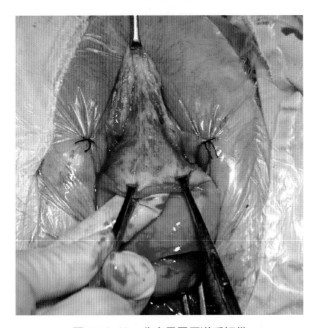

图 11-0-40　分离暴露尿道后韧带

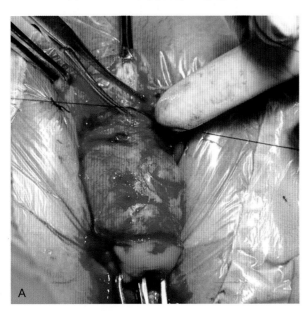

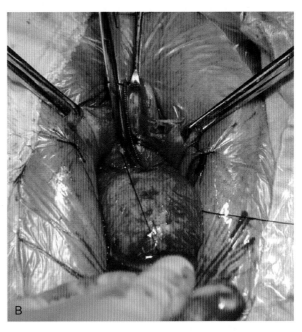

图 11-0-41　相对缝合尿道后韧带
A. 相对缝合尿道后韧带第 1 针；
B. 相对缝合尿道后韧带第 2 针

2. 准确分离阴道黏膜及筋膜层　切开阴道前后黏膜前可于阴道黏膜下注射生理盐水，以水压分离阴道壁黏膜和筋膜层，便于找准组织分离层次，避免误伤。

3. 可靠地止血　切除大部分阴道壁黏膜后，筋膜创面要彻底止血，可用 3-0 可吸收缝合线对出血处进行"8"字或者荷包缝合以止血，防止术后渗血、血肿形成等术后并发症。对比较活动性出血点不建议电凝止血，因为可能损伤本来就薄弱的膀胱筋膜或者直肠筋膜，同时电凝创面不利于术后的愈合。

4. 调整以对称膀胱筋膜和直肠筋膜脱垂的程度　如出现膀胱和 / 或直肠筋膜膨出面积过大，上下不对称或局部比较薄弱时，可分别以荷包缝合或者 8 字缝合加固局部筋膜或者缩小膨出的程度，以利于上下对称缝合、打结、逐渐还纳膨出的膀胱和直肠。

5. 保留足够的尿道后壁阴道黏膜　游离切除阴道前壁黏膜时，注意保留尿道外口下 3~4cm 的阴道黏膜（即尿道下沟到阴道横沟之间的阴道黏膜），以减少最后关闭缝合阴道前后壁黏膜切缘时对尿道牵拉造成的术后尿失禁或排尿方向的改变，同时为术后可能发生的 SUI 预留抗尿失禁手术空间。

6. 新的会阴体成形　同时行第三水平的会

195

阴体修补术,新建的阴道前庭凹陷和增高的会阴体"门槛",以及肛提肌折叠缝合术缩小生殖道裂隙,均减少术后脱垂的复发。

【并发症及防治】

阴道封闭术与其他盆底重建手术相比,有并发症发生率低(严重并发症约 2%;一般并发症约 15%),手术时间短,术后康复快等优点,但由于本术式患者大多数为老年妇女,抵抗力差,组织脆弱,创伤后愈合较慢,所以要尽量避免手术并发症的发生。

1. 出血、血肿的形成　与术中止血不彻底或患者凝血功能异常有关;术前应做好实验室检查,评估患者出血风险,术中创面止血一定要彻底,如有必要可创面局部应用止血药物、材料等。

2. 膀胱、直肠损伤　与解剖结构不熟,手术技巧不够,阴道壁分离层次不清有关。术前可局部应用雌激素软膏 7 天左右,促进阴道黏膜增厚,便于术中分离;术中应进行常规的膀胱、直肠解剖位置检查;术前做好肠道准备,万一术中出现膀胱或直肠损伤,可直接修补缝合。

3. 术后感染、子宫积脓　多见于保留子宫的阴道半封闭手术,多为侧孔通道引流不畅所致。术前应注意纠正阴道感染征兆;术中明确引流孔通畅情况。如出现严重的术后脓肿、积脓等感染,应积极抗感染,并行子宫切除术挽救患者生命。

4. 脱垂复发　主要与阴道前后壁黏膜切除较少,保留的阴道黏膜过多有关。阴道前后壁黏膜切除的宽度应以阴道周径的 3/4~4/5 为佳,尽量将大部分阴道黏膜剥出,同时再行会阴体的修补成型,大多数可以避免脱垂复发。

5. 术后压力性尿失禁　据报道,术后尿失禁发生率高达 13%~27%。尿道下阴道黏膜保留的长度与术后尿失禁的发生率直接相关,多数作者认为尿道下阴道黏膜的分离不应超过阴道横沟处。其发生机制可能为脱垂掩盖了原来的隐匿性 SUI 或缝合阴道前后壁时阴道前壁黏膜被下牵拉导致膀胱颈或尿道中段移位所致。术前根据患者情况可行尿流动力学检查,以评估是否存在 SUI、尿道闭合压低和膀胱过度活动等,如存在明显异常,可在施行阴道封闭术的同时行尿道折叠术或经闭孔行无张力尿道中段悬吊术(TVT-O);术后出现尿失禁也可再行抗尿失禁手术。

(柳晓春)

【参考文献】

1. 朱兰,王晓茜.阴道封闭术的历史及发展.现代妇产科进展,2011,20(7):505-507.
2. 肖冰冰,陆叶,伍丹丹,等.阴道封闭术治疗老年女性重度盆腔器官脱垂的临床疗效和生活质量评价.中国微创外科杂志,2016,16(11):983-986.
3. 宋岩峰.老年盆腔器官脱垂的治疗原则及术式选择.中国实用妇科与产科杂志,2015,31(4):304-307.

第十二章

经阴道广泛宫颈切除术的手术难点与对策

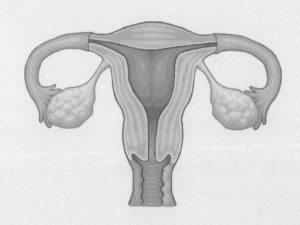

【概述】

宫颈癌是我国妇科恶性肿瘤的头号杀手,近年来其发病有年轻化的趋势。因此对于年轻的宫颈癌病人的治疗方式与传统的方式应有区别,随着科学技术的进步和微创理念的引入,对于早期宫颈癌病人采用保留生育功能的治疗已成为可能。近年来腹腔镜下行盆腔淋巴结切除技术已趋成熟,因此应用腹腔镜联合阴式广泛性子宫颈切除治疗早期宫颈癌,成为国内外学者开拓的一种可保留生育功能的微创新术式。

法国的 Dargent 教授 1987 年首次采用腹腔镜联合阴式广泛子宫颈切除术(laparoscopic vaginal radical trachelectomy,LART)治疗年轻宫颈癌病人,该术式不但可切除早期宫颈癌灶和常见转移部位的组织,而且可使部分病人术后成功妊娠并获得健康胎儿。1994 年,Dargent 教授发表关于该术式的文章后,全球学者接受并改进,形成了目前的三种术式:腹腔镜联合阴式广泛子宫颈切除术,腹式广泛性子宫颈切除术,腹腔镜广泛性子宫颈切除术。

本章节主要介绍的是腹腔镜联合阴式广泛子宫颈切除术,它包括腹腔镜下淋巴结切除术和阴式广泛性宫颈切除术(vaginal radical trachelectomy,VRT)。先于腹腔镜下切除盆腔淋巴结,病理冰冻检查证实淋巴结无转移后行 VRT。VRT 是一种改良的 Schauta Stoechel 术式,在阴道穹窿部环形切开阴道,解剖膀胱 - 阴道间隙和膀胱旁间隙,解剖膀胱子宫韧带并断扎之以确认子宫及子宫动脉,打开直肠子宫陷凹断扎直肠子宫韧带。至此子宫旁韧带腹背侧清晰可见,在阴道外侧 2cm 断扎子宫旁韧带,而后于子宫颈峡部下 5mm 环切宫颈取下标本,重建直肠子宫陷凹,环扎宫颈,将阴道和剩余的宫颈峡部吻合。

【手术范围及示意图】

广泛性宫颈切除术主要是切除宫颈和阴道穹窿,保留上部的子宫颈内口、子宫体和附件,重建子宫峡部和阴道的连续性。切除的范围包括:在宫颈病灶外至少 2cm 处把阴道环形切开,剥离形成袖口,在距宫颈 2cm 处钳夹切开子宫骶韧带和主韧带,于子宫峡部下 0.5cm 处横行切断宫颈,使切缘无阳性病变范围 >8mm。手术范围即切除部分见下面示意图箭头框以内(图 12-0-1)。

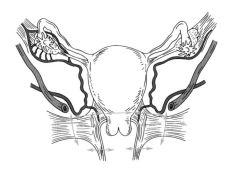

图 12-0-1　广泛性子宫颈切除范围

【手术适应证】

目前尚未形成一致意见,较公认的手术适应证为:

1. 渴求生育的年轻病人(≤ 40 岁);
2. 宫颈局部病灶 <2cm;
3. FIGO 2018 分期Ⅰ A2~Ⅰ B1;
4. 术中病理冰冻检查无淋巴结转移;
5. 无不育因素;
6. MRI 检查未发现宫颈内口上方浸润和 / 或子宫肌层浸润;
7. 病理学病变组织类型为鳞癌或腺癌。

【推荐使用的器械与设备】

为手术顺利进行,笔者自行设计了阴式广泛手术专用器械,帮助手术暴露,在临床使用中取得较好效果。详见第二章第二节设备条件。

【术前特别准备】

1. 病人体位　病人膀胱截石位,头低臀高,臀部超出床沿 3~5cm,有利于将阴道后壁拉开,充分暴露手术野,便于手术操作。

2. 术者的位置　主刀和第一助手坐在病人的两大腿之间,另外两助手站在病人两大腿外侧。

【麻醉方式】

全麻联合或腰硬联合麻醉。

【手术步骤】

(一) 腹腔镜下盆腔淋巴结切除术

先行腹腔镜下盆腔淋巴结切除术,淋巴结术中快速病理检查,如无淋巴结转移,才继续进行经阴道广泛性宫颈切除术。如淋巴结活检阳性,则放弃保留生育功能的术式,必须行广泛性子宫切除术,术后根据需要辅助放疗和 / 或化疗。

（二）经阴道广泛性宫颈切除术

1. 确定标志切除阴道壁的长度　显露阴道手术野，在宫颈外约 2cm 外用 6~8 把 Allis 钳，间隔一定距离钳夹阴道壁，并向外牵引，使子宫阴道下移，标记好阴道黏膜切开的位置；切除阴道壁范围为宫颈外 2cm（图 12-0-2）。

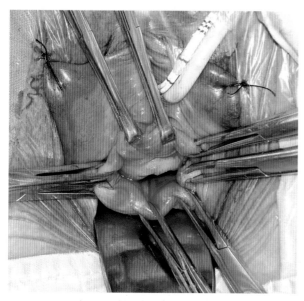

图 12-0-2　确定切除阴道壁范围

2. 阴道黏膜下形成水垫、协助分离　于切开的阴道黏膜下注射含 1 : 2 000（0.1mg/200ml）肾上腺素生理盐水溶液，如合并有高血压的病人则改用含催产素 100ml 生理盐水（催产素 10U/100ml）（图 12-0-3）；减少创面出血，利于间隙的分离。

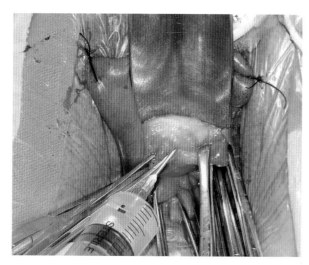

图 12-0-3　阴道黏膜打水垫

3. 环形切开阴道黏膜全层　于阴道标志点的外侧环形切开阴道壁（图 12-0-4，图 12-0-5）。切口切开勿过深或过浅，切开阴道黏膜全层为宜。

4. 游离阴道前、后壁　分离膀胱阴道间隙和直肠阴道间隙，游离阴道前、后壁（图 12-0-6）。

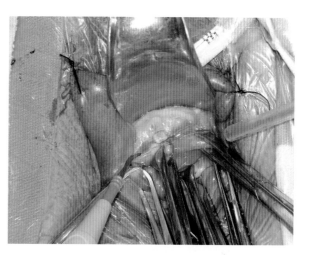

图 12-0-4　环形切开阴道前壁

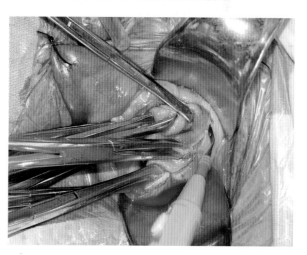

图 12-0-5　环形切开阴道后壁

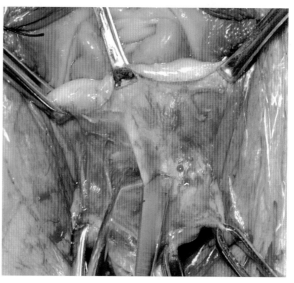

图 12-0-6　游离阴道前、后壁

5. 形成阴道袖套　7号丝线缝合前、后阴道黏膜切缘，打结，关闭袖套口。将所有线头打成一个结，形成束状便于牵引。从而闭合阴道袖口（图12-0-7）避免肿瘤细胞向外播散。可以用重锤牵引缝线，起到外拉宫颈作用。

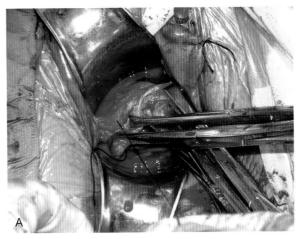

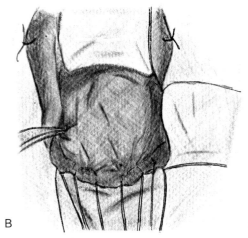

图 12-0-7　闭合阴道袖口
A. 7号丝线间断缝合阴道前、后黏膜切缘；
B. 闭合阴道袖口，留线作牵引

6. 分离膀胱宫颈间隙，游离膀胱　提起阴道前壁切缘，剪断阴道上隔，长弯钝头剪刀紧贴宫颈筋膜分离撑开宫颈膀胱间的疏松结缔组织，打开膀胱宫颈间隙（图12-0-8），手指分离扩大膀胱子宫间隙（图12-0-9）。

7. 分离直肠宫颈间隙　用长弯钝头剪刀紧贴宫颈筋膜分离锐性加钝性扩大直肠宫颈间隙（图12-0-10）。

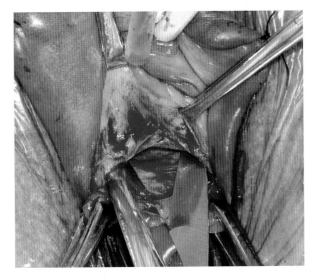

图 12-0-8　打开膀胱宫颈间隙

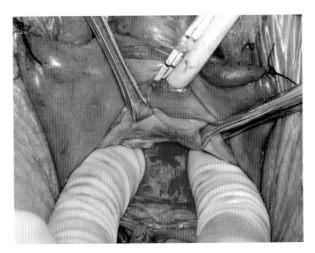

图 12-0-9　扩大膀胱宫颈间隙

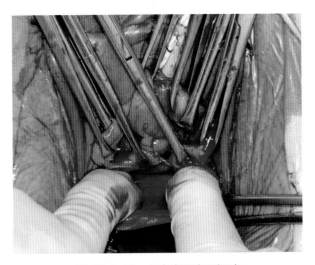

图 12-0-10　分离直肠宫颈间隙

8. 凝、断阴道旁组织　将阴道残端线束向对侧牵拉,距离阴道旁 1~2cm 处钳夹,凝、断阴道旁组织(图 12-0-11)。

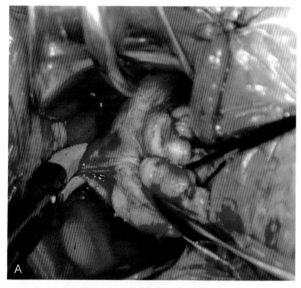

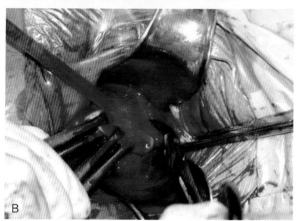

图 12-0-11　凝、断阴道旁组织
A. 凝、断右侧阴道旁组织;B. 凝、断左侧阴道旁组织

9. 打开直肠宫颈反折腹膜　线束向前方牵拉,提起反折腹膜,剪开(图 12-0-12)。

10. 分离直肠侧间隙　于骶韧带外侧,用组织剪分离直肠侧间隙(图 12-0-13),显露骶韧带,切除 2cm 的骶韧带(图 12-0-14,图 12-0-15)。

11. 分离膀胱侧间隙　将重锤悬挂于阴道残端之线束上,协助牵拉(图 12-0-16),于膀胱宫颈韧带外侧注水垫(图 12-0-17),用弯组织剪分离膀胱侧间隙(图 12-0-18,图 12-0-19)。

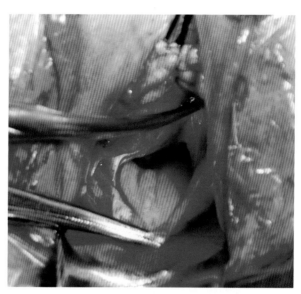

图 12-0-12　剪开直肠宫颈反折腹膜

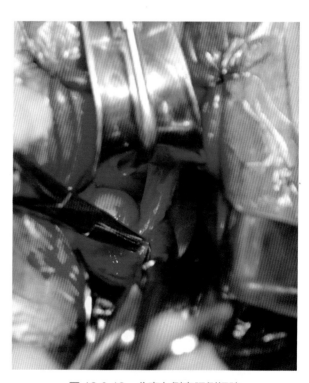

图 12-0-13　分离左侧直肠侧间隙

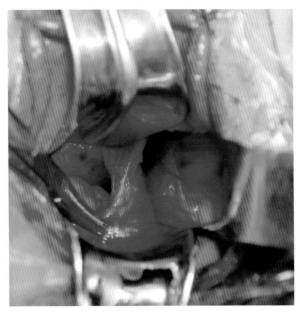

图 12-0-14 显露左侧骶韧带

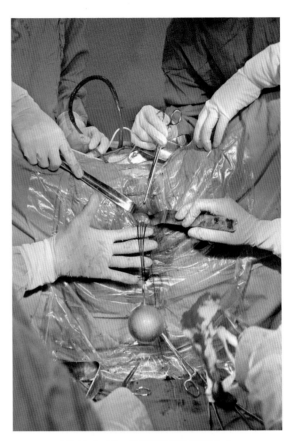

图 12-0-16 将重锤悬挂于线束上

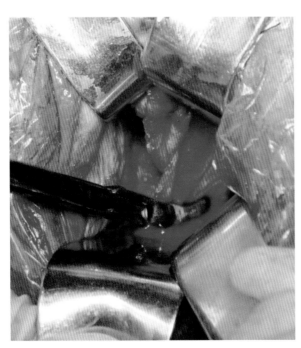

图 12-0-15 钳夹凝、断骶韧带

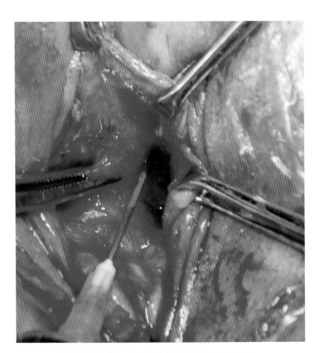

图 12-0-17 膀胱宫颈韧带外侧注水垫

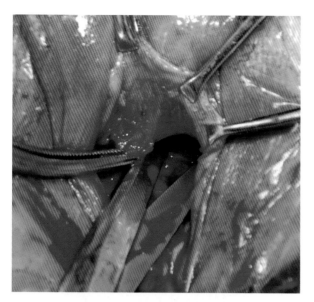

图 12-0-18 分离左侧膀胱侧间隙

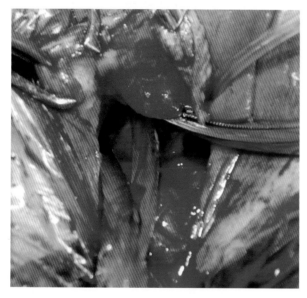

图 12-0-19 分离右侧膀胱侧间隙

韧带约 2.0cm（图 12-0-26~ 图 12-0-28）。

15. 确定切除宫颈之长度（图 12-0-29），术前用气囊导管测量宫颈内口至宫颈外缘长度，长度减去 0.5~1cm，为切除长度（图 12-0-30）。

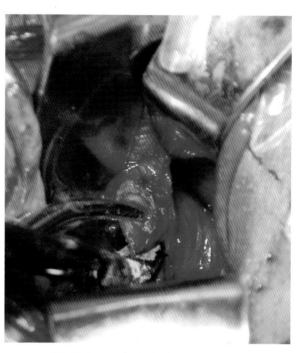

图 12-0-20 凝、切部分膀胱宫颈韧带

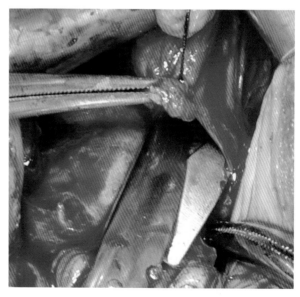

图 12-0-21 将膀胱宫颈韧带分为内、外侧叶

12. 打开膀胱宫颈韧带浅层，分离其内外侧叶，显露输尿管 钳夹凝、断膀胱宫颈韧带膝下部约 1.0cm（图 12-0-20），将该韧带分成内外侧叶（图 12-0-21），显露输尿管膝部并游离后，穿入细胶管牵引输尿管（图 12-0-22，图 12-0-23）。

13. 凝、断子宫动脉下行支 在输尿管内侧分离出子宫动脉宫颈支（下行支），钳夹凝、断（图 12-0-24，图 12-0-25）。

14. 钳夹凝、断宫颈旁、主韧带 将线束向一侧牵拉，直视下避开输尿管，钳夹凝、断宫颈旁、主

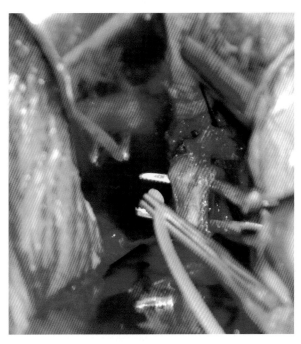

图 12-0-22 显露输尿管膝部（左）

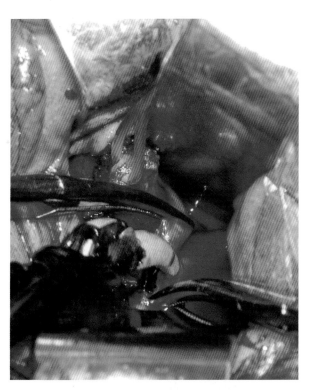

图 12-0-24 凝、断右侧子宫动脉下行支

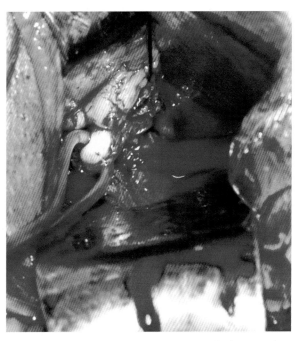

图 12-0-23 显露输尿管膝部（右）

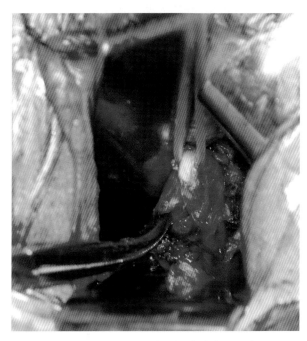

图 12-0-25 凝、断左侧子宫动脉下行支

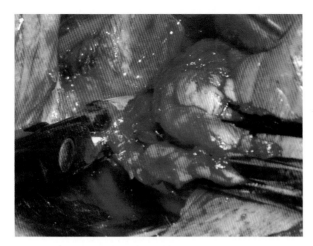

图 12-0-26 钳夹凝、断主韧带（右侧）

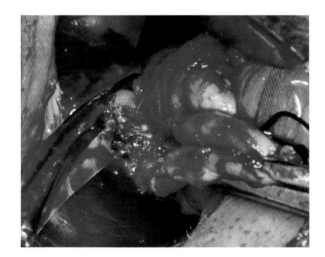

图 12-0-27 剪断主韧带至宫颈内口水平（右侧）

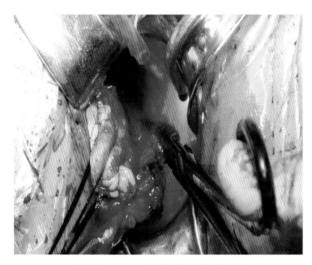

图 12-0-28 凝、断主韧带（左侧）

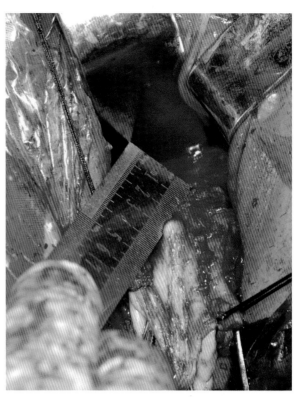

图 12-0-29 测量确定切除宫颈长度

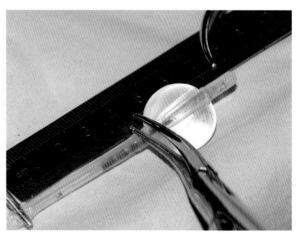

图 12-0-30 气囊导管测量宫颈长度 4.0cm

16. 切断宫颈　在测量的宫颈内口下方约 0.5cm 处横行切断宫颈（图 12-0-31），见切除标本，切除的宫旁组织及阴道壁长度，达到要求（图 12-0-32，图 12-0-33）。标本立即送快速病理冰冻检查，如切缘阴性，才继续进行下述手术步骤；如切缘阳性，不能保留子宫体，须行根治性子宫切除术。

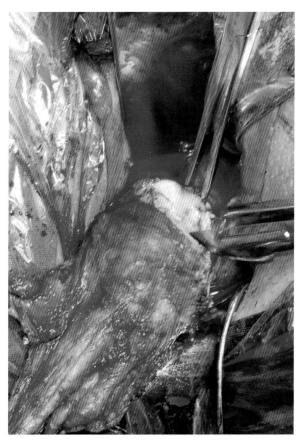

图 12-0-31　切断宫颈

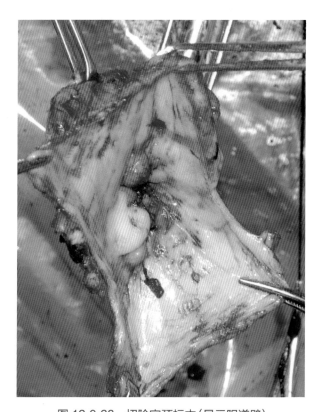

图 12-0-33　切除宫颈标本（显示阴道壁）

17. 环形（锁边）缝合宫颈残端（图 12-0-34，图 12-0-35）

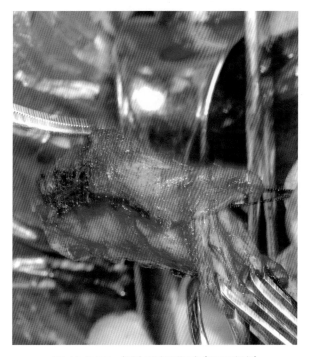

图 12-0-32　切除后宫颈标本（显示宫旁）

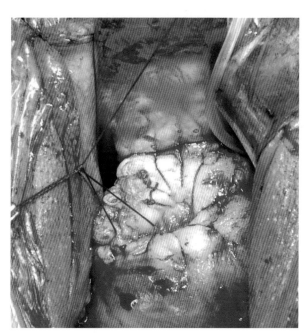

图 12-0-34　环形缝合宫颈残端

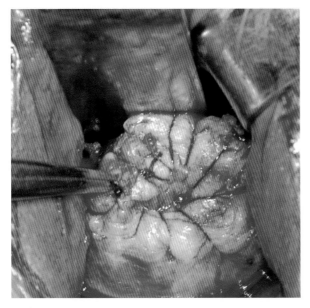

图 12-0-35　已缝合完毕的宫颈残端

18. 环形缝合阴道切缘与宫体残端(图 12-0-36)

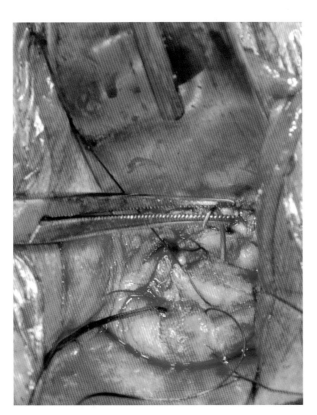

图 12-0-36　环形缝合阴道切缘与宫体残端

19. 重建新宫颈(图 12-0-37)　广泛宫颈切除术后形成的新宫颈,随着时间推移,将逐渐恢复正常形态,只是长度缩短。新宫颈可进行阴道镜检查,细胞学及 ECC 检查。

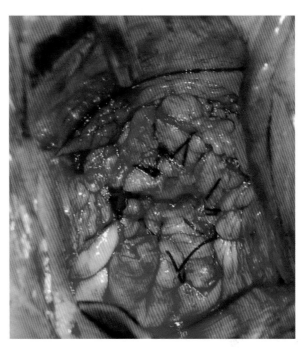

图 12-0-37　重建的宫颈

【手术难点与对策】

手术的关键在于适应证的确定与病例的选择、切除范围的确定,如肿瘤期判断错误,期别比临床判断的高,则延误治疗。

难点之一:在于经阴式途径进行输尿管隧道的解剖,我们的经验为应用自行研制的发光输尿管导管(图 2-2-10,已获国家专利),可以在术中起到指示作用,并起到避免损伤输尿管的作用。输尿管导管可在术前经膀胱镜置入,两侧输尿管均放置;在分离输尿管时手可以触到或者关闭手术灯,打开输尿管发光器,可以见到"闪亮"的输尿管。输尿管导管在阴式手术中很有价值。我们一般用 5F 的输尿管导管,它比双 J 管稍粗、稍硬,触感也更好,术毕即可拔出。在笔者科室,宫颈广泛和阴式广泛术后不留置双 J 管。

术者对输尿管膝部的解剖学理解非常重要,很多术者习惯了开腹或腹腔镜下的解剖方式,经阴道逆向解剖思维未建立,是手术困难的主要方面。有的术者并没有将输尿管膝部完全解剖,以致误伤输尿管可能性增加,这是输尿管见与不见的矛盾,我们的经验是,尽量将膝部解剖、推离、标记,才能保证宫旁 2cm 的切除范围。

难点之二:寻找子宫动脉的下行支。关键在于标记好输尿管膝部的位置,子宫动脉下行支在输尿管的内下方、宫颈旁,分离层次要准确,准确

207

的层次内,下行支是比较容易找到的。层次不对的时候,血管表面被包裹更多的组织,自然更难显露与寻找。

难点之三:确定宫颈切除的位置。病灶一般是<2cm 的,术前的核磁共振阅片,判断病灶与宫颈内口的关系,可为切除位置的确定提供良好的参考。我们的经验是,插入宫腔通液管,球囊内注水后,向外牵拉,测量宫颈内口上方到宫颈外口的长度,将所测长度减去 0.5~1cm,为切除宫颈长度。用注射器针头于 0°—3°—6°—9° 分别标记后,环形切除,但注意癌灶的位置,保证 8mm 的无癌切缘。

难点之四:宫颈成形。充分消毒、冲洗宫颈横断面、阴道切缘后,更换器械。建议采用连续锁边缝合的方法,从宫颈管内口进针,宫颈边缘出针并将阴道切缘缝合与宫颈外切缘,如此连续锁边缝合一圈。优点:直视下缝合,不会导致宫颈管粘连;缝合后,宫颈创面外观与宫颈冷刀锥切术后连续锁边缝合后一样,术后恢复好,宫颈组织是显露出来的,便于术后观察和宫颈筛查。

【并发症及防治】

1. 血管损伤 腹腔镜淋巴切除有关的大血管损伤,子宫动脉在打开输尿管隧道时损伤大出血,结扎子宫动脉主干,不影响术后月经与生育。

2. 周围脏器损伤 可发生膀胱、输尿管、直肠损伤,以输尿管损伤为严重。可术前经膀胱逆行输尿管插入发光输尿管指示灯,术中易于发现辨认输尿管。

3. 膀胱麻痹尿潴留及尿路感染 同广泛性子宫切除术,损伤盆腔自主神经有关,留置导尿管 5~7 天,发生膀胱麻痹,可理疗、针灸抗感染治疗。

4. 术后宫腔积血、积脓 可扩张宫颈使积血排出,并放置引流管引流。

5. 宫颈管狭窄 术后发生宫颈管狭窄,引起月经血不畅,可以应用宫颈扩张棒扩张治疗。

6. 宫颈机能不全,早产流产 晚期流产和早产发生率高是因为切除宫颈后产生的解剖缺陷及绒毛膜炎引起。妊娠 12~14 周宫颈环扎对此有一定意义,围绕宫颈外口的阴道组织内注入生理盐水以将阴道黏膜与宫颈分离,环状切除宽约 1.5cm 的阴道黏膜。用单股可吸收线分两层缝合缺损:第一层缝合宫颈间质,注意勿过深致使胎膜破裂;第二层缝合阴道黏膜。

7. 术后宫颈癌复发 文献报道术后复发率 0%~8%,与经腹根治性子宫切除术相似。

【典型病例介绍】

病人陈××,女,25 岁,因"检查发现宫颈鳞状细胞癌 1 个月"于 2018 年 1 月 4 日入院。病人 1 个月前因"宫颈上皮内瘤变Ⅲ级"在本院住院行冷刀宫颈锥切术,术后病理结果提示子宫颈 6~9 点微小侵润鳞状细胞癌,脉管见癌累及(+),6~9 点锥底切缘 CIN3 累及(+)。术后诊断:宫颈鳞状细胞癌 IA1 期。现月经干净后要求进一步手术治疗,拟"宫颈鳞状细胞癌 IA1 期"收入笔者科室。平素月经规律,7/30 天,量中,已婚,配偶体健,孕 0 产 0,安全套避孕。11 岁时患肠克罗恩病,予以药物治疗 4 年后好转,现无需服用药物治疗。入院查体:生命体征平稳,心肺听诊未闻及明显异常,全腹软,无压痛,肝脾肋下未及,脊柱四肢无畸形,双下肢无水肿。专科检查:外阴发育正常,阴道通畅,分泌物正常,阴道穹窿正常,膀胱宫颈间隙正常。宫颈呈锥切术后改变,创面愈合好,宫体大小正常,位置后位,形状正常,质地中,无压痛,活动度好。双侧附件无增厚及压痛。三合诊子宫与盆壁间隙无缩短,宫旁组织柔软,骶韧带无增粗,直肠肛检无异常,退出指套无血染。

结合病人病理诊断为宫颈鳞状细胞癌 IA1 期,但因合并脉管阳性,需按照 IA2 期处理。与病人及其家属沟通后,于 2018 年 1 月 6 日在气管插管全麻下行腹腔镜下盆腔淋巴结清除 + 腹主动脉旁淋巴结取样 + 经阴道广泛宫颈切除 + 膀胱镜下双侧输尿管插管术,术中先行腹腔镜下盆腔淋巴结清除 + 腹主动脉旁淋巴结取样,再行膀胱镜下双侧输尿管插管术,术中清除淋巴结病理冰冻报告:送检淋巴结阴性,故行保留生育功能的宫颈广泛切除术。以 6 把组织钳钳夹宫颈外口上方 2cm 处阴道前、后、侧壁黏膜,向下牵拉,于钳上阴道黏膜下注入肾上腺素生理盐水,环形切开阴道黏膜,提起阴道黏膜切缘下方向宫颈外口分离,7 号丝线将宫颈前后阴道黏膜切缘间断对合缝合形成袖套包埋宫颈病灶并利于牵拉。提起阴道黏膜切缘,紧贴宫颈筋膜锐性加钝性分离子宫膀胱间隙和子宫直肠间隙。打开直肠凹反折腹膜,分离左侧直肠侧窝,分离左侧骶韧带,于宫颈外 2~3cm 凝断左侧骶韧带;同法处理右侧。提起阴道黏膜切缘 2 点,11 点,向上外方分离左侧膀胱侧窝,拉钩分别提起膀胱窝和膀胱侧窝,暴露子宫膀胱宫颈韧带,手指触摸明确输尿管的位置后,分离钳夹切断膀胱宫颈韧带内外叶,逐渐打开输尿管隧道,暴露输尿管,将其向上外方推开;同法处理右侧。于子宫后侧方距宫颈 2~3cm 处钳夹凝断双侧主韧带,凝断双侧宫子宫动脉上行支。经测量宫颈外口与宫颈内口间距为 3.2cm,于宫颈内口下方约 5mm 处截断宫颈,切除宫颈和宫旁组织,2/0 可吸收线连续缝合宫颈残端一圈、止血。检查各韧带残端无活动性出血后,将骶主韧带残端缝合到宫颈残端两侧,以预防子宫脱垂。2/0 可吸收线将阴道黏膜残端和宫颈残端间断缝合,以吻合宫颈和阴道,于 6 点处盆腔放引流管一条,阴道塞纱 2 块。切除宫颈标本大体观:切除宫颈长 2.8cm,宫旁组织宽 2.5cm,阴道切除约 2~2.5cm,颈管间质未见明显异常,切除标本送冰冻病理切片:切缘未见明显癌累及。术后常规病理结果提示:子宫颈各象限未见明显癌组织残留,双侧宫旁、宫颈内口切缘、阴道壁切缘、盆腔各组淋巴结未见癌累及(0/24)。免疫组化结果显示:可疑鳞状上皮 Ki-67 基底旁细胞(+),P16(-),CD34(-),D240(-)。术后 10 天拔除尿管后自解小便顺畅出院。

(谢庆煌　黄晓斌)

【参考文献】

1. Pierre KAMINA. 妇产科手术解剖图谱. 龙雯晴,主译. 北京:北京大学医学出版社,2008 :135-148.
2. 梁志清. 子宫颈癌保留生理功能的微创手术治疗. 中国微创外科杂志,2011,11(1):27-31.
3. 陆安伟. 广泛性宫颈切除术的相关问题. 第三届中欧妇科内镜高峰论坛论文集,2015 :252-256.
4. 谢庆煌. 经阴道广泛性子宫颈切除术. 中华医学会第六次全国妇科内镜及微创技术学术会议论文集,2013 :46-64.
5. 韩啸天,吴小华. 广泛性子宫颈切除术的随访研究进展. 中华妇产科杂志,2014,49(2):155-157.
6. 曹冬焱,杨佳欣,向阳,等. 早期子宫颈癌患者行阴式子宫颈广泛性切除术的治疗效果及生育结局. 中华妇产科杂志,2014,(4):249-253.

第十三章
经阴道广泛子宫切除术的手术难点与对策

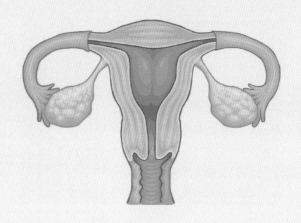

【概述】

宫颈癌的手术治疗经历了100余年的发展过程,1878年,Freund首创经腹广泛子宫切除术,但手术死亡率高达72%,1897年,Gemy创立经阴道广泛子宫切除术,死亡率也高达70%,1898年11月6日,Wertheim改良Rumf手术术式并在维也纳医学会演示了经腹广泛子宫切除术并首次清扫盆腔淋巴结成功,成为经典的宫颈癌广泛子宫切除术,也称Wertheim手术。术式在全球范围内得到了广泛承认与推广,当时死亡率下降到25.2%。

Karl August Schuchart于1883年11月21日做了全世界第一例阴式广泛子宫切除以治疗宫颈癌。Schuchart解决了经阴道手术分离输尿管的问题。1908年,他的支持者Staude首先详细描述了他的手术方法。1911年,Schauta普及了Schuchart的术式,20世纪60年代,国内张其本教授引进该术式,率先开展,并将国外宫颈癌根治术的历史划分为4个时期:即开创时期(1878年Freund首创经腹广泛子宫切除术治疗宫颈癌);Wertheim氏时期;发展时期(1907~1936)以及近代时期。因阴式手术的缺点是不能做盆腔淋巴结切除术,而盆腔淋巴结为宫颈癌扩散的头一个部位,略去盆腔淋巴结切除则失去了治疗的效果和意义,因此经阴道式广泛子宫切除术的应用受到极大的限制。近十年来,腹腔镜技术迅速发展,在治疗妇科恶性肿瘤方面取得了显著进步,腹腔镜下行淋巴结清扫术的技术已趋于成熟,于是在腹腔镜下清除淋巴结后,再行阴式广泛子宫切除术成为能适用子宫大多数恶性肿瘤的最佳方式,目前在欧美国家已逐步开展,且Dargent证实了经阴道手术的术后并发症更少,死亡率更低。Steed等人比较了经腹与经阴道手术方式在失血量和住院时间有显著性差异,经阴道手术更有其优越性,病人更易接受,且腹壁没有手术疤痕。

来自爱尔兰的DJ Morgan在关于腹腔镜辅助阴道子宫切除术(lymphadenectomy assisted radical vaginal hysterectomy,LARVH)治疗宫颈癌的安全性研究中,首次对30例LARVH在安全因素(复发率及并发症)和经济因素(缩短住院时间及减少较长的手术时间)方面与开腹组效果比较是相当的,且有其诸多优点,这种术式值得进一步推广,但国内开展该术式的医院甚少。近年来广大妇科医生不断总结经验教训,积极探索,手术路径,方式与范围不断得到改进,如Querleu-Dargent于2003年总结报道通过放置胶管识别输尿管以防止输尿管的损伤;Raspagliesi及Sakuragi等也报道了保留盆腔自主神经的不同手术方式。笔者医院自行设计了可发光的输尿管导管,并投入使用,最大限度地降低了输尿管损伤,减少了手术的并发症。并已顺利开展在研究盆腔局部解剖的基础上,保留盆腔自主神经的盆腔淋巴结清扫+阴式广泛子宫切除术,已逐步规范。本章重点介绍经腹腔镜行盆腔淋巴结清扫术后的经阴道广泛子宫切除术。

【专用器械的研制】

笔者自行研制了经阴道广泛子宫切除术的专用器械,详见第二章第二节设备条件。

【手术适应证】

宫颈癌FIGO 2018分期中ⅠA2~ⅡA1期的病人,排除其他禁忌证外,均适宜阴式广泛子宫切除术。ⅠA1期(间质浸润深度<3mm,无脉管浸润)宫颈癌不需要做广泛子宫切除术,也不需要常规做盆腔淋巴结清扫术,只需要接受宫颈锥形切除术或单纯筋膜外子宫切除术就已足够,而不需要行根治行手术。但ⅠA1期伴脉管浸润者,锥形切除标本边缘阳性者,按ⅠB1处理,广泛性子宫切除加盆腔淋巴结清扫术是首选的术式。ⅠB3期、ⅡA2期以上的宫颈癌,原则上不适宜手术治疗,以放射治疗为主;ⅠB3期、ⅡA2期术前经2~3个疗程新辅助化疗病灶明显缩小,重新评估,部分病例也可选择手术治疗。

经阴道广泛子宫切除术,尤其适应以下几种病人:

1. 肥胖病人,经腹手术较困难,经阴道手术时,切除阴道旁组织、宫颈旁组织、子宫旁组织等容易掌握,而且切除阴道的长度更易准确掌握。

2. 病人合并心脏病、肾脏病、高血压和重度肺部病等严重内科疾患,不能耐受腹部手术时有时可耐受经阴道手术,因经阴道手术创伤小,出血少,时间短。

3. 体弱消瘦的病人,抵抗力差,也可选择经阴道手术。

年龄大、阴道萎缩狭窄者,不适宜经阴道手术。

【术前准备】

(一)术前阴道擦洗及肠道准备 3 天

阴道擦洗:目前常用的方法是用稀释的碘伏溶液浸湿的棉球或纱块擦洗阴道,特别注意清洁阴道两侧穹窿部和前后穹窿部,每天 1 次,共 3 天。

肠道准备:术前 3 天进少渣或无渣饮食,口服甲硝唑片 0.4g,每日 3 次,共 3 天。

(二)放置输尿管导管

初学者可在麻醉起效后先经膀胱镜行双侧输尿管插入导管,我们设计了可发光的输尿管导管(详见第二章第二节设备条件)。在术前经膀胱镜将该导管插入输尿管,术中可见导管闪闪发光,指示输尿管的位置,可引导术者很便易地经阴道寻找、分离出输尿管,有效地避免副损伤。

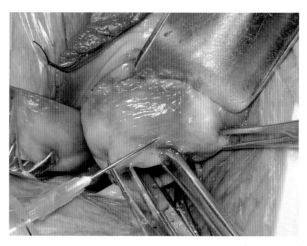

图 13-0-2 阴道前壁黏膜下注入肾上腺素生理盐水溶液

【手术步骤】

(一)环形切开阴道壁

首先要确定切除阴道壁的长度:用 3% 碘酊涂抹宫颈周围阴道壁,仔细观察,阴道壁有无不着色区,切口必须在所有的碘染阳性区之外,如宫颈癌为Ⅰb 期,一般切除阴道 3~4cm,如为Ⅱa 期,切开部位应远离病灶浸润部位约 3~4cm。确定阴道壁切口部位后,用 6~8 把 Allis 钳钳夹切开部位阴道壁的四周(图 13-0-1),术者左手握住 Allis 钳柄向下牵引使阴道壁处于高张力状态,于 Allis 钳上方阴道黏膜下注入含 1:2 000(0.1mg/200ml)肾上腺素生理盐水溶液 30~40ml,如合并有高血压的病人则改用催产素 100ml 生理盐水含催产素 10U(图 13-0-2,图 13-0-3),用电刀或冷刀从该处环形切开阴道黏膜全层(图 13-0-4~ 图 13-0-6)。

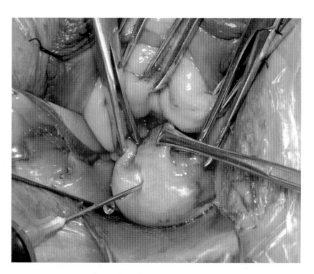

图 13-0-3 阴道后壁黏膜下注入肾上腺素生理盐水溶液

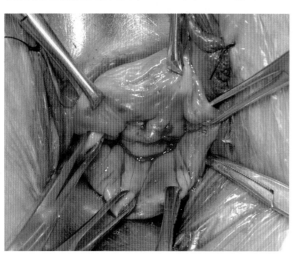

图 13-0-1 Allis 钳钳夹切开部位阴道壁

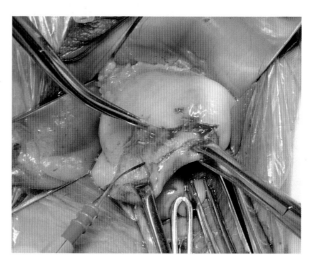

图 13-0-4 环形切开阴道前壁黏膜

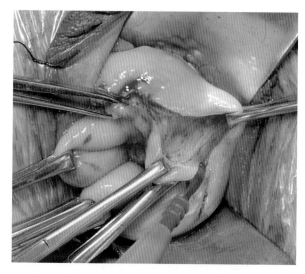

图 13-0-5　环形切开阴道侧壁黏膜

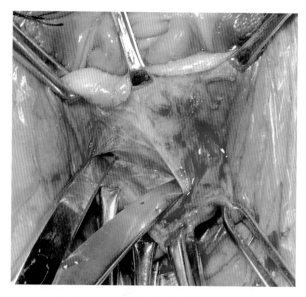

图 13-0-7　分离阴道前壁黏膜形成袖套

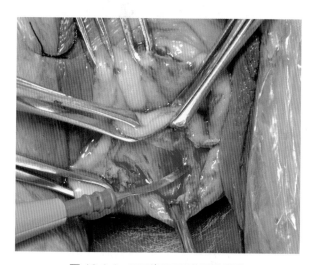

图 13-0-6　环形切开阴道后壁黏膜

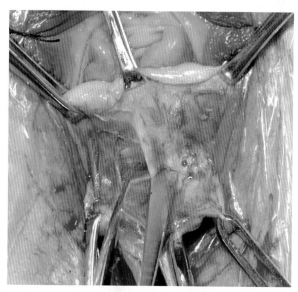

图 13-0-8　分离阴道前后壁黏膜形成袖套

（二）形成阴道袖套

将切开的阴道前、侧、后壁切缘下方黏膜向宫颈方向游离，形成袖口，用 7 号丝线缝合前、后壁断端，打结关闭袖套口，包住宫颈病灶，将所有的线头打成一个结，形成束状便于牵引（图 13-0-7~图 13-0-10），用笔者研制的宫颈牵拉重锤悬吊于线束上利用重力协助牵拉（图 13-0-11）。

（三）分离膀胱宫颈间隙，游离膀胱

用 Allis 钳提起阴道前壁切缘上方阴道壁，紧贴宫颈处剪断阴道上隔，然后用长弯钝头剪刀紧贴宫颈筋膜分离撑开宫颈膀胱间的疏松结缔组织，打开膀胱宫颈间隙（图 13-0-12），再用手指向上及向两侧钝性分离扩大膀胱子宫间隙。此间隙的两侧面以膀胱宫颈韧带为界，上面是阴道上隔和膀胱后壁、下方是宫颈筋膜。

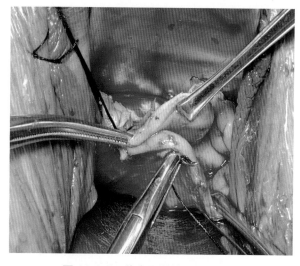

图 13-0-9　缝合阴道前后黏膜切缘

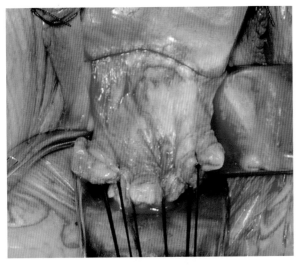

图 13-0-10　缝线打结形成阴道袖套

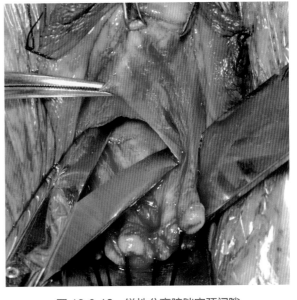

图 13-0-12　锐性分离膀胱宫颈间隙

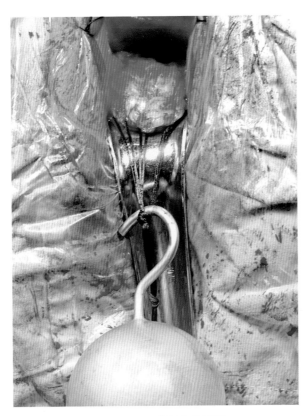

图 13-0-11　宫颈牵拉重锤

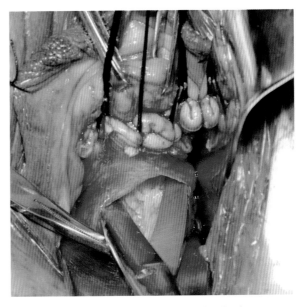

图 13-0-13　锐性分离直肠宫颈间隙

（五）打开膀胱侧间隙

将膀胱宫颈间隙拉钩置入膀胱宫颈间隙并向上提,显露两侧的膀胱宫颈韧带,把阴道袖套拉向右下方,用 Allis 钳提起左侧 2 点处阴道壁切缘,用钝头弯剪刀在膀胱宫颈韧带与左侧阴道壁切缘之间向外斜上方撑开、分离,进入膀胱侧间隙,再插入示指向外上方进一步扩展膀胱侧间隙,同法于右侧 10 点处阴道壁切缘分离右侧膀胱侧间隙。置入笔者研制的膀胱侧间隙拉钩（图 13-0-14~图 13-0-17）。

（四）分离直肠宫颈间隙

Allis 钳提起阴道后壁切缘上方阴道壁,用长弯钝头剪刀紧贴宫颈后壁筋膜分离撑开宫颈直肠之间的疏松结缔组织,打开直肠宫颈间隙（图 13-0-13）,再用手指钝性分离扩大直肠宫颈间隙。

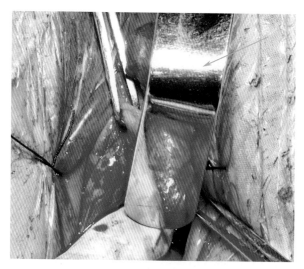

图 13-0-14 膀胱宫颈间隙拉钩(箭头所示)

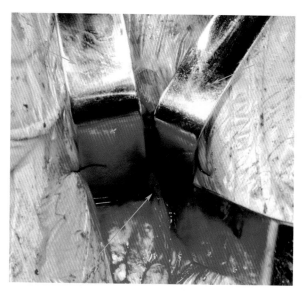

图 13-0-15 暴露膀胱侧间隙
a.膀胱侧间隙拉钩; b.膀胱宫颈拉钩;
c.拉钩之间的膀胱宫颈韧带

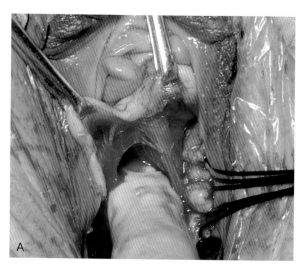

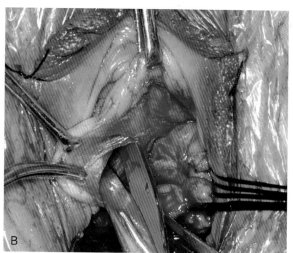

图 13-0-16 分离右侧膀胱侧间隙
A.钝性分离右侧膀胱侧间隙;B.锐性分离右侧膀胱侧间隙

（六）切断阴道旁组织

向左上方牵引阴道袖套,以绷紧暴露阴道旁组织,用90°弯血管钳紧贴阴道侧壁从膀胱侧窝处开始向直肠侧窝穿出以钩住阴道旁结缔组织,并用两把弯血管钳尽量靠外侧钳夹阴道旁结缔组织,于钳间切断,7号丝线缝扎两端断(图 13-0-18)。阴道结缔组织内血管丰富,手术时要小心慎重。经阴道切断阴道旁组织比经腹容易得多。如用百克钳等电器械,则可直接凝断两侧阴道旁组织,更为快捷。

（七）分离剪断膀胱宫颈韧带,打开输尿管隧道游离输尿管

膀胱宫颈间隙拉钩置入膀胱宫颈间隙向上提,同时膀胱侧间隙内也放入一稍窄的膀胱侧间隙拉钩并上提,完全暴露两个拉钩之间的膀胱宫颈韧带(图 13-0-19),紧贴膀胱宫颈韧带拉钩用示指触摸输尿管的位置及走行,用笔者研制的膀胱宫颈韧带拉钩置入膀胱宫颈韧带下端两侧,向下牵拉,充分舒展暴露该韧带,中弯血管钳钳夹输尿管表面的膀胱宫颈韧带浅层,于钳间切断

（图 13-0-20），打开输尿管隧道，4 号丝线缝扎断端，于两断端之间插入钝头弯剪刀，上下钝性分离，将膀胱宫颈韧带分为内、外两叶，输尿管即位于其中，扩大输尿管隧道，分别钳夹切断膀胱宫颈韧带的内侧叶和外侧叶（图 13-0-21～ 图 13-0-30）。用百克钳等电器械直接凝断膀胱宫颈韧带内、外侧叶，则更为便利。

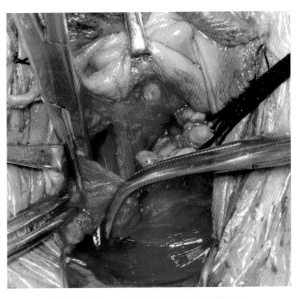

图 13-0-18 钳夹切断右侧阴道旁组织

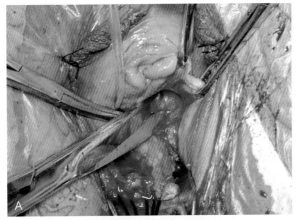

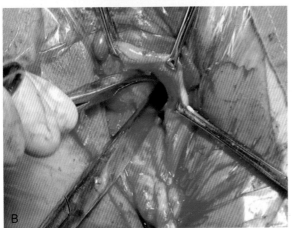

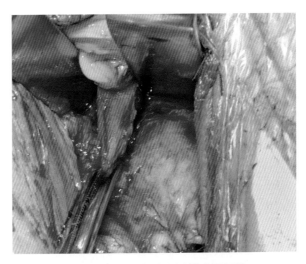

图 13-0-19 暴露右侧膀胱宫颈韧带

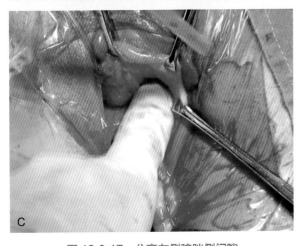

图 13-0-17 分离左侧膀胱侧间隙

A. 剪刀锐性分离左侧膀胱侧间隙；B. 剪刀继续向里分离左侧膀胱侧间隙；C. 示指钝性分离左侧膀胱侧间隙

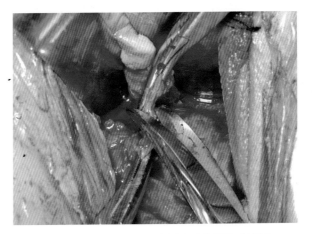

图 13-0-20 钳夹切断右侧膀胱宫颈韧带浅层

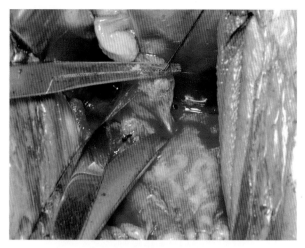

图 13-0-21 进入输尿管隧道分离右侧
膀胱宫颈韧带内外侧叶

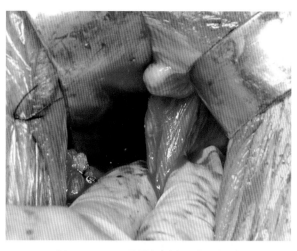

图 13-0-24 暴露左侧膀胱宫颈韧带

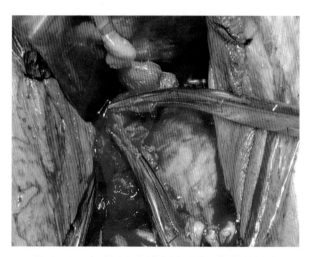

图 13-0-22 钳夹切断右侧膀胱宫颈韧带外侧叶

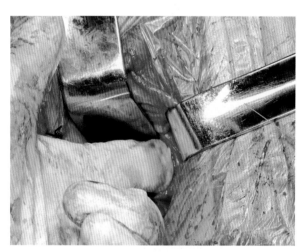

图 13-0-25 紧贴膀胱侧间隙拉钩（箭头所示）用
示指触摸左侧输尿管

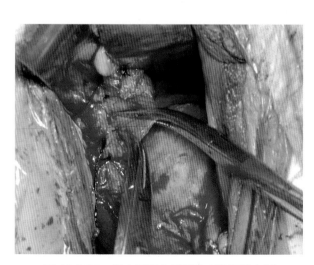

图 13-0-23 钳夹切断右侧膀胱宫颈韧带内侧

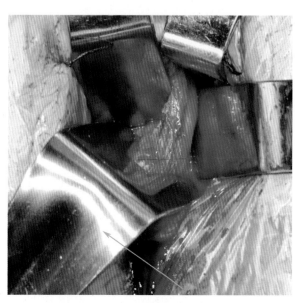

图 13-0-26 膀胱宫颈韧带拉钩（左箭头所示）

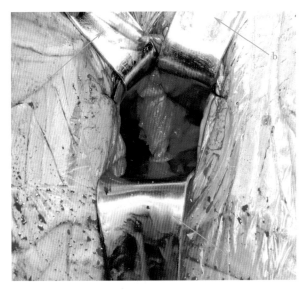

图 13-0-27 暴露膀胱宫颈韧带
a.膀胱侧间隙拉钩;b.膀胱宫颈间隙拉钩;
c.膀胱宫颈韧带拉钩图

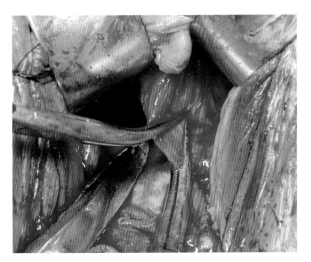

图 13-0-28 钳夹切断左侧膀胱宫颈
韧带浅层

处理膀胱宫颈韧带内外侧叶后完全打开输尿管隧道,暴露输尿管,用小胶管牵拉输尿管,以便随时观察,防止损伤(图 13-0-31~ 图 13-0-34)。如果仅做次广泛子宫切除,则只需切断膀胱宫颈韧带的内侧叶,然后将输尿管向外推,即可达到次广泛子宫切除(Piver Ⅱ 型子宫切除术)的切除范围

(切除宫旁组织约2.0cm),如果要做广泛子宫切除,则必须还要切断膀胱宫颈韧带的外侧叶,才能将输尿管完全游离,从而达到 Piver Ⅲ 型子宫切除术的标准范围。

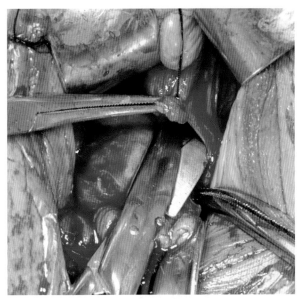

图 13-0-29 进入输尿管隧道分离
左侧膀胱宫颈韧带内外侧叶

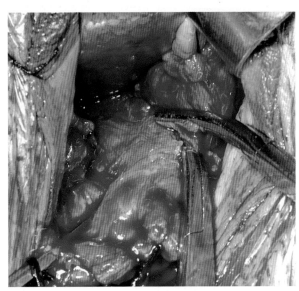

图 13-0-30 钳夹切断左侧膀胱宫颈
韧带内侧叶

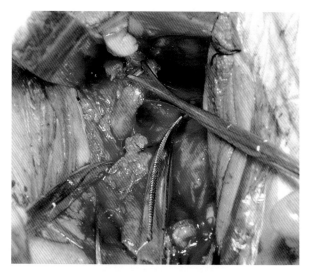

图 13-0-31 暴露右侧输尿管

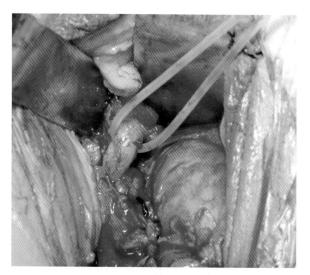

图 13-0-32 用小胶管牵拉右侧输尿管

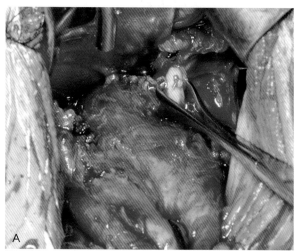

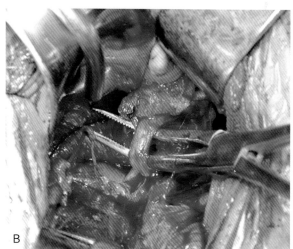

图 13-0-33 暴露左侧输尿管

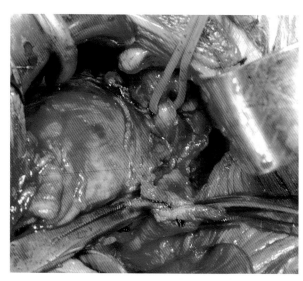

图 13-0-34 用小胶管牵拉左侧输尿管

（八）牵出已在腹腔镜下结扎切断的子宫动脉断端

将已游离的输尿管置于阴道拉钩的保护下，显露位于输尿管内上方与之交叉的子宫动脉，因子宫动脉已在腹腔镜下清扫盆腔淋巴结时从髂内动脉起始处结扎切断，此时只需在子输尿管将子宫动脉牵出即可（图 13-0-35，图 13-0-36）。子宫动脉处理后输尿管更加松动，可将输尿管进一步向外上方推离。

（九）打开直肠 - 子宫间隙和直肠旁间隙

打开直肠 - 子宫间隙和直肠旁间隙，切断子宫骶韧带（直肠柱），进入直肠子宫陷凹，将阴道袖套向前牵拉，如果没有粘连则能很容易分离直肠 - 子宫间隙和直肠旁间隙。充分暴露两间隙之间的子宫骶韧带(直肠柱),分离并剪开直肠旁腹膜后,将直肠向后推,于靠近骶骨侧缘的部位钳夹切断子宫骶韧带降部(图13-0-37);用百克钳等电器械凝断,更快捷。可以很容易地做到切除子宫骶韧带3~4cm。打开腹膜反折后,继续钳夹切断子宫骶韧带的中间部分。

带和输卵管,最大限度地暴露宫颈旁的主韧带,在直视下避开输尿管,尽量靠近盆壁用长弯血管钳钳夹主韧带及宫旁组织,切断后7号丝线缝扎(图13-0-38~图13-0-40)。

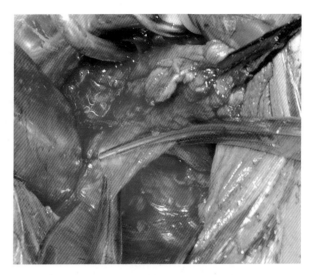

图13-0-37　钳夹切断右侧子宫骶韧带的降部

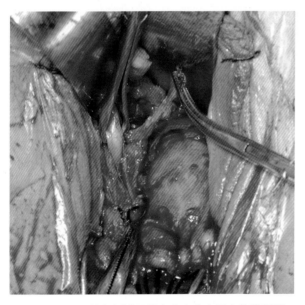

图13-0-35　从右侧输尿管内上方牵出子宫动脉断端

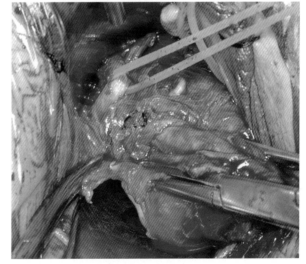

图13-0-38　靠近盆壁钳夹右侧,切断主韧带

图13-0-36　从左侧输尿管内上方牵出子宫动脉断端

(十)钳夹、切断主韧带

切断子宫动脉后,输尿管膝部进一步松动,将拉钩置于输尿管前方,让术者能清楚地看到输尿管的位置,同时将宫颈向右下方牵引,用自行研制的宫颈压板将宫颈压向对侧,可充分显露主韧

(十一)打开前、后腹膜反折,将宫底翻出,处理附件

如果腹腔镜下已经处理好附件,只需在打开前腹膜反折后(图13-0-41,图13-0-42)。

用双爪钳将宫底经前穹窿翻出(图13-0-43)。如果腹腔镜下未能处理附件,则翻出宫底后根据病情的需要,决定附件的去留,需保留附件者,则钳夹切断漏斗韧带及圆韧带。

骶韧带(直肠柱)的矢状部分未切断,小心分离附在子宫骶韧带上的腹膜,用长而宽的牵开器将直肠推向一旁,在适当的位置切断已充分暴露的子宫骶韧带矢状部(图 13-0-44~图 13-0-46)。此时子宫已完全游离,移去标本,术野下可见双侧输尿管(图 13-0-47)。

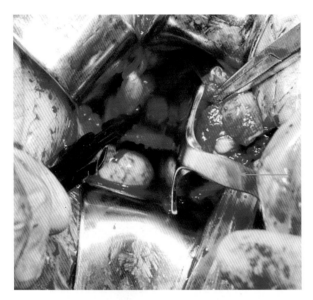

图 13-0-39 宫颈压板(箭头所示)将宫颈压向对侧,
显露右侧主韧带和输尿管

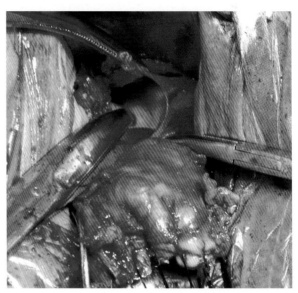

图 13-0-41 打开子宫膀胱腹膜反折

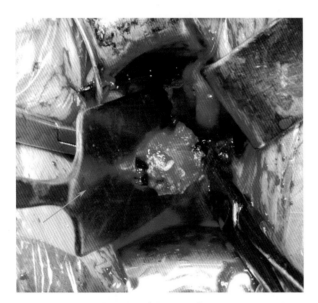

图 13-0-40 宫颈压板(箭头所示)将宫颈压向对侧,
显露左侧主韧带和输尿管

(十二)切断子宫骶韧带(直肠柱)的矢状部分
将已松动的子宫完全牵出,此时只剩下子宫

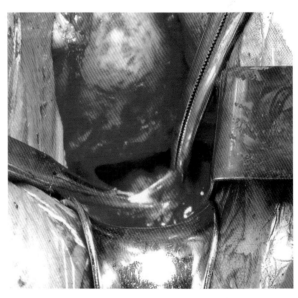

图 13-0-42 打开子宫直肠腹膜反折

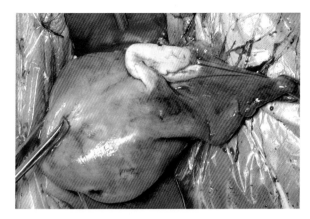

图 13-0-43　翻出子宫

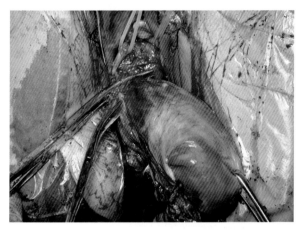

图 13-0-44　钳夹右侧子宫骶韧带的矢状部分

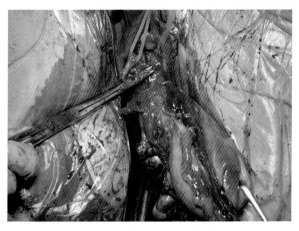

图 13-0-45　切断右侧子宫骶韧带的矢状部分

黏膜(出针),四层缝合在一起,于中间部位打结(图 13-0-48)。

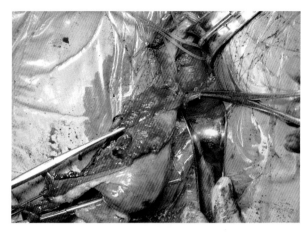

图 13-0-46　切断左侧子宫骶韧带的矢状部分

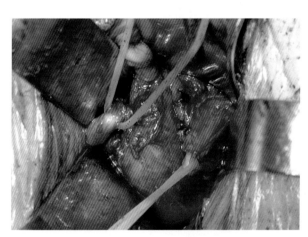

图 13-0-47　暴露双侧输尿管

关闭阴道残端切口前通过阴道残端切口常规放置橡胶管引流(图 13-0-49)。阴道内填塞碘伏纱卷,24 小时后取出。留置导尿 5~7 天。术后标本(图 13-0-50)。

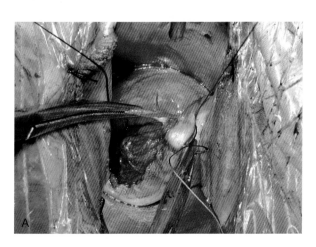

A

(十三)关闭腹膜和阴道黏膜切口

取出整个子宫标本后,仔细检查各韧带残端和创面有无出血,必要时予以缝扎或电凝止血。确认无出血后,于两侧角部开始用可吸收缝线连续缝合阴道壁和腹膜前后壁。进针次序为阴道后壁黏膜(进针)→后壁腹膜→前壁腹膜 →前壁

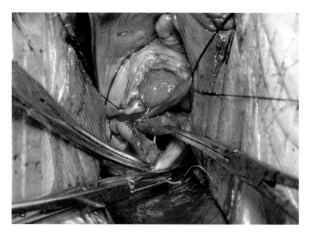

图 13-0-48 关闭腹膜和阴道黏膜切口
A. 自左侧角部关闭腹膜和阴道黏膜切口；
B. 自右侧角部关闭腹膜和阴道黏膜切口

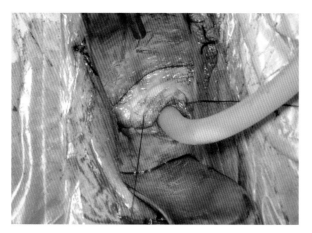

图 13-0-49 经阴道放置橡胶管引流

【讨论】

（一）经阴道广泛子宫切除加腹腔镜淋巴清扫术的可行性

经阴道广泛子宫切除术治疗宫颈癌已经有100多年的历史，但由于阴道手术的术野小，手术的难度大，这项手术受欢迎的程度并不高。且盆腔淋巴结的清扫仍需经腹或腹膜外进行，手术损伤无明显减少，使这种手术在国内外一直没有广泛开展起来，在国内也几近绝迹。但近20多年来，由于腔镜技术的发展，充分体现微创技术优点的阴式手术又逐渐在国内外开展起来。随着腹腔镜下盆腔淋巴结清扫术于1991年在国外获得成功，以及经阴道子宫手术的日臻成熟，经阴道子宫广泛切除术又成为国内外妇产科医师青睐的手术方法。2003年，Hertel报道了200例宫颈癌行LARVH，5年生存率达98%。笔者医院82例经

阴道广泛子宫切除术加腹腔镜下淋巴清扫术，切除淋巴结数和文献报道的相似，无1例中转开腹。除手术时间较长外，术中出血量少于近年国内外文献所报道的开腹和腹腔镜下宫颈癌根治术，平均住院时间短，术中无并发症发生，术后下床活动时间和肠功能恢复均有优越性，术后无淋巴囊肿形成，恢复良好。广泛子宫切除术时要求切除宫颈旁组织（包括骶主韧带）和阴道壁的长度达到足够的标准，从解剖上看，这些组织经阴道途径处理比经腹途径近得多。只要找到并游离、避开输尿管之后，完全可以做到尽量靠近盆壁钳夹、切断主韧带和宫旁组织；而切除阴道壁的长度更可以非常容易地在直视下准确标定。由此可见，经阴道广泛子宫切除术和腹腔镜淋巴清扫术是完全可行的，更能充分体现微创手术的优点，是子宫恶性肿瘤较为理想的术式。

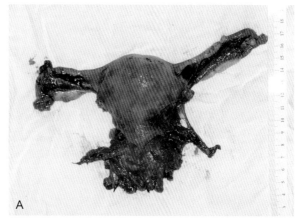

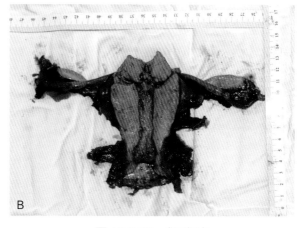

图 13-0-50 术后标本
A. 术后标本整体图；B. 术后标本剖视图

（二）经阴道广泛子宫切除术适应证的选择

经阴道手术可在直视下准确地确定切除阴道壁的长度，特别是对于肥胖者实施本手术更为

合适。经阴道广泛子宫切除术较腹式子宫癌根治术危险性小,术后反应轻,病人容易耐受。接受手术者年龄不受限制,可高达70~80余岁。据文献报道,经阴道广泛子宫切除术的适应证包括宫颈癌ⅠA2~ⅡA期和子宫内膜癌ⅠB~Ⅱ期以内的病人。本院82例病人中,ⅡA期宫颈癌5例,骶、主韧带切除的长度达3cm以上,阴道壁切除达到3~4cm的长度,切缘均未见癌组织,完全达到广泛切除的标准。故认为对ⅠA2~ⅡA期的宫颈癌和ⅠB~Ⅱ期子宫内膜癌病人,可选择经阴道行广泛或次广泛子宫切除术。

(三) 经阴道广泛子宫切除联合腹腔镜盆腔淋巴清扫术手术成功的关键及对传统 Schauta 术式的改进

经阴道广泛子宫切除联合腹腔镜淋巴清扫术均有一定的难度和风险。术者必须熟悉盆腔解剖、具有扎实的腹式广泛子宫切除及盆腔淋巴结切除的手术基础、具备精湛的阴式手术和腹腔镜手术的技巧,再经过术前严格的培训,同时应有配合默契的助手,良好的麻醉效果,才能顺利、安全、符合要求地完成手术。手术成功的关键是:经阴道途径如何把输尿管从膀胱宫颈韧带中解剖、游离出来,避免输尿管损伤。位于膀胱宫颈间隙和膀胱侧间隙之间的矢状位的条索状组织就是膀胱宫颈韧带。小心地将膀胱宫颈韧带内、外侧叶分开、离断,就能找到输尿管膝部,由此顺着输尿管向上打开隧道,就能充分游离输尿管。应用笔者自行设计的可发光的输尿管导管,可引导术者很便易地经阴道寻找、分离出输尿管,有效地避免副损伤。避开输尿管尽量靠近盆壁钳夹和切断宫旁组织、骶主韧带,达到广泛或次广泛子宫切除的要求。

传统的经阴道广泛子宫切除术(Schauta-Amreich 手术)需行较大的会阴侧切,对病人的损伤仍较大。笔者医院开展经阴道子宫手术已有十余年,具有较熟练的经阴道子宫手术的技巧和经验,加上自行研制的专用器械便于暴露,使许多深部操作易于进行。本院82例病人仅1例阴道较紧者行一较小的会阴侧切。故认为,对于阴道手术技巧熟练的医师,大多数经阴道广泛子宫切除术不必行会阴侧切。

(四) 经阴道广泛子宫切除联合经脐单孔腹腔镜盆腔淋巴清扫术的优点

传统的开腹广泛子宫切除术和盆腔淋巴清扫术腹壁手术切口长,创伤大,还常因肥胖、盆腔深、术野暴露不好、光线差等使部分病人的手术彻底性受到影响。而腹腔镜下手术视野广、灯光亮,术野清晰,淋巴结清除的数目与开腹手术无明显差异,出血量与副损伤较开腹手术更有优越性。经阴道处理阴道旁组织和切除阴道壁较开腹手术容易得多。经阴道途径切除阴道的长度和宫旁组织的宽度达到根治术的要求,切缘罕见癌组织,特别是阴道壁切除的长度可轻松的按要求在直视下确定。根据文献报道及笔者医院的经验,认为经阴道广泛或次广泛子宫切除联合腹腔镜盆腔淋巴清扫可以达到开腹手术同样的效果。而具有损伤小、恢复快、并发症少,合并有某些全身性疾病者经治疗后常可耐受手术的优点。

2018年起,笔者团队开展了单孔腹腔镜下盆腔淋巴结切除术联合阴式广泛子宫切除术治疗早期宫颈癌,达到完全经自然腔道途径完成宫颈癌根治术。国内外众多文献研究发现单孔腹腔镜下盆腔淋巴结切除术可达到与传统多孔腹腔镜相同的效果,笔者团队行单孔腹腔镜切除盆腔淋巴结平均切除淋巴结数目36枚,出血10~20ml,手术时间100分钟左右,且无需第三把手术器械。单孔腹腔镜盆腔淋巴结切除术能获得足够数量的淋巴结,且不需举宫,不挤压病灶;阴式广泛子宫切除术先形成阴道袖套包裹病灶,肿瘤不暴露于腹腔,可整块切除宫旁组织,术后脐孔美容效果满意。对于年轻病人,特别是保留生育功能者,经阴道宫颈广泛切除术联合单孔腹腔镜手术的微创、美容价值更大。单孔腹腔镜与阴式手术的联合,在符合无瘤原则的前提下,兼顾微创、美容化的治疗。

综上所述,腔镜技术的出现,推动了阴式手术的发展。腹腔镜手术与经阴道手术的有机配合,可以解决妇科手术学上的许多难题,可以互相弥补各自的不足,充分发挥微创手术的优点。经阴道广泛子宫切除联合腹腔镜下盆腔淋巴清扫术是手术治疗子宫颈癌的发展方向,它最大限度地减少了手术创伤,又能足够的手术范围。但其远期效果有待于进一步长期观察研究。

【典型病例介绍】

病人张 ×,女,40岁,因"同房后接触性出血1年余"于2016年9月20日入院。病人1年余前无明显诱因出现同房后阴道出血,量少,色鲜红,伴白带增多,色白,质黏稠,无明显异味,无下腹胀痛不适。曾 2 次于外院就诊,拟"宫颈炎"予口服药物及物理治疗,症状反复。3 周前再次至当地医院就诊,宫颈 TCT 检查提示宫颈上皮内高度病变,然后行阴道镜下宫颈活检,病理:可疑宫颈鳞状细胞癌,转诊笔者医院病理会诊,结果:宫颈鳞状细胞癌(中分化)。拟"宫颈鳞状细胞癌"收入院。既往体健,已婚,配偶体健,孕 5 产 4,足月顺产 4 次,已结扎。家族否认恶性肿瘤病史。入院查体:生命体征平稳,心肺听诊未闻及明显异常,腹软,无压痛,耻骨联合上 2 横指可见 3cm 陈旧手术瘢痕,肝脾肋下未及,双下肢无水肿。专科检查:外阴发育正常,已婚已产式,阴道通畅,阴道壁黏膜光滑,无溃疡或赘生物,宫颈肥大,直径 4cm,Ⅲ度糜烂,后唇增厚明显,质地硬,有接触性出血,后穹窿变浅,宫体大小正常,后位,质地中,无压痛,活动度好,左侧宫旁稍增厚,与左侧盆壁间隙尚存,右侧宫旁未扪及明显增厚。双附件区未扪及异常包块,无压痛。肛门指检:直肠黏膜光滑,未扪及肿物,指套退出无血染。入院后完善相关检查无手术禁忌证,诊断"宫颈鳞状细胞浸润癌 ⅡA1期",2016 年 9 月 25 日在气管插管全麻下行腹腔镜下盆腔淋巴结清扫 + 双侧输卵管切除 + 腹主动脉旁淋巴结取样活检 + 经阴道广泛子宫切除 + 双侧卵巢移位术,术中病人取截石位,先行腹腔镜探查腹腔:盆腔、肝脾、肠管、肠系膜表面未见明显异常,子宫正常大小,质中,宫旁组织无明显增厚,双附件外观正常。用超声刀于近盆壁处切断双侧圆韧带,切除双侧输卵管,切除肠系膜下动脉水平以下腹主动脉双侧淋巴结,清扫双侧髂总、髂外、腹股沟深、髂内及闭孔淋巴结,于双侧髂内动脉的子宫动脉分支结扎并切断双侧子宫动脉,将保留的双侧卵巢游离和分别固定于同侧髂窝上。转经阴道手术:6 把鼠齿钳于距宫颈外口 3cm 处钳夹阴道黏膜,注射生理盐水于阴道黏膜下,于钳上环形切开阴道黏膜,向宫颈端分离阴道黏膜切缘下缘,用 7 号丝线缝合前后阴道黏膜切缘下缘,打结,形成阴道袖套,包住子宫颈,并便于牵引。锐性加钝性分离阴道上隔及子宫膀胱间隙;同法分离子宫直肠间隙。分别于阴道黏膜切缘 2~3 点和 10~11 点处向上外方分离两侧膀胱侧窝。紧贴阴道壁钳夹、切断双侧阴道旁组织,7 号丝线缝扎残端。分别剪开双侧膀胱宫颈韧带浅层,分离膀胱宫颈韧带为内外叶,分别钳夹、切断、

打开输尿管隧道,暴露输尿管,拉出已于腹腔镜下剪断的子宫动脉,将输尿管以软胶管牵引标识并推离子宫。避开已标识的双侧输尿管,于近盆壁处钳夹、切断双侧子宫骶骨韧带水平部,7 号丝线缝扎残端。于近盆壁处钳夹、切断双侧子宫主韧带,7 号丝线缝扎残端。将子宫体翻出阴道,继续钳夹、切断子宫骶骨韧带矢状部,7 号丝线缝扎残端,取出子宫,探查创面无异常,从两侧向中间连续缝合盆腔腹膜和阴道黏膜,盆腔放引流管 1 条,阴道塞纱 2 块。腹腔镜再检查盆腹腔无活动性出血,冲洗腹盆腔,常规关腹。术后标本大体观:切除阴道壁长 3~3.5cm,骶主韧带长 3cm,宫颈后唇见 2.5cm × 2.0cm × 2.0cm 糜烂肿块,浸润肌层约 1/2,子宫大小正常,肌壁质地正常,内膜不厚,光滑;腹主动脉右侧旁、左侧旁、骶前、盆腔各组淋巴结无明显增大,术后病理结果提示:子宫颈非角化型浸润性鳞状细胞癌(中分化),癌组织浸润间质深度 <1/2,脉管见癌累及(+),阴道及宫旁切缘(−);免疫组化结果显示:癌组织 CKpan(+),Her-2(−),Ki-67(+95%),P16(++),P53(+),P63(++),EGFR(+),MCM2(++);子宫内膜呈增生期改变;阴道壁切缘、双侧宫旁及子宫下段均未见明显癌累及;双侧输卵管未见明显异常改变;盆腔淋巴结未见癌累及(左 0/17,右 0/15);腹主动脉旁淋巴结未见明显癌累及(左 0/6,右 0/4)。术后病人恢复好,术后予以 TP 方案化疗 4 个疗程。

(谢庆煌　柳晓春)

【参考文献】

1. 工腾隆一.阴式手术的基础及操作.唐正平,译.天津:天津科学技术出版社,2001:147-165.
2. 谢庆煌,柳晓春,郑玉华,等.经阴道子宫广泛切除联合腹腔镜手术治疗子宫恶性肿瘤的临床研究.实用妇产科杂志,2007,23(1):20-22.
3. 谢庆煌,王玉玲,柳晓春,等.发光输尿管导管引导下经阴道广泛性子宫切除联合腹腔镜下淋巴结切除术治疗子宫恶性肿瘤.中华妇产科杂志,2011,46(3):214-215.
4. 谢庆煌,柳晓春.经阴道子宫系列手术图谱.2 版.北京:人民军医出版社,2012:115-131.
5. 谢庆煌,柳晓春,邓凯贤,等.专用器械在经阴道广泛子宫切除术中的应用价值.中国实用妇科与产科杂志,2013,(2):128-131.
6. 符泽美,汪坤菊,陈敏,等.经阴道广泛性子宫切除术中自宫颈支持韧带的应用解剖.四川解剖学杂志,2014,22(1):4-6.

14

第十四章
经阴道剖宫产瘢痕部位
妊娠手术的难点与对策

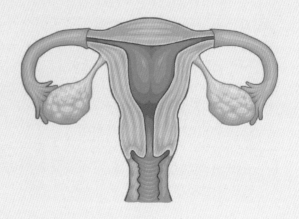

【概述】

剖宫产瘢痕部位妊娠（cesarean scar pregnancy，CSP）的定义为受精卵着床于既往剖宫产术后子宫切口瘢痕处的微小缝隙中。CSP是剖宫产术后远期严重并发症之一，为特殊类型的异位妊娠。早在1924年，Pen报道受精卵种植在子宫瘢痕处，此后70年的报道甚少；1978年，Larsen等报道了首例剖宫产瘢痕部位妊娠，并成功实施了腹腔镜手术。近年来随着剖宫产率的大幅度攀升，剖宫产瘢痕部位妊娠的发生率逐年升高，其发生率约1/2 216~1/1 800。由于其起病隐匿，临床表现不典型，早期诊断困难，易发生误诊误治，而不及时或不恰当的治疗可能会导致子宫大出血、子宫破裂等严重的并发症，甚至使病人丧失生育能力，危及病人的生命安全。因此，对子宫瘢痕部位妊娠做到早期诊断、及时而正确的治疗对于保留病人的生育功能具有重要的意义。

【病因及发病相关因素】

本病病因尚不明确，总结多数学者的经验分析，CSP的发生可能与以下因素有关：

1. 剖宫产后子宫内膜间质缺乏或有缺陷，瘢痕处肌层缺陷和血管增生可能是形成此症的病理学基础。受精卵在上述薄弱处着床后，滋养细胞可直接侵入子宫肌层，并不断生长，绒毛与子宫肌层粘连、植入甚至穿透子宫壁而发生子宫破裂出血。有报道对行子宫下段剖宫产者进行子宫切除术后子宫瘢痕处病理学检查，发现95%子宫峡部瘢痕处厚度较周边肌层或对照组明显薄弱凹陷，子宫瘢痕处血管增生，肌层炎症伴玻璃样变性。因此，认为子宫瘢痕处肌层缺陷和血管增生可能是形成此症的病理学基础。

2. 多次剖宫产史，瘢痕面积增大，子宫前壁下段纤维增生及创伤修复而出现缺损，瘢痕组织形成缝隙或空洞。亦有人认为与剖宫产次数无关，而与子宫下段形成不良有关，如与臀位剖宫产有明显关系。据文献报道，有31% CSP发生于臀位剖宫产术后。认为可能臀位剖宫产手术多为择期，此时子宫下段形成不良，从而导致瘢痕愈合缺陷。

3. 子宫内膜炎，子宫蜕膜发育不良，亦不排除子宫切口部位某种慢性炎症因子对受精卵的趋化作用，使其在此着床，受精卵着床后可能因为血供不良，绒毛部分伸展到子宫下段切口甚至宫颈部位，因峡部管腔狭窄不利于妊娠囊的发育，常发生早期流产或不规则阴道流血。

4. 此外，CSP发病率增高，可能还与剖宫产缝合技术有关。过去关闭子宫腔常规进行两层缝合，第二层褥式包埋，而现在单层连续缝合非常普遍，可能会导致瘢痕愈合不良。但目前尚无流行病学资料证实。

【临床表现】

1. 症状　约37%病人没有症状。没有症状的病人很容易因为误诊而行清宫术，继而发生大出血和子宫切除；如果能早诊断并及时终止妊娠，可有效避免大出血、子宫破裂甚至子宫切除等危险。

（1）既往有剖宫产史：多数学者的报道显示约48%~50%的病人有≥1~2次的剖宫产手术史及剖宫产术后人工流产史。发生CSP与剖宫产、人工流产的间隔时间6个月到12年不等；

（2）停经史：与正常妊娠一样，CSP病人一般均有停经史，部分病人因停经而行B超时发现为CSP；

（3）阴道流血：39%的病人早期表现为少量的无痛性阴道出血或表现为停经后阴道不规则流血，量时多时少，淋漓不尽；尚有部分病人因早孕行人工或药物流产，发生阴道大量出血，最终被诊断为CSP；

（4）腹痛：部分阴道少量出血的病人伴有程度不同的腹痛，以轻度~中度疼痛者多见，仅有下腹痛的病人较少，常被误诊为宫外孕；约16%的病人主诉伴随轻到中度疼痛，9%的病人主诉只有腹痛；

（5）晕厥或休克：少数病人可能持续至妊娠中期，甚至妊娠晚期，此类病人可能突发剧烈腹痛、晕厥或休克，预示子宫即将破裂或已经破裂。

2. 体征

（1）一般情况：当出血多时，可表现为贫血貌，甚至可出现面色苍白、脉快而细弱、血压下降等休克表现。

（2）腹部检查：CSP病人有明显内出血时，下腹有压痛及反跳痛，但腹肌紧张轻微；出血较多时，叩诊有移动性浊音；若停经时间较长或出血粘连包裹，可于下腹部触及包块。

（3）妇科检查：妊娠未发生流产或破裂者，子宫大小与停经月份基本符合。若破裂至腹腔后，阴道后穹窿饱满有触痛,宫颈举痛或摇摆痛明显,子宫稍大而软,内出血多时,检查子宫有漂浮感。突发的腹痛和大量阴道出血是子宫破裂的先兆,生命体征的改变和晕厥提示子宫破裂。

3. 辅助检查

(1) 血清 hCG 测定:CSP 病人的血清 hCG 水平与正常孕妇没有差别,与相应的妊娠周数基本符合。测定值一般在 100~10 000U/L 间,高血清 hCG 水平说明胚胎活性较好,血运丰富;血 hCG 不但可作为诊断用,同时也是随访检测和疗效判定的重要指标。

(2) 超声检查:是最基本的检查技术,可用来确定妊娠囊的位置、大小及活力,阴道彩超诊断的敏感性为 86.4%。瘢痕妊娠具有很特异的声像特征,在病变区多可见丰富的、大量低速低阻的血流信号和不规则的回声团。

超声诊断 CSP 的标准:①宫腔内、子宫颈管内空虚,未见妊娠囊;②妊娠囊着床于子宫前壁下段肌层(相当于前次剖宫产子宫切口部位),部分妊娠囊内可见胎芽或胎心搏动;③子宫前壁肌层连续性中断,妊娠囊与膀胱之间的子宫肌层明显变薄、甚至消失;④彩色多普勒血流显像(color dopplerflow imaging,CDFI)显示妊娠囊周边高速(峰值流速 >20cm/s)低阻(搏动指数 <1)血流图,与正常早期妊娠血流图相似;⑤"滑动脏器征"阴性:当阴道内探头轻轻加压时,妊娠囊在子宫内口水平的位置无移动(图 14-0-1~ 图 14-0-3)。

(3) 核磁共振检查(magnetic resonance imaging,MRI):MRI 具有无损伤、多平面成像,组织分辨率高,能清楚显示孕囊在子宫峡部前壁着床的具体位置,有无完整肌层及内膜覆盖。但因为费用较昂贵,所以,MRI 检查不作为首选的诊断方法,仅用于超声检查不能确诊时,为 CSP 提供了另外一种无创的检查方法(图 14-0-4)。

(4) 病理学检查:CSP 病人在行手术治疗时,术中可以看到子宫下段膨大处很薄,有时表面呈蓝紫色。从子宫前壁切开后见有血块堵塞,子宫下段原切口瘢痕处肌层可见新鲜或陈旧的绒毛组织。术后将切除的病灶送病理证实为绒毛穿透肌层。

(5) 宫腔镜和腹腔镜:近年来宫、腹腔镜技术的普遍使用,为 CSP 的诊断和治疗提供了一种新的途径,利用宫腔镜和腹腔镜等纤维内镜可清晰地发现子宫下段的妊娠组织,并在术中清除瘢痕

妊娠物,但在操作时易引起大出血,所以该检查应慎用,应在有手术准备的条件下进行(图 14-0-5)。

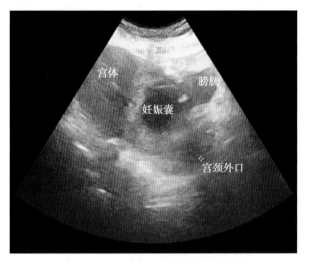

图 14-0-1　B 超病灶与宫体、宫颈的关系

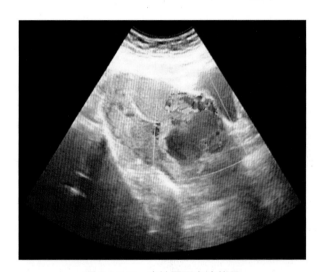

图 14-0-2　病灶周围血流信号

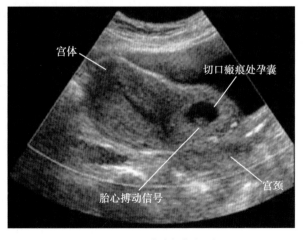

图 14-0-3　瘢痕妊娠活胎

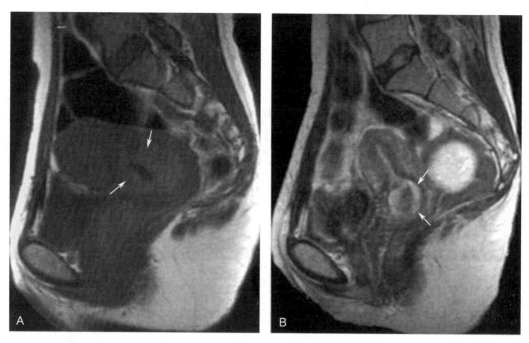

图 14-0-4 MRI 瘢痕妊娠（箭头所示为孕囊）图像

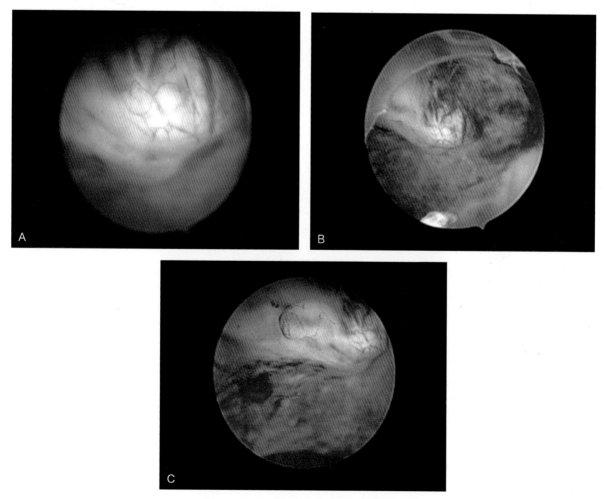

图 14-0-5 宫腔镜不同瘢痕妊娠图像

【诊断标准】

本病常被误诊为早孕、流产或宫颈妊娠,早期诊断至关重要。诊断标准简单概括为以下几点:①既往有剖宫产病史;②停经史;③血 β-hCG 升高;④停经后无痛性阴道流血或无不规则阴道流血;⑤超声诊断。Jurkovic 等认为超声是诊断 CSP 的金标准,特别是彩色多普勒阴道超声检查,是目前诊断 CSP 的首选方法。

【经阴道超声图像的分级】

根据团块或孕囊与肌层的关系,将其分为 4 级:

1. 0 级　未累及肌层,与肌层分界清楚;
2. 1 级　稍累及肌层,与肌层分界较清楚;
3. 2 级　位于肌层内,与肌层分界不清,未累及浆膜层;
4. 3 级　团块或孕囊向浆膜层膨出,并向膀胱方向突起。

【临床分类】

2000 年,Vial 等根据 CSP 孕囊生长形式,分为 2 种类型:

Ⅰ 型:胚胎表浅种植在子宫瘢痕部位,孕囊向子宫峡部及宫腔方向生长,胚胎可持续生长至中孕期或者晚孕期,可形成低置或前置胎盘,但胎盘植入的机会大大增加,如植入较深、面积较大,常常导致子宫切除,否则会危及产妇生命;Herman 及 Jelseman 各报道了 1 例分别妊娠至 35 周和 38 周,最后行剖宫产娩出成活儿但却因胎盘植入而行子宫切除术的病例(图 14-0-6)。

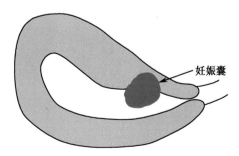

图 14-0-6　Ⅰ型瘢痕部位妊娠

Ⅱ 型:孕卵绒毛深部植入子宫瘢痕部位,孕囊不断向肌层发展,向膀胱及腹腔方向生长,早期就可能发生出血、流产、甚至子宫破裂穿孔。B 超或 MRI 显示孕囊或包块突向膀胱(图 14-0-7)。

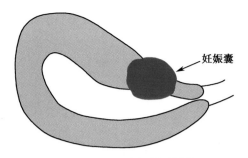

图 14-0-7　Ⅱ型瘢痕部位妊娠

2016 年,中华医学会妇产科学分会计划生育学组制订的剖宫产瘢痕部位妊娠诊治专家共识根据超声检查显示的着床于子宫前壁瘢痕处的妊娠囊的生长方向以及子宫前壁妊娠囊与膀胱间子宫肌层的厚度进行分型,分为 3 种类型:

Ⅰ 型:①妊娠囊部分着床于子宫瘢痕处,部分或大部分位于宫腔内,少数甚或达宫底部宫腔;②妊娠囊明显变形、拉长、下端成锐角;③妊娠囊与膀胱间子宫肌层变薄,厚度 >3mm;④ CDFI:瘢痕处见滋养层血流信号(低阻血流)。

Ⅱ 型:①妊娠囊部分着床于子宫瘢痕处,部分或大部分位于宫腔内,少数甚或达宫底部宫腔;②妊娠囊明显变形、拉长、下端成锐角;③妊娠囊与膀胱间子宫肌层变薄,厚度 ≤ 3mm;④ CDFI:瘢痕处见滋养层血流信号(低阻血流)。

Ⅲ 型:①妊娠囊完全着床于子宫瘢痕处肌层并向膀胱方向外凸;②宫腔及子宫颈管内空虚;③妊娠囊与膀胱之间子宫肌层明显变薄、甚或缺失,厚度 ≤ 3mm;④ CDFI:瘢痕处见滋养层血流信号(低阻血流)。

其中,Ⅲ 型中还有 1 种特殊的超声表现 CSP,即包块型,其声像图的特点:①位于子宫下段瘢痕处的混合回声(呈囊实性)包块,有时呈类实性;包块向膀胱方向隆起;②包块与膀胱间子宫肌层明显变薄、甚或缺失;③ CDFI:包块周边见较丰富的血流信号,可为低阻血流,少数也可仅见少许血流信号或无血流信号。包块型多见于 CSP 流产后(如药物流产后或负压吸引术后)子宫瘢痕处妊娠物残留并出血所致。

【鉴别诊断】

由于 CSP 临床表现无特异性,仅临床症状不能明确妊娠的部位,应注意与以下疾病进行鉴别:

1. 宫颈妊娠　指受精卵在宫颈管内着床和发育,其临床特点为妊娠早期无痛性阴道出血,因宫颈收缩力较差,出血常较多,宫颈妊娠出血较严重;盆腔检查:子宫颈显著膨大呈桶状,变软变蓝,宫颈外口扩张边缘很薄,内口紧闭,子宫体大小及硬度正常。与CSP的区别在于孕囊与膀胱壁间肌性组织完整;B超可见孕囊位于颈管内;病理诊断标准为绒毛着床于宫颈腺体上(未见宫颈腺体包绕,即可除外宫颈妊娠而明确CSP的诊断)。

2. 肌壁间妊娠　病人出现持续性腹痛,检查时可发现子宫上有不规则的块状物伴压痛,如肌壁间妊娠破裂,可导致腹腔内出血,超声检查可见受精卵在子宫肌壁层着床,与子宫腔不通。MRI可协助明确诊断。

3. 滋养细胞疾病　葡萄胎的典型症状是停经后阴道不规则出血,子宫异常增大,多大于停经月份,质软。当侵蚀性葡萄胎侵犯子宫肌层接近于浆膜面时,可触及该处子宫向外突出,质软,压痛。超声检查示明显增大的子宫腔内充满弥漫分布的光点和小囊样的无回声区,呈粗点状或落雪状或蜂窝状图像,但无妊娠囊可见,也无胎儿结构及胎心搏动征;且病灶内部异常丰富的低阻血流信号,血hCG明显升高。

4. 早孕流产　停经史及阴道出血史,伴有阵发性下腹正中部胀痛,有时可见绒毛排出。检查:子宫增大变软,宫口松弛。血或尿hCG阳性,B超可见宫腔内有妊娠囊或排出组织物见到妊娠囊。

5. 难免流产　孕囊可位于子宫峡部,但孕囊变形,胎儿多已死亡,宫颈内口多已开放,彩色多普勒血流显像示周围血流信号不丰富,加上"滑动脏器征"多为阳性。

【转归】

CSP多数在早孕期终止,很少有超过孕3个月的报道。如果CSP继续妊娠至中晚孕,将会有很大的概率发生伴随大出血(如凶险性前置胎盘)的子宫破裂,导致子宫切除,丧失生育能力,还有胎盘继续生长侵入膀胱的风险,有生机的胚胎穿透瘢痕后,可以继发腹腔内妊娠。

【治疗】

由于对CSP缺乏足够的认识和有力的循证医学依据,目前尚无统一和确切的治疗方案。一般来说,CSP的治疗分为药物治疗和手术治疗,不建议盲目刮宫和期待治疗。Fylstra综述文献后认为手术清除瘢痕部位妊娠组织同时行子宫瘢痕修补,是治疗剖宫产瘢痕部位妊娠的最佳办法。

治疗方案的选择主要根据病人症状的严重程度、孕周大小、子宫肌层的缺损情况、血hCG水平以及诊疗经验和技术进行综合考虑,给病人制订一个适宜的个体化方案。以下主要依据2000年Vial的临床分型诊断标准来制订治疗方案。

1. 药物治疗

(1) 氨甲蝶呤(methotrexate,MTX):① 全身治疗单次给药:单次剂量为50mg/m^2,肌内注射1次,成功率高达87%以上,可加用或不用四氢叶酸。若效果不明显可于1周后再次给药1次;②全身治疗分次给药:剂量为0.4mg/kg,肌内注射,每日1次,共5次;③局部注射:包括妊娠囊内注射、宫颈局部注射;超声监测下经阴道或经腹部穿刺或腹腔镜下局部妊娠囊内注射MTX,起效快,局部药物浓度高,剂量为20~50mg/次。局部注射MTX能有效杀死胚胎,且用药量少。

(2) 子宫动脉栓塞(uterine artery embolization,UAE):是近年普遍用于治疗急性子宫大出血的保守性治疗方法。选择性子宫动脉栓塞术适用于阴道大出血需紧急止血的病人,UAE可显著减少病灶血液供应,达到迅速有效止血,同时瘢痕病灶局部缺血,缺氧,促进胚胎及滋养细胞的坏死、萎缩,并为后续治疗创造条件,如UAE术后宫腔镜/腹腔镜、超声监测下清宫术、腹腔镜下病灶切除/子宫修补术等。子宫动脉MTX灌注及栓塞联合应用,可在减少总用药量的前提下使异位妊娠胚胎经药物和缺血的双重作用快速减灭,且能有效阻断出血;术后对子宫影响较小,中等直径明胶海绵颗粒在3~4周后吸收。此术式可避免手术之苦,保留了完整的子宫,并且在之后的清宫时出血量明显减少。

2. 手术治疗

(1) 清宫术:总结多数学者的意见认为CSP确诊后直接行清宫术常导致阴道大出血、子宫穿孔、临近脏器损伤等并发症;严重出血的发生率为76.1%,其中14.2%的病人行子宫切除术。因此,刮宫术目前已很少单独运用,不作为常规治疗瘢痕部位妊娠的方法。有文献报道,单纯刮宫术只适用于孕周<7周,妊娠囊与膀胱之间子宫肌层厚度≥3.5mm的患者。

(2) 宫腔镜:宫腔镜检查既可作为检查手段,又可作为治疗手段,宫腔镜下可清楚地辨认胚胎组织,并可直视搔刮残留组织,较盲刮定位更准确,同时也可电凝快速止血及电切病灶,达到彻底清除病灶的目的。

适应证:

1) Ⅰ型突向宫腔的 CSP 病人;

2) UAE+ 子宫动脉 MTX 注射或 MTX 全身用药预处理后;

3) 妊娠囊 ≤ 7 孕周;

4) 病灶外肌层 ≥ 3.5mm;

5) 血 hCG ≤ 10 000U/L。

(3) 子宫瘢痕部位病灶切除加子宫切除修补术:子宫病灶楔形切除修补术用于不适合保守治疗或保守治疗失败者,也是治疗希望保留生育功能病人首选的方案。切除旧瘢痕不仅避免了妊娠部位的孕囊残留,而且消除了瘢痕部位的微小腔隙,减少了复发。1978 年 Larsen 等道采用经腹子宫楔形切除修补术成功治疗 CSP,此后陆续有采用此方法并取得成功的报道,即使是孕周较大的 CSP,子宫楔形切除仍有效。

(4) 子宫切除术:子宫全切术仅适用于经保守治疗无法控制的大出血及没有生育要求的妇女,应作为 CSP 治疗的最后选择。因此,病人出现子宫活动性大出血,应做好子宫切除的准备。

3. 综合考虑选择合适的治疗方法

(1) Ⅰ型 CSP:β-hCG<5 000IU/L,孕酮<16nmol/L,子宫峡部前壁肌层厚度 ≥ 3.5mm,包块 ≤ 4cm,B 超分级为 0 级或 1 级的,阴道彩超无血流信号或点状血流信号,可考虑行药物治疗,药物治疗 + 清宫术,药物治疗 + 宫腔镜手术,同时还需做好随时急症手术止血的准备。

(2) Ⅰ型 CSP:β-hCG>5 000IU/L;孕酮 16~47.55nmol/L,子宫峡部前壁肌层厚度 ≥ 3.5mm,包块 ≤ 4cm,B 超分级为 0 级或 1 级的,阴道彩超 1/4~1/2 环状血流信号,可考虑行介入 + 子宫动脉氨甲蝶呤灌注,介入 + 清宫术,介入 + 宫腔镜手术。

(3) Ⅱ型 CSP(B 超分级为 2 级或 3 级的):β-hCG<5 000IU/L;彩超血流无血流信号、点状或 1/4~1/2 环状血流信号,直接选择妊娠病灶切除 + 子宫瘢痕修补术治疗。

(4) Ⅱ型 CSP(B 超分级为 2 级或 3 级的):β-hCG ≥ 5 000IU/L,彩超 1/4~1/2 环状血流信号或 >1/2 环状血流信号,氨甲蝶呤 + 妊娠病灶切除 + 子宫瘢痕修补术治疗或介入 + 妊娠病灶切除 + 子宫瘢痕修补术治疗。

经阴道子宫瘢痕妊娠物切除及子宫修补术

谢洪哲等于 2010 年首先报道一例经阴道子宫瘢痕妊娠物切除及子宫修补术,取得了良好的疗效。以后陆续有报道,但例数都较少,指征也不统一。佛山市妇幼保健院从 2010 年也开始进行经阴道瘢痕妊娠病灶切除加子宫修补的研究,至 2017 年底已经完成近 1 200 例手术,积累了一定的经验。

【手术优缺点】

1. 优点 止血效果好,疗效准确;手术创伤小,术后恢复快。

2. 缺点 包块较大、子宫粘连,位置较高时经阴道手术困难;需要一定阴道手术的技巧。

【手术适应证】

1. Ⅰ型 CSP,有生育要求者;病灶 ≥ 3.5cm;β-hCG ≥ 5 000IU/L;彩超病灶局部 1/4~1/2 环状血流信号或 >1/2 环状血流信号。

2. Ⅱ型 CSP,特别是有生育要求者。

3. 病灶包块大小 ≤ 8cm,病灶下缘距宫颈外口的距离 ≤ 4cm,病灶最外突处距宫颈外口的位置 ≤ 6cm。

【手术风险评估】

1. 膀胱损伤的风险

(1) 剖宫产瘢痕部位妊娠病人膀胱和子宫下段常常有粘连,术中分离子宫膀胱间隙时损伤膀胱的风险较高。

(2) Ⅱ型瘢痕妊娠,病灶有可能浸润至膀胱肌层,分离子宫膀胱间隙时膀胱撕裂损伤。

2. 大出血的风险

(1) 由于瘢痕处缺少血供,底蜕膜发育不良或缺损,滋养细胞可直接侵入此处的子宫肌层,并不断生长,绒毛与子宫肌层粘连植入,甚至穿透子宫肌层。

(2) 因子宫下段肌层菲薄,且瘢痕处纤维组织形成,收缩能力差,加上妊娠囊生长于瘢痕处,肌层断裂,胎盘植入,术中大出血的风险较高。hCG 越高,局部血流越丰富的病人,术中大出血的风险就越高。

3. 经阴道手术失败 当遇到以下几种情况时,可能会导致经阴道手术失败:①子宫与前腹壁粘连,子宫位置较高,不能下拉;②停经时间较长(孕10周以上)局部包块较大(最大径线≥8cm),导致经阴道手术困难而失败。

【手术难点与对策】

1. 排除子宫粘连　两名高年资主治或高级职称医师双合诊,了解子宫活动度,子宫大小,宫颈阴道段的长度等,以初步排除子宫与前腹壁的致密粘连,选择合适的病人经阴道手术。必要时联合腹腔镜检查排除子宫粘连于前腹壁。

2. 排除病灶向膀胱穿透　经阴道手术需注意由于部分CSP病例膀胱瘢痕紧密粘连,手术时应重视膀胱损伤及术中出血多的风险。术前可行彩超/腹腔镜检查或膀胱镜检查以排除子宫粘连及病灶侵蚀到膀胱。

3. 减少大出血采取的措施　对于hCG≥10 000IU/L;彩超病灶局部1/4~1/2环状血流信号或>1/2环~环状血流信号,提示病灶局部滋养细胞活力较强时,可以先对病灶进行预处理后再做手术,可降低大出血的发生率,保证病人安全。预处理的方法有:

(1) 先用氨甲蝶呤治疗,方法同前。

(2) 血管介入治疗后再进行手术。2002年,Ghezzi等首次应用子宫动脉栓塞术治疗CSP,取得了良好的疗效。通过导管插入术将无菌明胶海绵栓子送入双侧子宫动脉,可迅速引起血小板凝集,形成血栓,从而阻断子宫的主要血供;还可使瘢痕处病灶局部缺血缺氧,使胚胎及滋养细胞坏死、萎缩,从而避免了清宫可能出现的大出血。因明胶海绵颗粒属中效栓塞剂,在栓塞后48小时到1个月内吸收,故栓塞48小时后可进行手术。

4. 术中应尽可能清除所有妊娠组织,建议修剪瘢痕组织后,应冲洗局部病灶,以避免妊娠组织残留,术后陈旧性瘢痕处妊娠的出现。

5. 应具备急诊转开腹条件,如术中出血凶猛、经阴道手术难以止血时,应及时转开腹手术。

6. 术前准备完善全身检查、配血、备血准备。

7. 病人知情同意接受此种手术方式。有开腹或子宫切除的风险。

【手术基本步骤与操作技巧】

1. 腰麻联合硬膜外麻醉或全麻。

2. 膀胱截石位,金属导管排空膀胱。

3. 阴道前后壁拉钩和侧壁拉钩显露阴道,用

自行设计的双爪宫颈钳夹持宫颈向下牵引,并向下拉暴露阴道前穹窿(图14-0-8)。

4. 水压分离阴道黏膜于宫颈、阴道交界处的膀胱沟水平的阴道黏膜下及宫颈两侧黏膜下注入含1:2 000(0.1mg/200ml)肾上腺素生理盐水溶液,如合并有高血压的病人则用含缩宫素10U的生理盐水30~40ml至黏膜鼓起来,以减少术中出血(图14-0-9)。

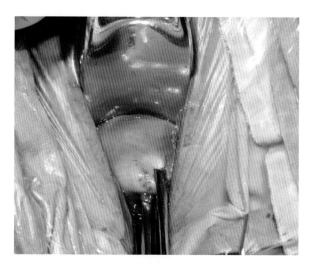

图14-0-8　牵拉宫颈暴露阴道前穹窿

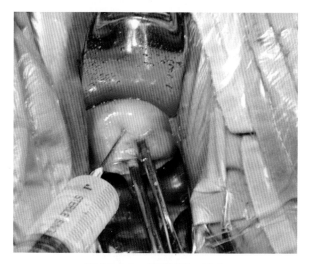

图14-0-9　阴道黏膜下注水

5. 环形切开阴道黏膜:膀胱横沟稍上方环切阴道黏膜,最好使用稍弯曲的电刀,尽量保持刀头与宫颈垂直的方向切开黏膜全层。宫颈两侧(3点和9点处)切口稍向上扬约5mm(约距宫颈外口2.0cm)(图14-0-10)。

6. 分离膀胱宫颈间隙　用组织钳提起前壁阴道黏膜切缘中点,宫颈向后下方牵拉,用弯组织剪刀尖端紧贴宫颈筋膜向上推进、撑开分离子

宫膀胱间隙达膀胱腹膜反折,再钝性扩大此间隙(图 14-0-11,图 14-0-12)。

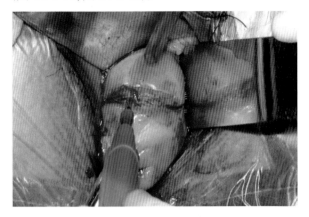

图 14-0-10 切开阴道前壁黏膜

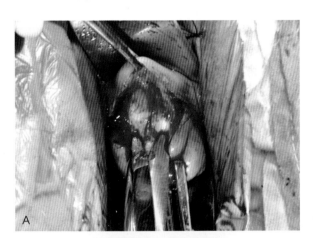

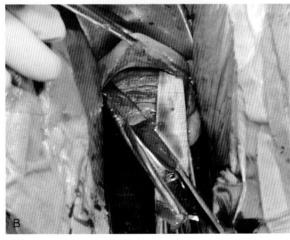

图 14-0-11 紧贴宫颈筋膜向上剪开推进
A. 锐性分离膀胱宫颈间隙;B. 钝性分离膀胱宫颈间隙

7. 打开子宫膀胱反折腹膜(瘢痕切口位置低时可不打开腹膜),分离膀胱宫颈间隙后,将宫颈向外下方牵引,手指钝性分离扩大膀胱宫颈间隙,可感觉到间隙比较宽松,腹膜反折较薄、光滑,触摸时有滑动感,用血管钳提起时有松动感,必须仔细辨

认确认为腹膜时才剪开,缝 4 号丝线一针牵引腹膜(瘢痕切口位置低时可不打开腹膜)(图 14-0-13)。

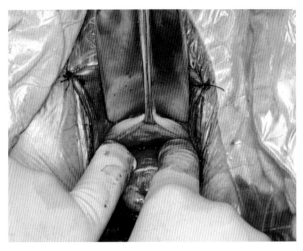

图 14-0-12 钝性扩大子宫膀胱间隙

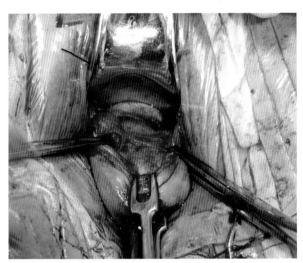

图 14-0-13 暴露膀胱子宫间隙

8. 暴露子宫瘢痕妊娠病灶:置入阴道拉钩。可见子宫峡部局部隆起,菲薄,浆膜层表面呈紫蓝色,有时见怒张血管(图 14-0-14)。

9. 给予垂体后叶素 6U 注射于子宫肌壁,组织钳钳夹两侧子宫血管处,横行或纵行切开病灶最突出处,可见妊娠组织伴血块突出(图 14-0-15,图 14-0-16)。

10. 钳夹切口边缘止血,小卵圆钳或吸管清理出切口内绒毛及胚胎组织,吸管清理宫腔(图 14-0-17)。

11. 修剪病灶处瘢痕组织,需要修剪到正常的宫壁组织。见病灶处宫壁菲薄。(图 14-0-18,图 14-0-19)。

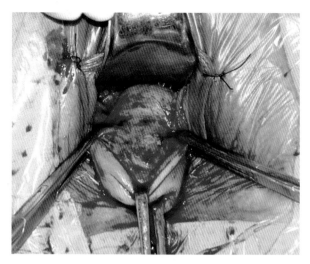

图 14-0-14 暴露妊娠病灶

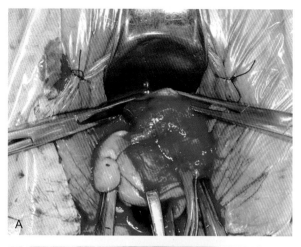

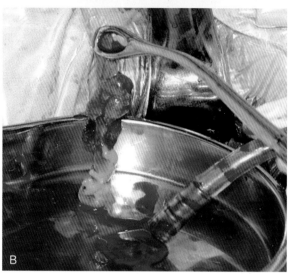

图 14-0-17 钳出胚胎及绒毛
A.切开瘢痕后见胚物娩出;B.卵圆钳钳夹出胚胎及绒毛

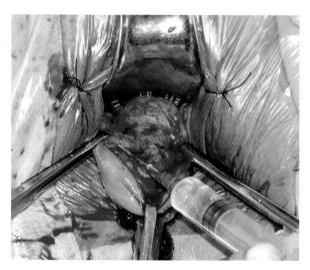

图 14-0-15 宫体注射垂体后叶素

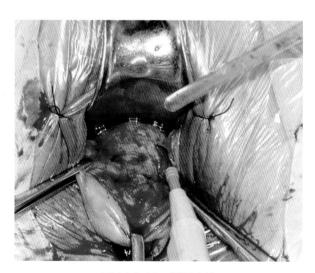

图 14-0-16 切开病灶

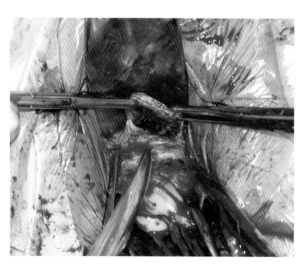

图 14-0-18 修剪病灶部位

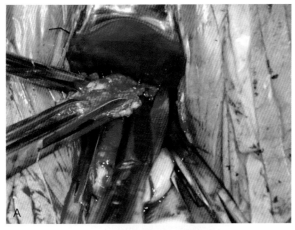

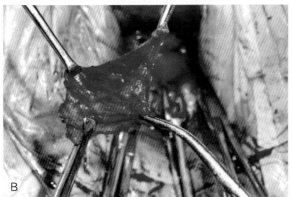

图 14-0-19 病灶处肌壁菲薄
A. 暴露并剪除菲薄肌壁瘢痕；
B. 剪除的菲薄肌壁瘢痕组织

12. 以 1-0 薇乔线全层连续缝合宫壁切口（图 14-0-20，图 14-0-21）。

13. 2-0 薇乔线连续缝合阴道壁及腹膜（腹膜未切开者不需要）（图 14-0-22，图 14-0-23）。

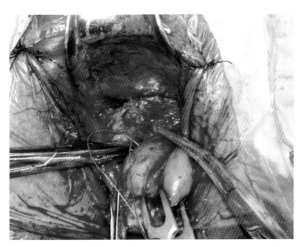

图 14-0-20 缝合宫壁切口

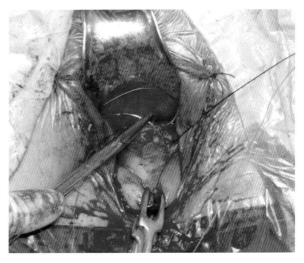

图 14-0-21 加固缝合宫壁切口

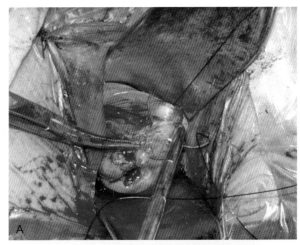

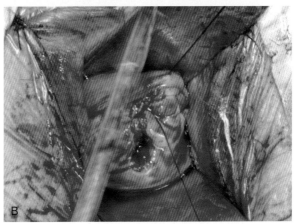

图 14-0-22 缝合阴道黏膜切缘
A. 自左角向中间缝合阴道黏膜切缘；
B. 自右角向中间缝合阴道黏膜切缘

14. 留置尿管：术者必须具备熟练的阴式手术技巧，同时助手也必须有成熟的阴道手术经验，配合默契，恰当、个体化地掌握手术适应证及良好的麻醉效果,加上利用现代手术器械,才能高质量地完成该术式。

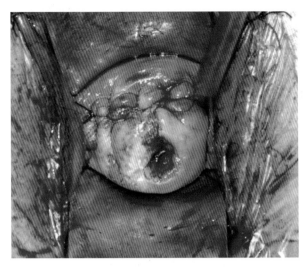

图 14-0-23　术后宫颈与阴道前壁黏膜切口

【典型病例介绍】

病人王××,女,26岁,因"停经40+天,阴道少量流血2天"于2014年7月16日收入院。

现病史:病人平素月经规律,末次月经2014年5月30日。停经30余天出现轻微恶心、呕吐,查尿hCG阳性。2天前无明显诱因出现阴道流血,量少,点滴状,无下腹痛,无头晕、眼花、呕吐、四肢乏力等症状,无组织样物排出。在家未行特殊处理,昨日到笔者医院门诊检查,B超示:①子宫下段瘢痕处妊娠未除,胚胎存活,相当于6+周;②宫腔内混合性回声区。故收入院。

月经史:14岁初潮,3/30,LMP:2014年5月30日,经量中等,无痛经。

孕产史:25岁结婚,孕5产1,人流3次,2012年7月5日剖宫产1次。

既往史、家族史无特殊。

入院体查:体温:36.3℃,脉搏:76次/min,呼吸:20次/min,血压:99/61mmHg神清,心肺听诊无异常,腹平,耻骨上两横指可见长约10cm的横行手术瘢痕,软,无压痛,无反跳痛,腹部未扪及包块,妇检:外阴无异常,阴道通畅,少许暗红色血污。宫颈光滑,宫口闭合,无接触性出血,无举痛。子宫增大如孕40+天大小,位置前位,质地中,无压痛,活动度好。双侧附件区未及明显异常。

辅助检查:7月16日B超:①子宫下段瘢痕处妊娠,胚胎存活,相当于6+周。②宫腔内混合性回声区。

入院诊断:剖宫产瘢痕部位妊娠。

诊疗经过:入院后完善相关各项检查,孕酮87.22nmol/L,总β-hCG 117 181.00IU/L,血常规、肝肾功能、电解质、血糖、甲状腺功能、凝血功能、尿常规、白带分析、输血前四项正常。泌尿系统B超:双肾、膀胱未见明显异常。乳腺彩超:右侧BI-RADS 1级;左侧BI-RADS 1级。腹部B超:肝脏、胆囊、胰腺及脾脏未见明显异常。

入院后予口服米非司酮50mg,每日2次和肌注MTX 50mg 1次(7月17日)杀胚治疗。2014年7月21日复查孕酮80.82nmol/L,hCG 150 975.00IU/L,复查B超示:①瘢痕处妊娠,胚胎存活,约相当7周。子宫瘢痕处可见一孕囊(其距离子宫前壁浆膜层约0.29cm,其下缘距离宫颈外口约3.3cm),大小约2.7cm×2.0cm×2.3cm,周边回声稍强,约三分之二凸入子宫瘢痕内,内可见胚芽,长约0.6cm,并可见心管搏动,可见卵黄囊周边可见环状血流信号,范围大于3/4;②子宫增大,宫内膜稍厚,回声不均;③孕囊周边少量积液。7月22日因"剖宫产瘢痕部位妊娠Ⅱ型"在腰硬联合麻醉下行阴式子宫瘢痕妊娠物清除术加子宫修补术。术中可探及宫颈外口上方3cm处(剖宫产瘢痕处)见子宫前壁下段向外突出约3cm×3cm×2cm包块,软,紫蓝色,浆膜层较薄,膀胱宫颈腹膜反折位于病灶的上极。于子宫肌壁注入垂体后叶素6U,围绕病灶切除子宫瘢痕组织,清除瘢痕处妊娠物及陈旧血块,见典型绒毛样组织。

术后(7月25日)监测血β-hCG 18 096.00IU/L。术后21天复查hCG正常,术后2月复诊月经正常,经期5天,复查B超未见子宫瘢痕憩室。

(柳晓春　冯敏清)

【参考文献】

1. 中华医学会妇产科学分会计划生育学组.剖宫产术后子宫瘢痕妊娠诊治专家共识(2016).中华妇产科杂志,2016,51(8):568-572.

2. 谢幸,孔北华,段涛.妇产科学.9版.北京:人民卫生出版社.2018:80-81.

3. LI YUE-RAN,XIAO SONG-SHU,WAN YA-JUN,et al.Analysis of the efficacy of three treatment options for cesarean scar pregnancy management.The journal of obstetrics and gynaecology research,2014,11(11):2146-2151.

4. TAN,G.,XIANG,X.,GUO,W.et al.Study of the impact of uterine artery embolization（UAE）on endometrial microvessel density（MVD）and angiogenesis.Cardiovascular and Interventional Radiology：A Journal of Imaging in Diagnosis and Treatment,2013,4（4）:1079-1085.

5. 董艳红.米非司酮联合甲氨蝶呤治疗剖宫产瘢痕部位妊娠的效果分析.中国妇幼保健,2018,33（16）:3623-3625.

6. 卢艳,刘秋红,崔超美,等.B超联合宫腔镜下清宫术治疗剖宫产瘢痕部位妊娠116例的临床分析.中国生育健康杂志,2018,29（4）:362-364.

7. 陈洪琴,周容.剖宫产瘢痕部位妊娠的诊治.实用妇产科杂志,2018,34（1）:1-3.

8. 马安军,燕芳莉,迟亚松,等.超声监视下吸宫并病灶处球囊压迫治疗剖宫产瘢痕部位妊娠32例分析.中国计划生育和妇产科,2018,10（7）:78-81.

9. 刘春.剖宫产瘢痕部位妊娠的超声分型与治疗方案选择的比较.实用妇科内分泌杂志（电子版),2017,（024）.

10. 陈莉婷,陈向东,柳晓春,等.子宫动脉栓塞术治疗子宫瘢痕妊娠的疗效及对卵巢功能的影响.妇产与遗传（电子版),2014,（2）:10-13.

11. 陈向东,陈莉婷,柳晓春,等.两种子宫瘢痕妊娠手术方式的疗效及术后生活质量的比较.广东医学,2016,37（3）:380-382.

12. 柳晓春,冯敏清,黄小敏,等.经阴道子宫瘢痕妊娠病灶切除术治疗子宫瘢痕妊娠的临床分析.现代妇产科进展,2015,（4）:273-275.

第十五章
经阴道子宫瘢痕憩室修补术的手术难点与对策

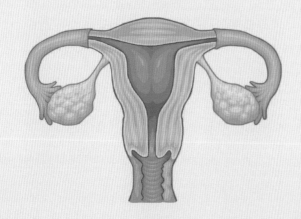

【概述】

剖宫产术后子宫瘢痕憩室(previous cesarean scar defeat,PCSD)是指子宫下段剖宫产术后的子宫瘢痕由于愈合缺陷出现在瘢痕处与宫腔相通的一个或数个凹陷,经血积聚于凹陷内,导致经期延长、经间期阴道流血、性交后出血,甚至不孕、痛经等症状。若发生瘢痕处妊娠可导致子宫穿孔、大出血等危及生命的严重并发症。PCSD以往报道较少,1955年,西班牙学者首次报道了子宫瘢痕憩室。国内近年来随着剖宫产率地升高,子宫瘢痕憩室病例增多,剖宫产术后子宫瘢痕憩室的发生率为4%~9%。据Surapaneni等报道,剖宫产术后因不孕等因素而行子宫输卵管造影术(hysterosalpingography,HSG)的病人中,60%(89/148)可发现有瘢痕部分的缺陷,与文献报道子宫瘢痕憩室的发生率为69%相符。但至今尚无确切疗效的治疗方法,目前治疗方法有激素治疗、阴式手术治疗、宫腔镜手术治疗、开腹或腹腔镜手术治疗。

子宫憩室的发病率中,子宫下段占50%,子宫峡部占35%,颈管上段占10%左右(图15-0-1)。

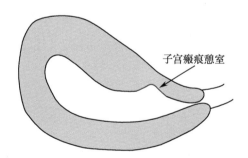

图15-0-1　子宫瘢痕憩室示意图

【临床表现】

以阴道不规则出血(如经期延长、经间期阴道出血、性交后出血等)、不孕等为其主要临床表现。且这些临床症状不能由其他疾病如功能失调性子宫出血、子宫内膜息肉、盆腔炎等解释。

子宫瘢痕憩室致月经经期明显延长的原因有:

(1)PCSD局部由于缺少子宫肌层,子宫内膜周期性剥脱后,局部收缩不良导致出血。

(2)PCSD处子宫内膜周期性剥脱后,创面为瘢痕,血运较差.创面修复较慢或较差,造成经期延长。

(3)假腔内也有内膜生长,宫腔内膜与假腔内膜发育不同步,使内膜剥脱时间延长。

(4)PCSD处积血、积液,可并发感染、出血,致经期延长,子宫瘢痕假腔越大,临床症状越重,经期时间越长。

子宫瘢痕憩室产生原因有:

(1)剖宫产时子宫切口肌层上缘厚并且短,下缘薄并且长,缝合时容易对合不严,或缝合针如果过密易造成切口肌层缺血坏死等原因形成薄弱处,导致子宫内膜呈疝状凸向子宫浆膜层形成憩室。

(2)手术过程中子宫内膜清理不到位,出现子宫内膜异位到瘢痕,长期的子宫内膜增生脱落出血,向宫腔的压力增加破裂形成子宫瘢痕憩室。

(3)感染:由于胎膜早破,妊娠期糖尿病等多种因素造成宫腔感染,或者病人术后恢复欠佳,机体抵抗力下降造成感染,一系列因素造成瘢痕愈合不良引起憩室。

(4)缝合材料及缝合技术的异同也与子宫憩室的形成有关。

【诊断】

子宫瘢痕憩室的诊断可采用阴道B超、宫腔镜、MRI、子宫碘油造影等辅助检查诊断。

1. 先行阴道B超检查,提示子宫前壁下段剖宫产瘢痕处宫腔内凸向肌层或浆膜层的近乎三角形液性暗区、边界清,或瘢痕处肌层厚度小于2mm,彩色多普勒显示暗区内及周边未见血流信号。阴道超声是诊断PCSD最简便、快捷、经济、无创的方法(图15-0-2)。

2. 再行宫腔镜检查,宫腔镜下依次观察宫颈管、子宫下段剖宫产瘢痕处及宫腔情况。镜下见宫颈管形态正常,颈管黏膜无异常,子宫内膜未见异常,宫腔无占位性病变,宫颈内口上方子宫下段剖宫产瘢痕部位异常扩大呈憩室状改变,凸向子宫浆膜层,于宫腔与宫颈管之间见穿窿样突向浆膜层的憩室,形成三腔的状态:宫腔、憩室腔及宫颈管;或子宫下段前壁瘢痕处下缘的纤维组织形成"活瓣",腔内可见少许陈旧性积血(图15-0-3)。

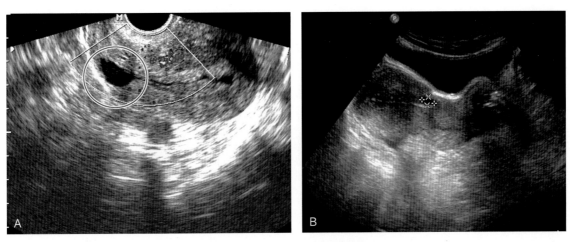

图 15-0-2　瘢痕憩室 B 超声像

A. B 超图像下憩室表现前壁下段的液性暗区；B. B 超下可对憩室的大小进行测量

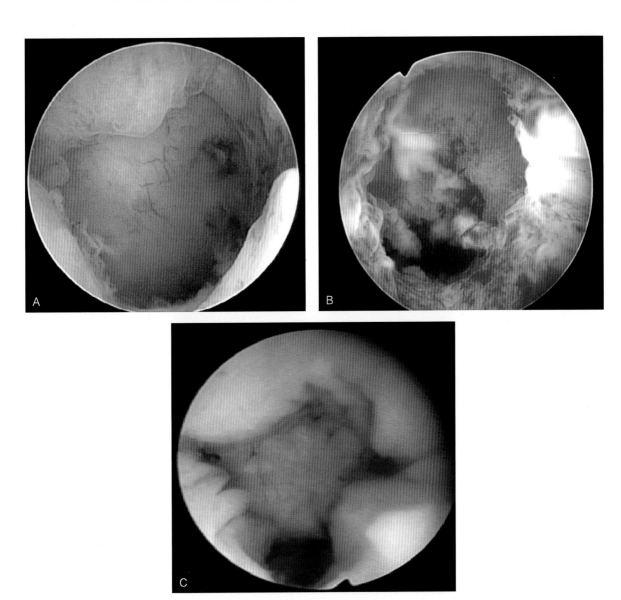

图 15-0-3　宫腔镜瘢痕憩室病灶

A. 憩室宽、大、深；B. 憩室偏右侧；C. 憩室位于宫颈管上段

3. 术前还可行 HSG 检查,HSG 显示子宫下段前壁见憩室龛影者可诊断。

4. MRI:MRI 在显示软组织方面具有优势,但价格昂贵,若阴道彩超未能诊断的病人可考虑行 MRI 检查(图 15-0-4)。

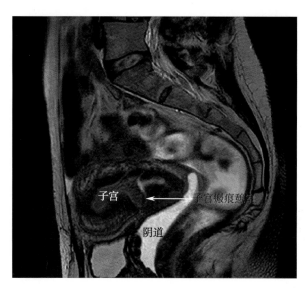

子宫

子宫瘢痕憩室

阴道

图 15-0-4 瘢痕憩室 MRI 声像

【治疗】

国外多采用开腹的方法进行憩室切除,虽然保留了子宫,但是开腹治疗创伤很大,出血相对较多,并且腹部的皮肤会留下手术瘢痕影响美观,国外有报道可以在宫腔镜下切除,但是因为宫腔镜下不能进行缝合,不能真正达到修补憩室的目的,且此种手术方式存在复发以及加重的可能性。手术治疗可采用经阴道子宫憩室切除修补术或腹腔镜下子宫憩室切除修补术。

【手术适应证】

1. 明确子宫憩室的诊断。

2. 经期延长经保守治疗方法不能改善,排除其他疾病所致。

3. 不孕史,排除其他原因。

4. 习惯性流产史,排除其他原因。

5. 子宫活动度好,排除子宫前壁严重粘连。

【手术风险评估】

1. **膀胱损伤** 子宫下段剖宫产,常常会导致子宫膀胱间隙有粘连,分离此间隙时膀胱损伤风险较高。

2. 瘢痕憩室手术效果不理想的原因

(1)子宫瘢痕憩室常常位于宫颈与宫体交界处,憩室切除后,切缘下方宫颈纤维组织与切缘上方宫体肌层组织在组织的质地及切缘的长短上有差异,难以完全整齐对合,至愈合不良。

(2)如果憩室位置较低,位于宫颈内口处,或偏向子宫峡部一侧,难以完全切除瘢痕缺陷处,致憩室残留。

(3)瘢痕憩室的修补是在瘢痕组织上进行手术,切缘上下仍是瘢痕组织,血运较差,对合后愈合不良,形成新的憩室。

(4)手术经验不足,技巧不熟练。

(5)瘢痕感染,也会导致愈合不良。

【手术基本步骤与操作技巧】

1. **术前准备** 手术时间选择在月经干净后 3~7 天内,术前所有病人完善血尿常规、凝血功能、肝肾功能、胸片及心电图检查,排除手术禁忌证,并行阴道准备,复杂病人同时行肠道准备。

2. 手术方法

(1)采用腰硬联合麻醉。

(2)病人取膀胱截石位,常规消毒铺巾,金属导尿管排空膀胱。

(3)阴道拉钩置入阴道,暴露宫颈,宫颈钳钳夹宫颈上唇并向下牵拉暴露出阴道前穹窿阴道黏膜(图 15-0-5)。

(4)于宫颈阴道间隙注射含 1:2 000(0.1mg/200ml)肾上腺素生理盐水溶液 30~40ml 水压分离膀胱宫颈间隙(图 15-0-6)。

(5)在宫颈钳夹处上方 2~2.5cm 处横行切开阴道黏膜,进入膀胱宫颈间隙,锐性加钝性推开子宫膀胱间隙至膀胱腹膜反折,暴露子宫瘢痕憩室处病灶。视诊可见宫体与宫颈交界处的横行凹陷,扪之凹陷感更加明显(图 15-0-7~图 15-0-11)。

(6)置入阴道拉钩,自宫颈置入 4~5 号扩宫条,达子宫憩室处,并顶起瘢痕憩室处子宫壁,可明显感觉憩室处宫壁菲薄,与上方宫体及下方宫颈的厚度形成明显差别。于病灶外围的子宫肌层注射垂体后叶素 6U 并用扩条指引,切开瘢痕憩室病灶处肌壁(图 15-0-12,图 15-0-13)。

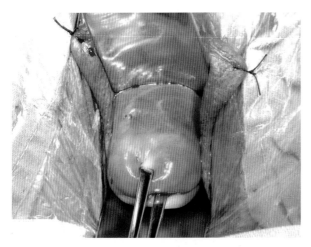

图 15-0-5　牵拉宫颈暴露阴道前穹窿

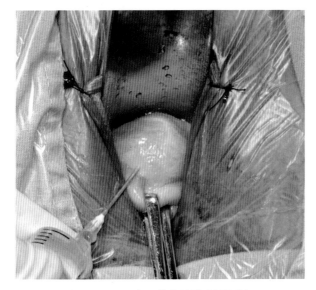

图 15-0-6　水压分离膀胱宫颈间隙

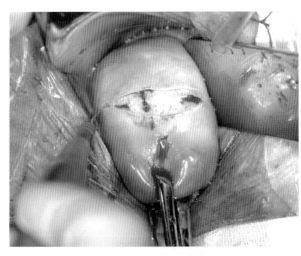

图 15-0-7　横行切开阴道前壁黏膜

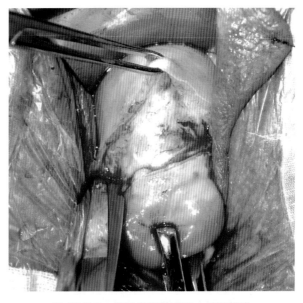

图 15-0-8　紧贴宫颈筋膜向上撑开推进

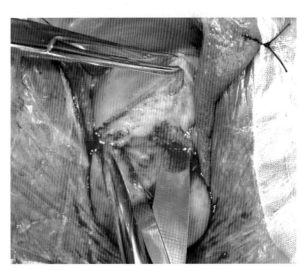

图 15-0-9　锐性分离子宫膀胱间隙

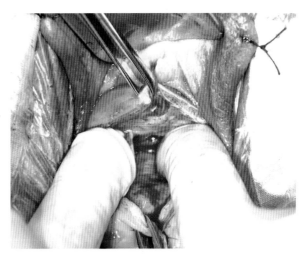

图 15-0-10　钝性分离子宫膀胱间隙

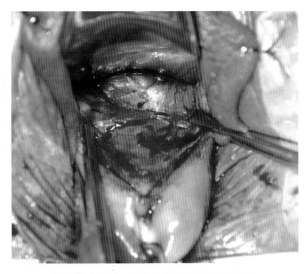

图 15-0-11 暴露瘢痕憩室 - 凹陷部位

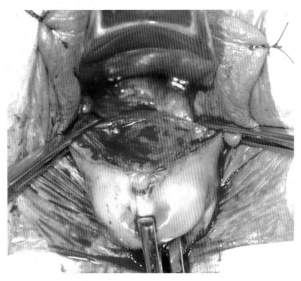

图 15-0-12 暴露宫体与宫颈间的瘢痕憩室部位

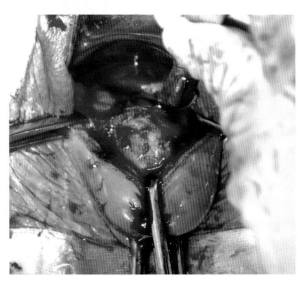

图 15-0-13 冷刀切开瘢痕憩室处肌壁

（7）清除憩室内陈旧性积血，剪刀或电刀完全切除憩室周围瘢痕组织（图 15-0-14~ 图 15-0-16）。

（8）在扩条或硅胶双枪通液管的指引下以 2-0 号可吸收线间断全层缝合子宫肌壁切口，所有缝线留线，最后一起打结。使每一针的缝合都能穿过肌壁上下切缘全层（图 15-0-17~ 图 15-0-21）。

（9）全层连续缝合阴道黏膜切缘和腹膜，从两角开始向中间缝合。如果有少许渗血，可于子宫膀胱间隙放入引流条，再用纱布压迫阴道前穹窿（图 15-0-22~ 图 15-0-24）。

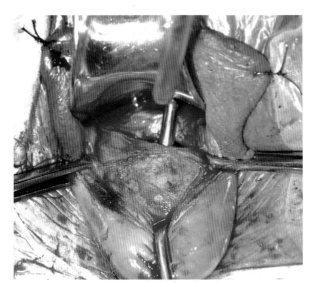

图 15-0-14 扩条穿出憩室瘢痕指引

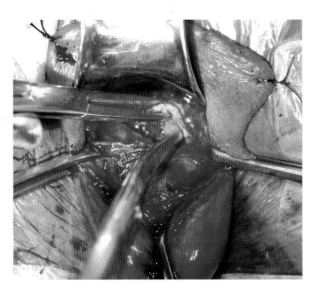

图 15-0-15 修剪瘢痕憩室处肌壁

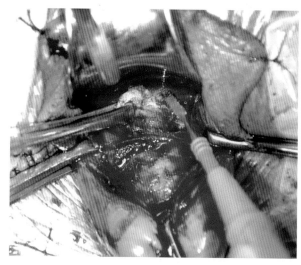

图 15-0-16　电刀修切瘢痕

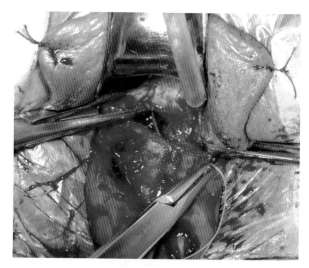

图 15-0-19　间断缝合肌壁切口并留线

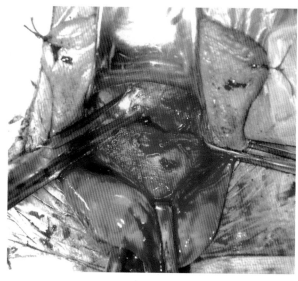

图 15-0-17　钳夹肌壁切口上缘

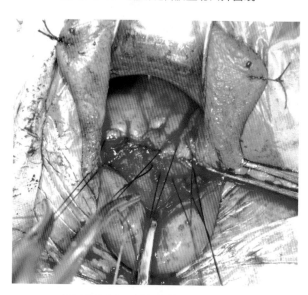

图 15-0-20　所有留线最后统一打结

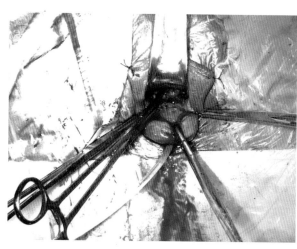

图 15-0-18　放硅胶管入宫腔指引

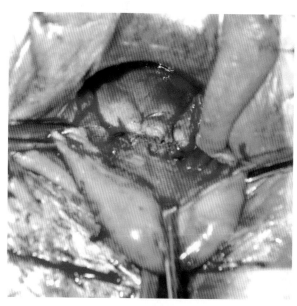

图 15-0-21　肌壁切口缝合完毕

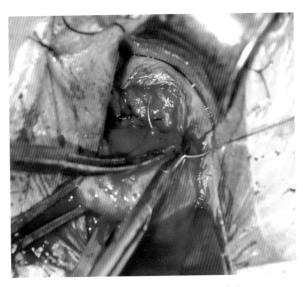

图 15-0-22　缝合阴道黏膜切缘左角

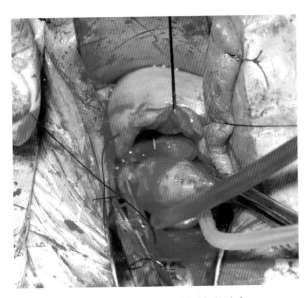

图 15-0-23　缝合阴道黏膜切缘右角

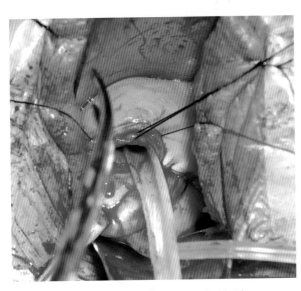

图 15-24　放引流片于子宫膀胱间隙

（10）留置尿管。

（11）术毕再次置入宫腔镜检查，确认子宫憩室消失后结束手术。阴道放置碘油纱2条压迫止血(24小时后取出)。切除组织送病理检查。

3. 术后处理

（1）术后 24 小时取出阴道塞纱。

（2）留置尿管导尿 1~2 天。

（3）预防感染。若术后病人无异常情况，可于术后 3~5 天出院。

（4）术后 3 个月复查宫腔镜（图 15-0-25）。

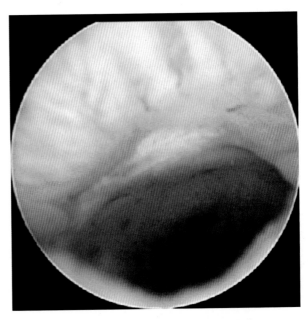

图 15-0-25　瘢痕憩室术后宫腔镜图像

【手术难点与对策】

1. 避免膀胱损伤

（1）分离子宫膀胱间隙前可以先向间隙内注入肾上腺素生理盐水，以水压分离间隙，并增大间隙的空间，减少分离时的出血。无粘连处用水压分离后手指很容易钝性分离，暴露致密粘连处，再用剪刀紧贴子宫锐性分离。

（2）手术者具有丰富的阴式子宫系列手术经验，是减少膀胱损伤的重要因素。

2. 减少憩室残留及再形成的风险

（1）术前宫腔镜检查了解憩室的大小、深度和位置，扩条指引下可明显感觉肌壁菲薄的憩室部位，扩条指引下切开瘢痕憩室部位，再用剪刀、冷刀或电刀进行瘢痕部位的修剪，尽量将瘢痕组织修剪，全层钳夹瘢痕上缘肌壁组织和下缘的宫颈组织。

（2）用硅胶双腔通液管经宫颈外口插入宫腔，

注水 3~5ml 固定通液管,以指引瘢痕上下切缘全层缝合,减少瘢痕憩室的再发生。

(3)掌握缝合子宫切缘的技巧:缝合子宫切缘要尽量对合整齐,黏膜对黏膜,肌层对肌层,采取间断全层缝合,留线,最后一起打结的方法。因为瘢痕憩室常常位于宫颈与宫体之间,术野较窄,憩室切除后瘢痕不规则,特别是两角部缝合困难。间断缝合最后打结可以使每一针进针和出针清楚,切缘对合到位。

(4)尽量切除憩室处的瘢痕组织,减少憩室残留,缝合后组织愈合较好。

【典型病例介绍】

病人马××,女,34岁,因"剖宫产术后经期延长 4⁺ 年。"于 2015 年 6 月 23 日入院。病人平素月经规律,5~6/30~33 天,量中,无痛经。4⁺ 年前行剖宫产术,术后 4 月月经复潮,出现月经经期延长,点滴持续 10~15 天干净,期间予以口服复方短效口服避孕药 6 个月,服药期间月经经期缩短至 9~11 天干净,停药后恢复至 10~15 天干净。现因计划生育二胎,于生殖科就诊,发现子宫瘢痕憩室并积液,建议手术治疗,门诊拟"子宫瘢痕憩室"收入笔者科室。平素体健,无高血压、糖尿病、血液病等病史,孕 2 产 1,2009 年稽留流产 1 次,2011 年足月剖宫产 1 次。入院查体:生命体征平稳,心肺听诊未闻及明显异常,腹平软,无压痛及反跳痛,耻骨联合上 2 横指可见长约 10cm 横行陈旧手术瘢痕,肝、脾肋下未及,脊柱四肢无畸形,双下肢无水肿。妇科检查:外阴发育正常,阴道通畅,宫颈光滑,质地中等,宫体后位,正常大小,无压痛,活动度一般。双侧附件区未扪及明显异常。入院完善相关检查,血常规、凝血功能、肝肾功能、白带分析、阴道分泌物培养等未见明显异常。妇科超声提示:①子宫正常大小,未见明显占位;②宫腔少量积液,液性分离 0.6cm;③剖宫产子宫瘢痕憩室形成可能:子宫前壁下段剖宫产处可见类三角形液性暗区,范围约 1.0cm×0.6cm,暗区与宫腔下段相通;④双附件区未见明显异常。

病人剖宫产术后出现反复经期延长,药物治疗效果欠佳,因病人有再生育要求,且 B 超提示瘢痕憩室范围较大,合并宫腔积液,可能影响辅助生殖,建议行子宫瘢痕憩室修补术。于 2015 年 6 月 25 日在腰硬联合麻醉下行经阴道子宫瘢痕憩室切除术 + 子宫修补术 + 宫腔镜检查术,先行宫腔镜

检查:宫腔深 8cm,宫颈内口至宫体交界处前壁有一穹窿状凹陷,大小约 2.5cm×2.0cm×1.0cm,凹陷内漂浮咖啡色陈旧性絮状物,宫颈管、憩室及宫腔呈三腔状,宫颈管与宫腔未在同一水平,将镜管下压后方进入宫腔,见宫腔形态正常,子宫内膜薄,双侧宫角及输卵管开口清晰可见,子宫瘢痕憩室诊断明确,宫腔镜已明确大小和位置,转行经阴道瘢痕憩室切除 + 子宫修补术:以丝线外翻固定双侧小阴唇,以阴道拉钩暴露宫颈,导尿,于宫颈上阴道黏膜下注水 20ml,再于宫颈与膀胱间隙注水 20ml(生理盐水 200ml 含肾上腺素 0.1mg);宫颈前方距宫颈外口 2.5cm 处横行切开阴道壁黏膜,深达筋膜层,并向两侧及延长瘢痕至 3 点、9 点处;提取阴道壁黏膜,用弯剪钝锐性分离膀胱宫颈间隙,充分分离,可探及宫颈外口上方 3cm 处(剖宫产瘢痕处)有一2.0cm×2.5cm 薄弱部位,考虑为子宫瘢痕憩室,于憩室上方找到前腹膜,提起后剪开,4 号丝线缝合标记;于病灶外围的宫肌层注射垂体后叶素 6U,5号扩条放至憩室下方指引,横弧形切开憩室下缘,组织钳提起后完整切除憩室部位肌层,抽出扩条,放入双腔宫腔通液管,打水囊固定,指引缝合,充分冲洗创面;给予 2-0 可吸收线自左侧宫角部剪断缝合关闭瘢痕,缝合时注意穿透肌肉黏膜层,上下两侧对合整齐,针距均匀,缝合后暂打结,小钳钳夹留线,缝合至右侧宫角后再逐一打结。打结后扩条探查宫颈管内口凹陷部位消失;继续以 2-0 可吸收线连续缝合阴道前壁黏膜、前腹膜及宫颈筋膜。再次行宫腔镜检查:宫颈内口处穹窿状结构消失,宫颈管与宫腔呈一水平面,提示瘢痕憩室已消失。阴道塞碘仿纱块 2 块,术后 24 小时拔出。病人术后 4天痊愈出院。术后 1 个月复查,阴道黏膜伤口愈合良好。病人术后 16 天月经复潮,持续 8 天干净,随访 6 个月,月经期 7~8 天干净,无不适。

(柳晓春 张汝坚)

【参考文献】

1. Talamonte VH,Lippi UG,Lopes RG,et al.Hysteroscopic findings in patients with postmenstrual spotting with prior cesarean section.Einstein(Sao Paulo),2012,lO(1):53-56.
2. 李萍. 阴式手术治疗剖宫产术后子宫疤痕憩室出血的疗效观察. 实用妇科内分泌电子杂志,2014(4):22-23.
3. 姚敏. 剖宫产术后子宫切口疤痕憩室的诊治. 现代妇产进展,2013,22(11):928-930,934.
4. 张世妹,周丹. 剖宫产子宫瘢痕憩室诊断和治疗进展. 中国实用妇科与产科杂志,2015,31(2):174-176.

16

第十六章
生物补片阴道成形术的
手术难点与对策

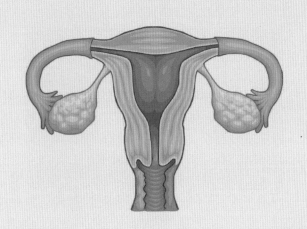

【概述】

临床上很多疾病可表现为先天性无阴道或阴道闭锁,MRKH综合征(Mayer-okitansky-Kuster-Hauser syndrome)是先天性无阴道最常见的病因,临床表现第二性征发育正常,染色体核型为正常46XX,先天性子宫和全部阴道或上阴道2/3缺如,大部分伴有始基子宫,发生率约为1/10 000~1/4 500。此类病人常因青春期无月经来潮、婚后不能进行性生活检查时被发现,虽不影响健康,但对病人心理和精神上造成的创伤极大。

先天性无阴道主要的治疗方法为手术治疗,基本原理是在尿道与直肠之间分离造穴,形成一个人工阴道,应用不同的材料来重建阴道,再造一个解剖和功能上都接近正常的阴道。人工阴道成形术的发展历时二百余年,术式多达20余种,历史上包括1914年Ruge报道的乙状结肠代阴道法,1934年,Brindeau报道的羊膜法,1969年,Davydov报道的腹膜法阴道成形术,以及同年由Vecchitti首创的前庭黏膜上提阴道成形术等。各种手术方式的主要区别在于用作人工阴道的组织材料不同。各种术式虽各有特点,均存在一些不尽如人意之处:肠道法除损伤大外,还有吻合口瘘、阴道分泌物量大且异味等缺点;羊膜法、腹膜法形成的阴道壁黏膜化时间长,需佩带阴道模具时间长;皮瓣法术后有毛发生长、皮瓣脱垂发生、供区瘢痕明显等不足,并且治疗效果和安全性较少报道,现已较少应用。中国应用较多的有羊膜法、腹膜法和肠道代阴道成形术。而开腹或腹腔镜下腹膜法和肠道代阴道成形术,腹部和其他部位的手术瘢痕,影响美观,不利于保护病人隐私。近年来不断有报道生物补片成功运用于先天性无阴道病人阴道重建,展现了生物补片在阴道重建术中的潜力和优势。

生物补片的定义是指取自同种、异种的组织,经脱细胞处理去除组织中含有的各种细胞而完整保留细胞外基质(extracellular matrix,ECM)的三维框架结构并能用于修复人体软组织的材料。其根据组织来源可分为同种异体材料如真皮脱细胞基质(acellular dermimatrix,ADM)、羊膜、硬脑膜等;异种异体材料如猪小肠黏膜下层(small intestinal submucosa,SIS)、牛马的心包、牛腹膜等。国内外当前已有数十种商品化的生物补片。

与合成补片相比,生物补片阴道成形具有生物相容性好、无过量瘢痕组织、无长期慢性炎症、组织粘连程度轻等优点。生物补片植入后,随着宿主组织的长入逐步降解,两者基本同步,最终生物补片完全被宿主组织代替。而合成补片植入后是在机体内产生异物炎症刺激、连续增强的纤维化形成非吸收"钢筋一混凝土"结构瘢痕组织来修复缺损。生物补片阴道成形得益于其能实现早期局部快速再血管化、吞噬细胞早期进入、细菌生物膜难以形成的特性,生物补片还具有一定的耐受感染能力,故生物补片可用于伴有污染或潜在感染的创面。生物补片为阴道成形术提供了一种新的材料和技术。

【手术适应证】

1. 有性生活需要或者性生活困难的无阴道病人;

2. 术前检查未见严重的全身性疾病而不能耐受手术,且非传染病的急性期;

3. 病人知情同意。

【手术风险评估】

本手术所用阴道成形材料生物补片目前已经成品化,来源方便、安全。手术方法操作简便易行,在腹部及其他体表部位均无切口,手术对外阴形态无影响,临床效果评价满意。阴道造穴时有膀胱或直肠损伤的风险,少见有盆腔血肿及过敏、补片排异和脱落等并发症,但均少见。

【手术基本操作步骤与操作技巧】

(一)术前准备

术前3天开始行肠道准备:进无渣半流质饮食,口服甲硝唑;0.5%碘伏会阴冲洗,术前晚及术晨清洁灌肠。

(二)特殊物件准备

材料:生物补片规格:7cm×20cm或10cm×15cm。

软模具:两个消毒好的避孕套。

干纱布条一卷。

硬模具:10cm×3.5cm(半径),硅胶磨具(性用品店可买到)。

(三)麻醉方法

采用硬膜外麻醉,如有硬膜外麻醉禁忌证者可选用气管插管全麻,也见采用静脉全麻进行手术的报道。

(四)手术操作步骤与操作技巧

病人取膀胱截石位,常规消毒铺巾(方法

同前)。

1. 生物补片制备 取生物补片(大小约7cm×20cm),折叠成长方形,3-0可吸收线间断缝合制成一端闭合另一端敞开的筒状(筒高10cm),尖刀片于筒表面间断打孔,以利组织生长嵌入及引流(图16-0-1~图16-0-3)。生物补片筒制备好后浸泡于温热生理盐水中20分钟。

2. 阴道造穴

(1)金属导尿管导尿后仍放在膀胱中指引;

(2)两组织钳钳夹小阴唇下方分开前庭;

(3)肾上腺素生理盐水(0.1mg/200ml)于前庭正中打水垫(此时左手示指放在肛门内指引),由浅及深,通过水压分离膀胱与直肠,减少损伤及出血。因此处组织疏松可注入生理盐水100~200ml,至膀胱与直肠充分分离(图16-0-4)。

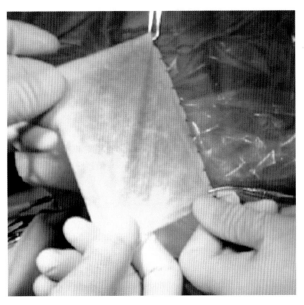

图 16-0-3 成形后生物补片筒

(4)于前庭正中稍偏尿道口横行切开前庭黏膜约3cm,组织剪锐性分离筋膜组织后手指钝性分离膀胱后壁与直肠前壁间隙,形成人工阴道,阴道顶端至盆底筋膜,如有始基子宫者至子宫浆膜面(分离人工阴道穴腔时金属导尿管仍保持在膀胱内,助手左手示指一直在肛门内)。人工阴道穴长约8~10cm,宽度5~6cm(图16-0-5~图16-0-7)。冲洗人工阴道穴,缝合止血至创面无活动性出血。

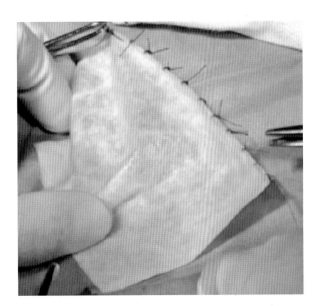

图 16-0-1 3-0可吸收线间断闭合生物补片另一端

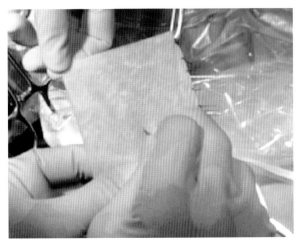

图 16-0-2 尖刀片于生物补片筒表面间断打孔

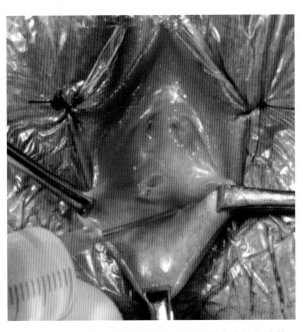

图 16-0-4 牵拉两侧小阴唇在前庭黏膜中央处打水垫

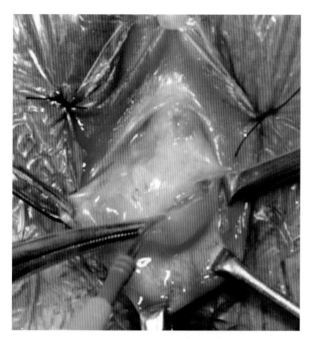

图 16-0-5　于前庭中央横行切开黏膜

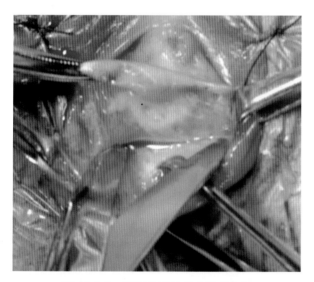

图 16-0-6　组织剪锐性分离筋膜组织

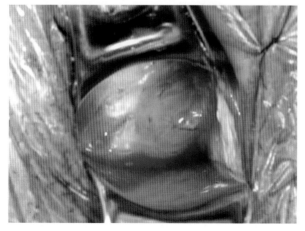

图 16-0-7　分离后人工阴道穴长约 8~10cm 宽度 5~6cm

3. 固定生物补片筒,形成人工阴道　在固定生物补片筒之前于阴道前庭黏膜剪取约 0.3~0.5cm² 组织,将组织剪碎后作为黏膜种子细胞撒在生物补片筒上。

将生物补片筒置入造穴腔,铺平。2-0 可吸收线与人工阴道穴壁间断缝合:补片上端顶部与人工阴道顶端组织分别于 3、6、9、12 点固定 4 针,人工阴道穴四壁固定数针,3-0 可吸收线间断缝合补片筒下缘与人工阴道口黏膜 1 周(图 16-0-8~图 16-0-11)。

4. 放置软模具　制备并放入软模具:用单叶前后阴道拉钩置于双层避孕套内,将避孕套带入人工阴道内(图 16-0-12)。前后叶拉钩分别用力撑开避孕套,于避孕套内逐渐填塞干纱至阴道口后逐渐退出阴道前后拉钩,打结闭合避孕套口(图 16-0-13,图 16-0-14)。

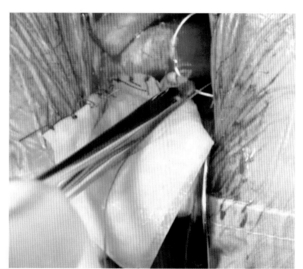

图 16-0-8　生物补片筒缝合在人工阴道穴顶端

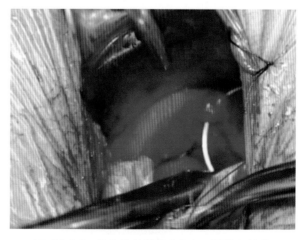

图 16-0-9　生物补片筒缝合在人工阴道穴前壁

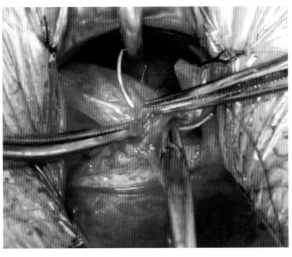

图 16-0-10　缝合生物补片筒下缘与阴道口黏膜

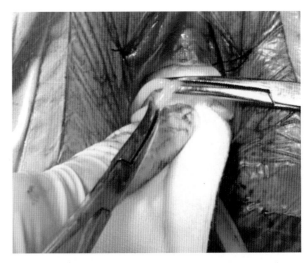

图 16-0-13　避孕套内逐渐填塞干纱

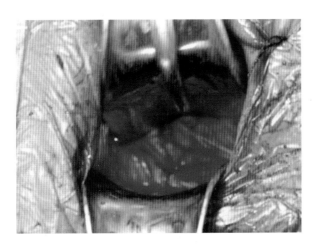

图 16-0-11　生物补片筒缝合在人工阴道穴后

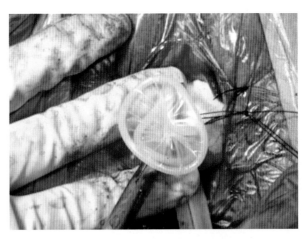

图 16-0-14　打结闭合避孕套口

5. 关闭人工阴道口　4 号丝线间断缝合双侧大阴唇数针,将软模具封闭在阴道内,阴道外覆盖纱布垫保护切口(图 16-0-15)。术毕,留置导尿。

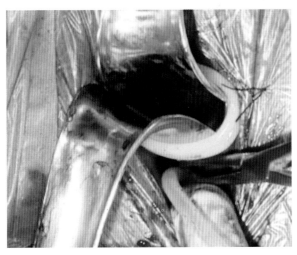

图 16-0-12　前后叶拉钩将双层避孕套置入人工阴道内

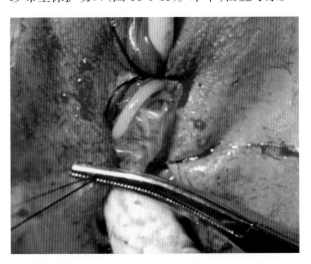

图 16-0-15　4 号丝线间断缝合双侧大阴唇

（五）术后处理

1. 术后常规予抗生素预防感染至血象及C-反应蛋白恢复正常水平，每日会阴部消毒并更换会阴部敷料。

2. 术后1周以后若阴道分泌物较多，可将14号导尿管插入阴道软模具与阴道穴壁之间用生理盐水和甲硝唑进行冲洗。

3. 2~3周后拆除大阴唇缝线将软模具取出，更换为硅胶模具。

4. 保留尿管至软模具取出。

5. 教会病人冲洗阴道和放置模具后出院。病人第4周及第8周来院随访。一直佩戴模具到结婚。无性生活病人自行更换模具（建议白天佩戴，晚上取出）至有性生活为止，有性生活者术后3个月开始性生活。结婚后是否带模具取决于病人性生活的频度，每周2~3次性生活可以不用带模具。

【手术难点与对策】

1. 邻近器官损伤的预防　一般情况下，尿道与直肠间隙较疏松，分离不难，但经验不足则可能会损伤局部脏器。因此，术者须熟练掌握盆底解剖，术前需经过充分的培训，术中需仔细操作，层次的正确分离，是预防并发症的关键。笔者医院在手术中造穴时先向尿道膀胱直肠间隙，注入足够的生理盐水打水垫，充分推离膀胱和直肠，配合适当的钝性分离，可较好地避免邻近器官损伤。

必要时，术中还可予金属导尿管及肛门内手指引导避免邻近器官损伤。术中应充分止血，防止血肿形成影响预后。

2. 生物补片筒的制备　制备的生物补片筒应大小合适，与造穴腔适形，置入阴道穴后生物补片需铺平并充分固定以减少术后肉芽发生。此外，恰当适时的术后扩张十分重要，是提高手术疗效和成功率的关键。术后应定期更换模具，主动扩张阴道，恢复组织弹性和韧性，预防阴道粘连挛缩、狭窄形成。

【典型病例介绍】

病人胡×，女，21岁，因"原发闭经，检查发现生殖系统发育异常7年"于2017年8月16日入院。7年前因无月经来潮在妇科门诊就诊，检查第二性征发育正常，无阴道，B超检查示：子宫发育不良伴阴道闭锁可能，双侧卵巢发育正常，染色体检查46XX。建议成年后择期手术治疗。现病人已大学毕业，有男朋友，要求手术拟行人工阴道成型术。病人平时无周期性下腹痛等不适，1年前复查B超示：始基子宫，双侧附件无异常，泌尿系无异常，门诊拟"先天性无阴道、始基子宫"收入院。既往史、家族史否认异常。入院查体：发育正常，身高163cm，双侧乳房发育正常，心肺听诊无异常，腹软，全腹无压痛。专科检查：外阴阴毛呈女性分布，大小阴唇发育正常，对称，未见阴道开口，于阴道口位置可见肌性闭锁，表面粉红色，无局部膨隆，尿道口及肛门外观正常。肛腹诊：直肠指诊未扪及子宫及异常包块，双侧附件区未扪及异常包块，无压痛。入院予完善相关检查，血常规、凝血功能、肝肾功能等检查无异常。超声提示：盆腔似见一小肌性回声，大小约13mm×8mm×10mm：始基子宫，双侧附件无异常。入院诊断：①先天性无阴道；②始基子宫；③原发性闭经。于2017年8月18日在腰硬联合麻醉下行生物补片人工阴道成形术，术中麻醉显效后取膀胱截石位，常规消毒后，将两侧小阴唇外翻缝合于大阴唇外侧皮肤上，充分暴露阴道前庭。两组织钳钳夹阴道前庭凹陷处两侧，造穴：横弧行切开阴道前庭凹陷处黏膜约3~4cm，锐性+钝性分离膀胱直肠间隙，形成宽4cm，长10cm腔穴，将7cm×20cm的软组织补片缝合形成卷筒状，直径6cm，顶端闭合，前后壁各切割3道裂痕，便于引流。将卷筒状的软组织补片以2-0可吸收线间断缝合于阴道顶端、前后壁及两侧壁，再将筒的外口与"阴道口"黏膜间断缝合，形成人工阴道，以两页拉钩套入2层避孕套置入阴道，向阴道内填塞纱块充盈并扩张阴道，至阴道口结扎避孕套口。以7号丝线间断缝合两侧大阴唇3针以封闭阴道口。手术后予以抗生素预防感染、留置尿管，留置"阴道"引流管并定期冲洗：第1周每3天以稀释的安尔碘液冲洗一次，第2、3周隔天冲洗一次，会阴护理等治疗，术后3周拔出阴道塞纱、引流管及尿管等，妇科检查可见：阴道壁形成良好，未见破损，无明显渗血、渗液，阴道可容二指，深约7cm，继续予软膜具持续扩张阴道，予出院。出院后1个月回院复查阴道形成良好，予硬膜具继续扩张阴道，注意局部清洁，术后3个月可改为定期放置阴道模具（一般晚上放置，白天外出可不放置）。病人术后半年同房，性生活满意。

（柳晓春　邓凯贤）

【参考文献】

1. Herlin M, Hjland AT, Petersen MB.Familial occurrence of Mayer-Rokitansky-Küster-Hauser syndrome：a case report and review of the literature.Am J Med Genet A, 2014, 164 (9)：2276-2286.

2. Bouman MB, van Zeijl MC, Buncamper ME, et al.Intestinal vaginoplasty revisited：a review of surgical techniques, complications and sexual function.J Sex Med, 2014, 11 (7)：1835-1847.

3. Ben Hmid R, Touhami O, Zouaoui B, et al.Evaluation of different techniques for vaginoplasty in the treatment of Mayer-Rokitansky-Kuster-Hauser syndrome.Tunis Med, 2012, 90 (12)：852-855.

4. 周慧梅, 朱兰.先天性无阴道综合征生物补片法阴道成形术的手术方法介绍和临床结局.中国计划生育和妇产科.2013, (5)：9-13.

5. 谢庆煌, 陈永连, 郑玉华, 等.生物补片法阴道成形与腹膜代阴道成形治疗先天性无阴道临床疗效分析.中国医学创新, 2016, 13 (30)：31-35.

第十七章

经阴道手术常见并发症的防治

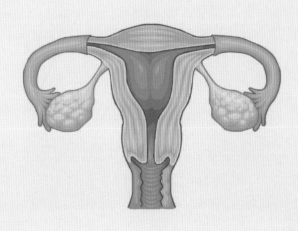

【概述】

20 世纪 90 年代后，随着腹腔镜技术的出现，微创手术的观念被引入妇科领域，符合微创原则的经阴道手术越来越受到妇科医师及病人的青睐。随着手术方法的改进，适宜器械的研制并应用，手术技巧的提高及医师经验的积累，经阴道手术的适应证发生了明显的改变。非脱垂子宫 TVH 的比例在国内外逐年增高，据文献报道，欧美国家部分医院 TVH 占全子宫切除术的 61%~90%。国内部分医院 TVH 的比例也在逐年增高，个别医院 TVH 已占 96% 以上。近年来，在 TVH 的基础上新开拓的其他经阴道手术，如经阴道子宫次全切除术、经阴道子宫肌瘤剔除术、经阴道广泛性子宫切除术、经阴道卵巢良性肿瘤手术、经阴道子宫瘢痕妊娠病灶切除术、经阴道子宫瘢痕憩室修补术等也陆续在一些医院得到了开展，进一步巩固了这一手术方式的优势和地位。经阴道盆腔手术利用阴道自然穴洞通过阴道施行手术，但经阴道手术视野小，暴露差，操作困难，技术要求高，尤其子宫大、活动度差、盆腔有粘连时，手术失败的机会增多，并发症亦增加。预防及妥善处理已经发生的并发症，对阴式手术的顺利开展有着重要的意义。

（一）经阴道手术并发症的发生率

经阴道子宫手术的并发症主要分为术中并发症及近期并发症（即术后 10 天内）。术中并发症主要有周围脏器损伤及出血，术后近期并发症主要有韧带残端或创面出血及感染等。经阴道子宫切除术（TVH）并发症的发生率各文献报道不一，相比之下，TVH 术中并发症较腹腔镜子宫切除术（LH）和腹式子宫切除术（TAH）低。Wu 等报道，LH 输尿管和膀胱损伤发生率分别为 0.27% 和 0.40%，高于 TVH 泌尿系损伤。Souzan 2006 年比较了 1 792 例不同术式子宫切除术的并发症：术中肠管损伤率分别为腹腔镜下子宫切除术（LASH）0.4%，TAH 0.3%；膀胱损伤率：LASH 0.9%，TAH 0.1%；TVH 组中无肠管和膀胱损伤；但尿潴留和血肿发生率高于其他两组。据佛山市妇幼保健院统计 TVH 盆腔感染率为 4.8%，阴式次全子宫切除为 7.8%，阴式肌瘤剔除术为 12.7%。经阴道子宫肌瘤剔除术的盆腔感染率明显高于 TVH 和经阴道次全子宫切除术。

（二）经阴道手术并发症的预防及治疗

1. 术前准备注意事项

（1）术前由有经验的妇科医师进行盆腔检查，了解子宫活动度，子宫大小，肌瘤部位、多少，宫旁有无粘连、增厚等，评估经阴道手术的可行性。如子宫固定、活动度欠佳，宫旁增厚，可能提示慢性盆腔炎或子宫内膜异位症导致盆腔粘连，需结合病史来协助判断，应腹腔镜辅助或开腹手术为宜，不可勉强而为之。

（2）既往有手术史者，可能导致手术部位瘢痕化、盆腔粘连，发生副损伤的概率明显增加，也是引起 TVH 严重副损伤的主要原因，故手术中必须特别注意预防副损伤的发生，如术前盆腔检查难以确定粘连情况，应先行腹腔镜检查了解盆腔情况。

（3）术前排除急性盆腔炎、阴道炎，要求阴道清洁度Ⅰ°～Ⅱ°。

（4）严格避开月经期施术。

（5）排除血液系统的疾病。

（6）改善全身营养情况，纠正贫血，提高机体抗感染能力。如合并失血性贫血，纠正血红蛋白达到 80g/L 以上再手术为宜。

2. 周围器官损伤

（1）膀胱损伤：

1）原因：①宫颈上方阴道黏膜切口过高或过深，尤其膀胱膨出明显或膀胱附着宫颈部位较低者，容易损伤膀胱。②宫颈上阴道黏膜切口过浅，向上分离膀胱子宫间隙时易进入膀胱。③阴道黏膜切口过小或未推开切口两侧的膀胱宫颈韧带，难以将膀胱向上推，膀胱子宫间隙分离不充分，腹膜反折辨认不清，打开腹膜反折时损伤膀胱或钳夹缝扎骶主韧带时损伤膀胱。④分离膀胱宫颈间隙时，需向下牵引宫颈，此时膀胱可向上缩，同时给分离剪一个反作用力，有利于分离此间隙，若这一步骤未牵引拉紧宫颈，膀胱损伤的机会增加。⑤既往有剖宫产史，膀胱宫颈间隙有病理性粘连，分离该间隙时易损伤膀胱。⑥缝合阴道黏膜切缘时，进针位置太高，缝线进入膀胱，术后半月左右形成膀胱阴道瘘。

2）预防：①把握切开宫颈上方阴道黏膜切口的高低和深浅，一般在膀胱横沟上约 0.2cm 处切开，深达阴道黏膜全层。②术中常规在膀胱宫颈间隙注射经稀释的肾上腺素生理盐水（高血压病人慎用），形成"水垫"，达到水分离的目的，很大程度上能避免膀胱损伤。③对分开子宫膀胱间隙时，向下拉紧宫颈，用弯组织剪紧贴宫颈筋膜向上撑开推进，部分剪断两侧的膀胱宫颈韧带，充分暴露膀胱宫颈间隙。④仔细辨认和剪开腹膜反折，腹膜反折较薄、光滑、触摸时有滑动感，用血管钳提起时有松动感，必须确认为腹膜时始剪开。⑤缝合阴道残端时，进针位置不能太高，以免缝线进入膀胱，形成膀胱阴道瘘。⑥如有剖宫产史，发现膀胱后壁与子宫前壁粘连时，则应尽量靠近宫壁锐性分离，以避免损伤膀胱。

3）治疗：术中发现膀胱损伤，首先应检查裂口与输尿管开口的关系，缝合时避免缝合输尿管开口；也不能太靠近输尿管开口，以免术后伤口水肿造成输尿管梗阻。必要时先经输尿管开口插入输尿管导管。如未伤及输尿管开口处，可经阴道充分游离裂口周围的组织，用 3-0 可吸收线全层间断或连续缝合膀胱裂口，注意两角部勿遗留小孔，再用 3-0 可吸收线间断缝合膀胱浆肌层。如发现伤及输尿管开口，则应做输尿管膀胱移植术，此时，应经腹进行手术。修补完成后，为了确定有无漏尿或有无其他遗漏的损伤，可经导尿管注入亚甲蓝液，仔细观察膀胱有无渗漏。术后放置尿管 7~14 天，一定要保证导尿管引流通畅；应用广谱抗生素预防感染。

（2）直肠损伤

1）原因：①宫颈后壁阴道黏膜切口过高，伤及直肠，这种情况比较少见；宫颈后壁切口过浅或过深，层次不对，未充分游离推下直肠。②盆腔炎症或子宫内膜异位症使直肠粘连于子宫后壁，切开宫颈后壁或分离子宫直肠间隙时误伤直肠，这种情况多见。③经验不足，局部解剖、层次不清，未认清子宫直肠窝稍光滑、松动的腹膜，盲目钳夹，伤及直肠。④子宫脱垂病人修补阴道后壁分离阴道壁与直肠间隙时误伤直肠，或分离阴道直肠隔过薄，影响局部血供，术后易形成直肠阴道瘘。

2）预防：①术前详细询问病史，仔细进行妇科检查，若有严重子宫内膜异位症致子宫后壁紧密粘连者，不应勉强行阴式手术。②术中找不到子宫直肠腹膜反折时，应尽量紧贴宫颈后壁作锐性分离，将直肠游离，必要时术者示指伸入肛门，引导分离。③直肠广泛粘连于子宫后壁不易分离时，可先处理子宫骶主韧带、子宫血管，将宫底自前穹窿翻出，处理子宫附件后，从上往下在直视下将直肠与子宫后壁的粘连分离。

3）治疗：术中一旦发现直肠损伤，如肠道准备充分，应及时术中修补。如果裂口不大，可迅速切除子宫后再进行修补。先将裂口周围组织充分游离，可使用 3-0 可吸收线间断缝合直肠黏膜层，再间断缝合直肠肌层和筋膜层。最后使用 3-0 可吸收线间断缝合阴道壁黏膜。术后应用广谱抗生素预防感染，禁食 3 天，然后全流食过渡到半流食，直至排气排便。

（3）输尿管损伤

阴式子宫切除术钳夹子宫动静脉时，膀胱已至宫颈游离，并向上外侧推开，同时又向下牵引宫颈，使子宫动静脉结扎处与输尿管间的距离增宽，故损伤输尿管机会较开腹子宫全切术为少，但如操作不慎，仍有损伤输尿管的可能。

1）原因：①膀胱子宫间隙两侧分离不充分，特别是膀胱宫颈韧带未剪断，膀胱底仍附着于宫颈上，钳夹子宫动脉时，易损伤输尿管。但对于有阴式手术经验的医师来说，这种情况很少见。②输尿管解剖关系变异，如重度子宫脱垂，附件炎性粘连，阔韧带肌瘤或宫颈肌瘤。③子宫动脉结扎不牢固导致残端出血，再次钳夹残端或缝扎组织过多时，可能误伤输尿管。④重度子宫内膜异位症，子宫后壁与骶韧带周围紧密粘连，子宫直肠窝解剖不清，钳夹宫旁组织时，容易误伤输尿管。⑤广泛子宫切除时，如不熟悉输尿管盆腔段的解剖和走行，打开输尿管隧道困难，游离输尿管不充分，切除宫旁组织及主韧带时可能损伤输尿管。

2）预防：①术前详细询问病史，仔细妇科检查，若有严重子宫内膜异位症致子宫后壁紧密粘连者，不应勉强行阴式手术。②分离子宫膀胱间隙时，应尽量将膀胱宫颈韧带剪断，向外上方分离，以推开输尿管，避免损伤。③处理子宫动脉时，需要小心配合，避免残端滑脱，若有滑脱出血，不必惊慌，先压迫出血处，看清楚解剖关系后再次进行钳夹。④在剔除宫颈肌瘤或子宫下段侧壁突向阔韧带肌瘤时，应紧靠宫颈边缘或宫体边缘切开肌瘤包膜，在包膜内进行钝性分离，并注意观察包膜外的组织，避免损伤输尿管。⑤若遇子宫后壁和宫颈有紧密粘连时，不可硬性钳夹，必要时开腹手术。

3）治疗：

术中发现者应立即修复，如输尿管误扎或误夹，应立即解除，可放置输尿管支架 10~12 天，无需其他处理。一旦输尿管已结扎切断，及时行开腹手术,切除损伤部位,根据损伤的部位,由泌尿科医师协助行输尿管端端吻合或输尿管膀胱吻合术,内置双"J"导管支撑,吻合口应大而无张力,断端血供良好,黏膜对黏膜且无扭曲,以防止术后输尿管狭窄。3个月后取出输尿管导管。术后放置持续性导尿管,给予预防感染治疗。

3. 术中、术后出血 经阴道非脱垂子宫手术的出血,主要包括术中及术后24小时内大出血(出血量≥400ml)。

(1)出血原因:

1)TVH主要为韧带残端漏扎或滑脱。

2)次全子宫切除术主要为韧带残端漏扎、滑脱和宫颈筋膜创面出血。

3)阴式肌瘤剔除术则主要为子宫壁切口渗血所致,肌瘤腔边缘断裂血管的出血、宫颈筋膜创面出血、膀胱宫颈韧带断端血管出血、阴道黏膜切口两侧若切得过深,可损伤子宫血管引起大出血。

经阴道子宫肌瘤剔除术和经阴道次全子宫切除术术后大出血发生率高于全子宫切除术。

(2)出血的防治:

1)术中分离阴道周围间隙时,稀释的肾上腺素盐水注射于阴道黏膜下,以减少渗血发生。手术结束前详细检查各韧带残端及阴道壁有无活动性出血,彻底止血。

2)术后残端出血:大多数病人可经阴道止血。拆开阴道残端缝线,清除积血或血肿,查找出血点,缝扎止血。

3)阴道黏膜两侧不可切得过深;切阴道黏膜后,可用7号丝线与宫颈两侧缝扎子宫动脉上行支,以减少术中出血。

4)切开肌瘤包壁前,常规宫壁注射缩宫素加强子宫收缩,缝合肌瘤残腔时不留死腔,遇活动性出血的小动脉应单独缝扎后再缝合。

5)缝合宫颈筋膜。

6)手术结束时盆腔常规放置引流条,经阴道切口引流以便观察术后出血量。如引流液颜色鲜红,且短时间内急剧增多提示盆腔创面活动性出血,需再次手术治疗。因引流管有时可能因凝血块及大网膜堵塞致引流不畅,需结合病人症状、体征作出综合判断。大多数病人可再次经阴道检查止血。拆开阴道残端缝合线,清除积血或血肿,查找出血点,缝扎止血。如术后引流液较少,颜色陈旧,可24~48小时后拔除引流管。

7)长期服用抗凝药的病人,术前需经相关科室会诊后,于术前7天停用抗凝药,待凝血功能恢复后再行手术。

4. 感染 据笔者医院统计,阴式全子宫切除术后盆腔感染率为4.8%,阴式次全子宫切除术为7.8%,阴式肌瘤剔除术为12.7%。阴式子宫肌瘤剔除术的盆腔感染率明显高于TVH和经阴道次全子宫切除术。

(1)感染原因:

1)术前阴道准备不够充分,术时阴道消毒不够。

2)手术较困难,手术时间较长。

3)术中出血较多或术后渗血较多,抵抗力下降或盆腔积血引发感染。

4)缝合瘤腔留有死腔形成血肿致感染。

5)肌瘤剔除术时宫体翻到阴道被污染,又送回腹腔引起感染。

6)肌瘤剔除术月经前进行,盆腔充血,术中出血多、术后渗血多或术后近期有月经来潮,均易发生感染。

(2)感染的症状和体征:

1)术后出现高热,体温>38℃,2次以上。

2)腹部疼痛,腹胀。

3)阴道脓性分泌物增加。

4)下腹一侧或两侧有压痛和反跳痛,增厚,甚至扪及包块。

5)B型超声有助于诊断。

(3)感染的防治:

1)术前排除阴道的炎症。如有阴道炎,待治愈后再行手术治疗。

2)保证用碘伏擦洗阴道3天。每天2次。

3)根据病人的情况和医师的手术技巧选择合适的病人,降低手术的难度,减少术中术后的出血。

4)术前纠正贫血。

5)缝合肌瘤腔隙不留死腔。

6)肌瘤剔除将子宫送回腹腔时,用碘伏消毒宫体。

7)及时发现和清除盆腔血肿和脓肿,可在B型超声检测下经阴道穹窿切口进入血肿腔或脓腔引流。脓液行细菌培养+药敏试验。

8)围手术期用敏感抗生素。

5. 输卵管脱垂 输卵管脱垂发生在阴道伤口愈合不良的情况下,多发生于全子宫切除术后最初几个月内,称为早期脱垂。发生在术后多年,称晚期脱垂。笔者医院 1 982 例病人中发生 5 例，且全部在经阴道全子宫切除术式留置"T"形引流管之后，其中 2 年内发生 4 例。

1) 原因：①经阴道全子宫切除术后常规留置阴道引流管，使腹腔与阴道之间形成一通道，输卵管全长约 8~14cm. 活动度较大，当盆腔腹膜和阴道壁有缺口，易发生输卵管脱垂。②盆腔感染或血肿，阴道残端感染、不愈合，输卵管粘连，伞端脱出。③拔除引流管时将输卵管带出。

2) 防治：①术中探查双侧附件时应避免暴力牵拽，钳夹切断卵巢固有韧带及输卵管峡部尽量紧贴子宫，保留卵巢动静脉的血管支，缝合时可将卵巢固有韧带残端与同侧圆韧带残端固定，使其居于骨盆沿水平。②如果放置了引流管，拔除阴道引流管应在直视下，拔完后用窥器检查阴道残端，并卧床休息 2~3 小时后再离床活动，以免从引流管口脱出组织。如当时发现输卵管自阴道残端脱出，输卵管伞端黏膜颜色鲜红，可消毒后轻轻还纳入腹腔，阴道内填塞纱布防止再次脱出。③如为术后多日发现，行阴道高位结扎、切除脱垂的输卵管，再将阴道残端予以缝合。应尽可能切除整条输卵管，否则残留的输卵管黏附于阴道残端，可造成持续性牵拉痛或复发。

6. 肌瘤复发　每个肌瘤剔除的病人均有复发的风险。剔除的肌瘤数目越多，复发的风险越高。主要是由于深埋于子宫肌壁的微小肌瘤逐渐长大所致。经阴道子宫肌瘤剔除术肌瘤复发的风险小于腹腔镜下肌瘤剔除术，因经阴道手术可直接用手触摸子宫体，可发现 B 型超声尚未发现的一些小肌瘤。

（肇丽杰）

【参考文献】

1. 王玉玲 . 阴式子宫肌瘤剔除术的手术技巧和并发症 . 中国计划生育和妇产科，2015，(11):10-11.
2. HODGES KR，DAVIS BR，SWAIM LS.Prevention and management of hysterectomy complications.Clinical Obstetrics and Gynecology,2014,1(1):43-57.
3. Aviki EM，Rauh-Hain JA，Clark RM，et al.Gynecologic Oncologist as surgical consultant：Intraoperative consultations during general gynecologic surgery as an important focus of gynecologic oncology training. Gynecologic Oncology：An International Journal,2015, 137(1):93-97.
4. 伍丽霞，柳晓春，郑玉华，等 . 阴式非脱垂子宫全切除术后病人的盆底功能及性生活状态 . 中国妇幼保健，2017,32(7):1377-1379.
5. 胡路琴，柳晓春，谢庆煌，等 . 宫颈癌阴式广泛性子宫切除术后下尿路功能的研究 . 中国妇产科临床杂志，2013,14(1):17-19.
6. 胡路琴，汪洪，谢庆煌，等 . 子宫肌瘤不同术式对卵巢功能影响的研究 . 中国实用医药，2017,12(29):23-25.